INGEBORG JOSEL

SHAMPOO • SCHAUMBAD • SHOWERGEL

Umschlaggestaltung: Werbeagentur Rypka GmbH, 8143 Dobl/Graz, www.rypka.at
Titelbild: Mona Lorenz, Gmunden
Bildnachweis: Mona Lorenz, Gmunden, S. 6, 8, 12, 23, 25 f., 32, 36, 41, 49, 61, 65, 71, 78, 87, 93, 95 ff., 111, 115, 117, 123, 138; Johannes Kernmaier, 2344 Maria Enzersdorf, S. 156.
Alle übrigen Abbildungen stammen dankenswerterweise von der Autorin.

BIBLIOGRAPHISCHE INFORMATION DER DEUTSCHEN NATIONALBIBLIOTHEK
Die Deutsche Nationalbibliothek verzeichnet diese Publikation in der Deutschen Nationalbibliographie; detaillierte bibliographische Daten sind im Internet über http://dnb.d-nb.de abrufbar.

AUF WUNSCH SENDEN WIR IHNEN GERNE KOSTENLOS
UNSER VERLAGSVERZEICHNIS ZU:
Leopold Stocker Verlag GmbH
Hofgasse 5 / Postfach 438, A-8011 Graz
Tel.: +43 (0)316/82 16 36 | Fax: +43 (0)316/83 56 12
E-Mail: stocker-verlag@stocker-verlag.com | www.stocker-verlag.com

ISBN 978-3-7020-1517-6

Layout und Repro: Werbeagentur Rypka GmbH, 8143 Dobl/Graz, www.rypka.at

Gesamtherstellung: Druckerei Theiss GmbH, 9431 St. Stefan i. Lavanttal

INGEBORG JOSEL

SHAMPOO
SCHAUMBAD SHOWERGEL

BADEKOSMETIK SELBST GEMACHT

LEOPOLD STOCKER VERLAG
Graz – Stuttgart

Inhalt

UMRECHNUNGSTABELLE
VON INCH IN ZENTIMETER

Zoll/Inch (´´)	Zentimeter (cm)	Zoll/Inch (´´)	Zentimeter (cm)
0,5	1,27	6,5	16,51
1	2,54	7	17,78
1,5	3,81	7,5	19,05
2	5,08	8	20,32
2,5	6,35	8,5	21,59
3	7,62	9	22,86
3,5	8,89	9,5	24,13
4	10,16	10	25,4
4,5	11,43	10,5	26,67
5	12,7	11	27,94
5,5	13,97	11,5	29,21
6	15,24	12	30,48

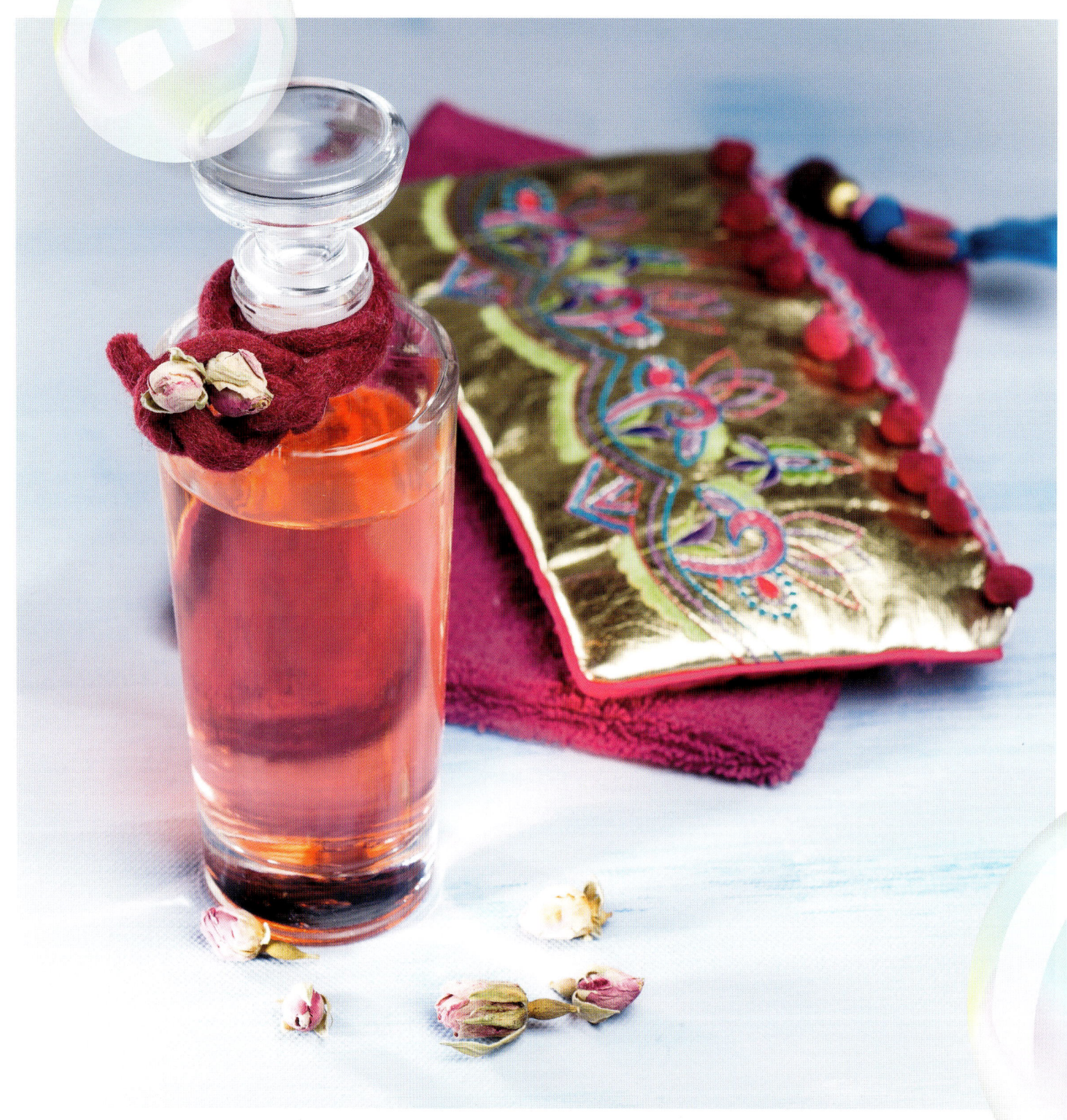

Dieses Buch ...

... WIDME ICH WIEDER MIT GROSSER FREUDE MEINER FAMILIE, DIE MICH IN ALLEN LEBENSLAGEN UNTERSTÜTZT UND IMMER HINTER MIR GESTANDEN IST UND STEHT!

ES IST NICHT GENUG, ZU WISSEN,
MAN MUSS ES AUCH ANWENDEN.
ES IST NICHT GENUG, ZU WOLLEN,
MAN MUSS ES AUCH TUN!
(Johann Wolfgang von Goethe)

ES IST NICHT GENUG, ZU WISSEN,
MAN MUSS DAS WISSEN AUCH TEILEN!
(Ingeborg Josel)

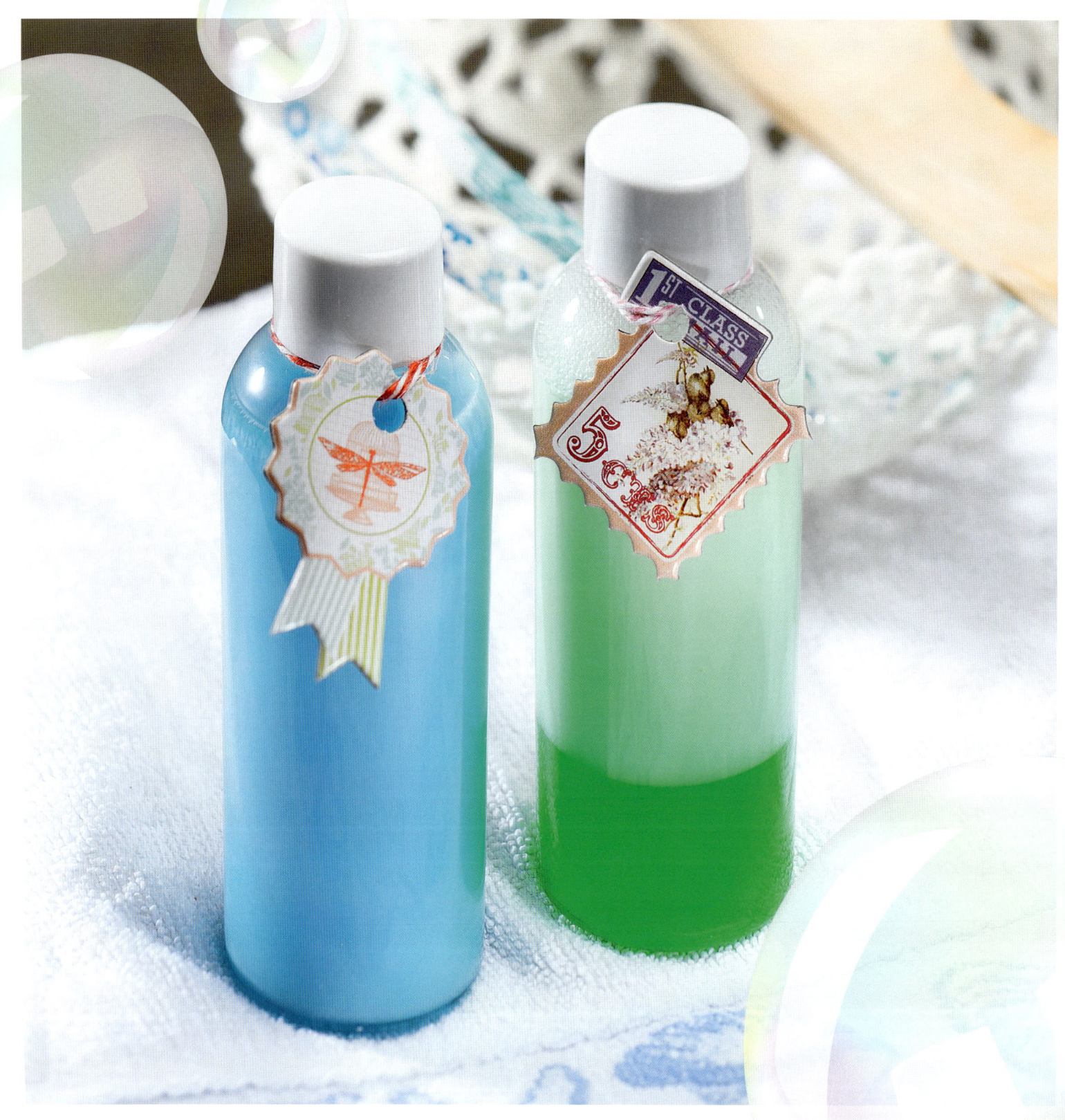

Shampoo...

... SCHAUMBAD, SHOWERGEL: BADEKOSMETIK UND PFLEGE FÜR DUSCHE, BADEWANNE UND DIE PFLEGE DANACH EINFACH SELBST MACHEN – DA WEISS ICH, WAS DRIN IST!

WAS PASSIEREN KÖNNTE ...

... Ihre Haut könnte sich besser anfühlen als je zuvor,

... Sie könnten viel bewusster die Entspannung in Ihrem Bad genießen, weil Sie ja wissen, was genau Sie an Ihre Haut lassen,

... Ihre Freunde werden aus dem Staunen nicht mehr rauskommen, wenn Sie Ihre selbstgemachten Wellness-Badestücke mitbringen

... und – Vorsicht – Sie könnten sich (so wie die Autorin selbst) mit dem „Selbermacher-Virus" infizieren. Diesen wieder loszuwerden, ist nahezu unmöglich ...

Wenn man einmal die Freude an der selbstgemachten Badekosmetik entdeckt hat und die vielen Vorzüge der selbstkreierten, ganz besonderen Wellness-Wohlfühl-Produkte für sich entdeckt hat, bleibt man zumeist auch dabei. Das Leben ist ja so einfach. Genau so einfach, wie Ihre eigenen Badekosmetika selbst herzustellen.

Einleitung

BADEKOSMETIK SELBST HERZUSTELLEN, IST WIRKLICH EINFACH UND MACHT VIEL FREUDE!

Natürlich bedarf es, wie bei allem im Leben, das man neu beginnt, etwas Übung, aber das Resultat ist Ihre eigene Badekreation. Sie haben die Kontrolle über alle Zutaten, die später Ihre Haut berühren sollen, und die Wahl, ob prickelnd oder pflegend im Vordergrund stehen soll und wie Sie die Zutaten am besten wählen, um das Produkt zu erhalten, welches Sie sich vorstellen. Sie alleine können entscheiden, ob Ihre Haut ganz nach dem Motto „Natur pur" ohne Duft- und Farbstoffe verwöhnt werden soll oder ob Ihre Kosmetik lieber echte reine ätherische Öle und pflanzliche Farbstoffe oder auch feine Parfumöle enthält – der Künstler sind Sie!

Ein Wohlfühlbad am Abend vor dem Zu-Bett-Gehen kann entspannen und somit für eine ruhige und regenerierende Nacht sorgen.

Auch bei eventuellen Schlafstörungen kann ein Bad am Abend den Schlaf erheblich verbessern.

Das warme Badewasser und der herrliche Duft der Kräuter und Essenzen können nicht nur die Seele streicheln, sondern darüber hinaus Entspannung hervorrufen, die wir in unserer so schnelllebigen Zeit mehr als nur ein bisschen brauchen. Entschleunigen ist das dafür passende Wort.

Und wenn die Haut – als unser größtes Organ des Körpers – dann darüber hinaus auch noch rundum mit Pflege versorgt ist, als ob Sie sich nach dem Bade eingecremt hätten, ist die persönliche Wellness-Oase perfekt!

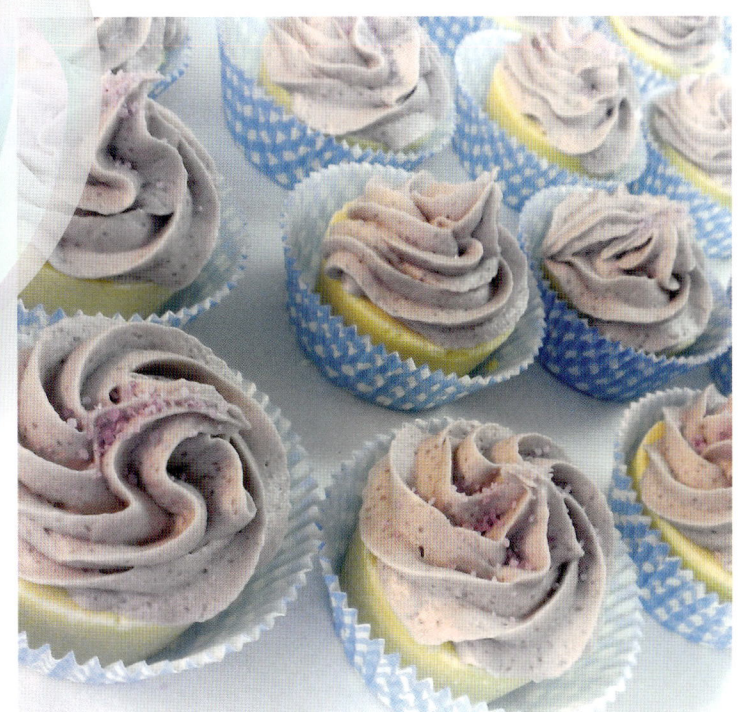

WOFÜR VERWENDET MAN EIGENTLICH BADEKOSMETIK?

Badekosmetik ist ein Überbegriff für Wellness-Pflege-produkte, die auch reinigend wirken können, wie z. B. Duschgel, Shampoo, Badepralinen, Ölbad und vieles mehr. Sich mit der für Sie richtigen Badekosmetik zu verwöhnen, macht Ihr Badezimmer zu Hause zum Wellness-Tempel! Wellness bedeutet übersetzt Wohlbefinden – also Wohlbefinden für Körper, Geist und Seele! Lassen Sie sich von den anregenden, beruhigenden und groß-artigen Düften verführen! Genießen Sie die Natur-pur-Pflege für Ihre Haut! Badekosmetik hat immer einen Hauch von Luxus – wenn man(n) oder frau sich schon die Zeit nimmt, sich mit einem Vollbad zu verwöhnen, verwendet man auch liebend gerne hochwertige Bade-zusätze mit dazu. Je nachdem, welche Ansprüche Sie an Ihre eigenen Badezusätze haben, können Sie sich dafür entscheiden, was genau Sie machen möchten.

Prickelnde Badebomben (am besten bunt) für den lustigen Badespaß u. a. auch für Kinder oder lieber die edlen, ganz langsam im Badewasser zergehenden Bade-pralinés, welche die Haut mit einem ganz besonderen Hauch von Pflege umhüllen oder lieber ein anregendes und doch auch pflegendes Salzbad, abgestimmt auf die unterschiedlichen Stimmungen – die herrlichen reinen ätherischen Öle unterstützen natürlich, wie auch die verschiedenen Kräuter, die jeweilige Wirkung.

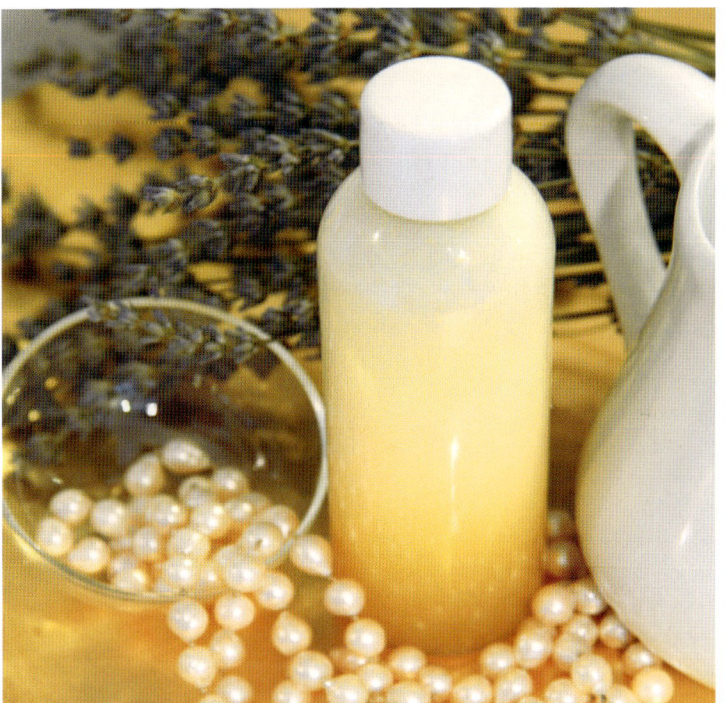

TIPP

Selbstgemachte oder -gerührte Pflege ist immer um ein Vielfaches stärker als gekaufte Produkte. Der Selbermacher hat es in der Hand, wieviel er wovon in seine Produkte mischt. Die selbst gerührten Pfle-geprodukte sind daher oft überdosiert (im Vergleich zu im Handel erhältlichen Produkten) und eben auch sichtbar effektiver.

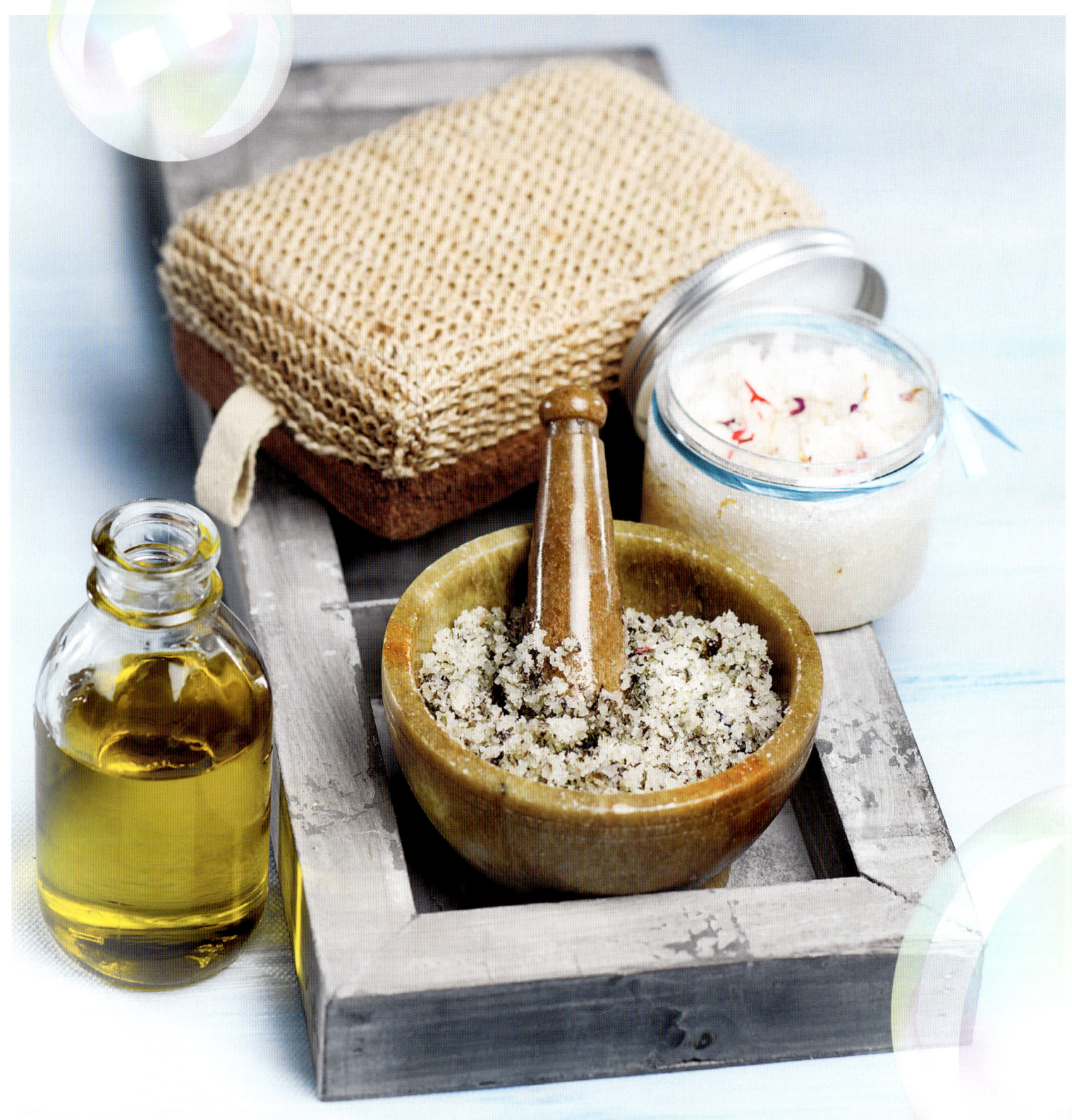

Grundausstattung

UND ZUTATEN

DIE GRUNDAUSSTATTUNG

- Eine Feinwaage – zumindest aufs Gramm genau –, um die Zutaten auswiegen zu können.

- Einen kleinen Topf – am besten noch mit einem Wasserbadeinsatz wie beim Schokoladeschmelzen –, um die festen Fette einschmelzen zu können.

- Eine Schüssel (wie beim Kuchen backen), in der Sie Ihren „Badekuchenteig" zusammenrühren können.

- Diverse (Silikon-)Spatel, um Ihre Massen auch gut umrühren und aus der Schüssel rausputzen zu können.

WELCHE ZUTATEN KANN ICH Z. B. VERWENDEN?

Verwenden Sie immer frische und reine Zutaten – die Wahl, ob Bio-Rohstoffe oder raffinierte gereinigte Rohstoffe ist jedem selbst überlassen. Wir legen das Hauptaugenmerk auf feine saubere Qualität und womöglich auf Regionalität. Gute Qualität aus der Region hat bei uns immer Vorrang.

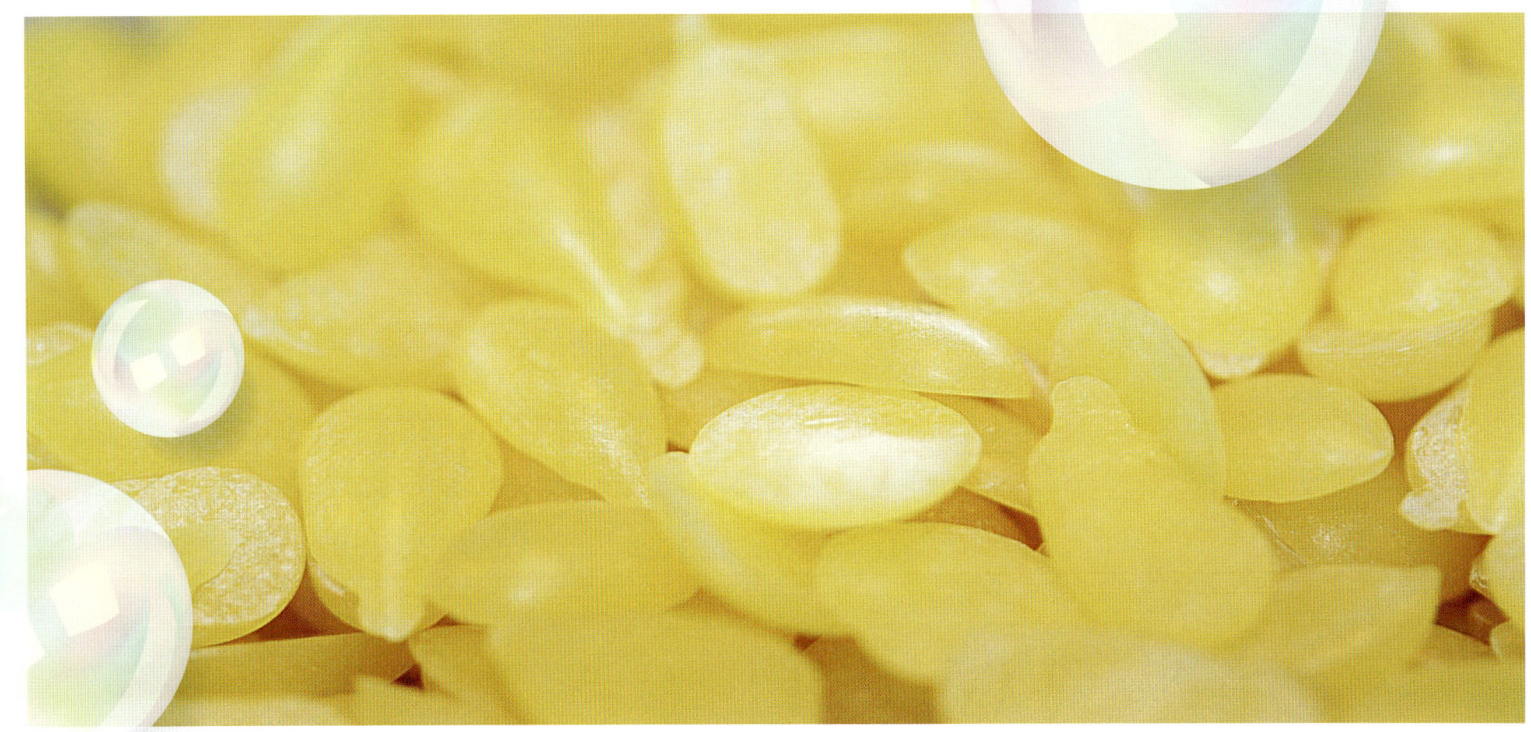

ÖLE, FETTE, WACHSE

BIENENWACHS

Hautpflegend, antibakteriell, duftet als naturgelbes Bienenwachs herrlich nach Honig und gibt in kleinen Beimengen eine sehr gute Konsistenz.

DISTELÖL

Leichtes, sehr hautpflegendes Öl, welches sich auch hervorragend für Ölbäder anbietet.

KAKAOBUTTER

Sanfter Glanz auf der Haut, sehr angenehm pflegend und kann auch den herrlichen Kakaobutter-Duft mit auf die Haut bringen. Sie wird zumeist in großen und kleinen „Pellets" angeboten.

JOJOBAÖL

Hat die Fähigkeit, die Elastizität der Haut zu erhöhen, hält die Feuchtigkeit in der Haut und ist auch für sensible Haut (und auch für das Haar) eine sehr hochwertige Pflege.

> **TIPP**
> Bei strapazierten Haarspitzen wirken ein paar Tropfen Jojobaöl auf die Spitzen wahre Wunder ...

KOKOSÖL

Ein hervorragendes Öl, das sehr pflegend und feuchtigkeitsspendend ist.

MANDELÖL

Ein schönes hautpflegendes Öl, das auch für sensible Haut sehr gut geeignet ist.

MANGOBUTTER

Sehr reichhaltiges Öl, welches schnell einzieht und pflegt. Es macht u. a. die Konsistenz von Pralinen härter.

OLIVENÖL

Schon die alten Griechen schätzten seine heilende Wirkung in der Hautpflege und Heilung, unter anderem bei Verbrennungen oder Rissen. Dabei wurde in der Antike das Öl nicht nur als Heil- oder Nahrungsmittel gesehen, sondern auch als wertvoller Bestandteil der täglichen Schönheits- und Körperpflege. In seiner Fettsäuren-Zusammensetzung ähnelt das Öl dem menschlichen Unterhautfettgewebe und eignet sich daher besonders gut für die tägliche Hautpflege. Einen wichtigen Inhaltsstoff des Öls stellt das natürliche Vitamin E dar, welches für eine elastische Haut sorgt und vor freien Radikalen schützt. Das native Öl hat rückfettende Eigenschaften, schützt daher vor Austrocknung der Haut und kann Trockenheitsfältchen mildern. Olivenöl ist also ein sehr vielfältiges Öl.

OLIVENÖL

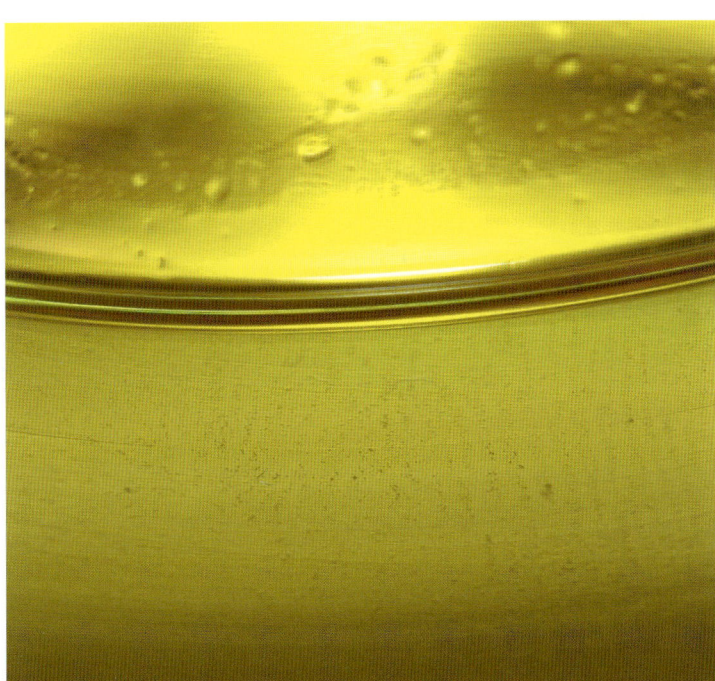

RAPSÖL

Regional (!) hochwertiges Öl, auch für empfindliche Haut geeignet, mild.

SHEABUTTER

Samtiges Öl in fester Form, welches aus den Nüssen des Sheabaumes gewonnen wird. Es ist extrem sanft und pflegend für die (auch empfindliche) Haut und macht sie streichelzart.

RIZINUSÖL

Ein sehr pflegendes Öl, welches Glanz verleiht und das auch sehr gut in der dekorativen Kosmetik, wie z. B. für Lipgloss, geeignet ist.

TRAUBENKERNÖL

Hat ausgezeichnete Eigenschaften: binde-gewebsstraffend, hervorragend bei fetter und unreiner Haut und gegen Akne.

ACHTUNG ALLERGIKER!

Bei den Ölen bitte ebenso aufpassen: So kann es z. B. bei einer Nussallergie zu Unverträglichkeiten kommen, wenn Sie Mandelöl verwenden!

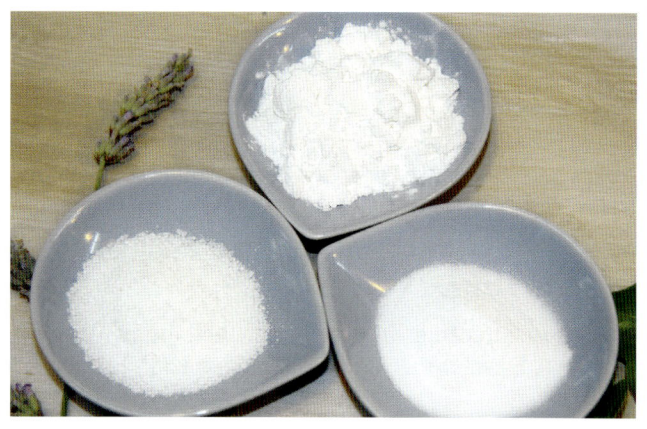

PULVER, PUDER UND TENSIDE

NATRON (=NATRIUMBICARBONAT)

Wird auch in der Backküche verwendet (Kaiserna-tron). Enthärtet das Wasser, macht die Haut streichel-weich und wird in der Kosmetik auch als Anti-Aging-Wunderwaffe bezeichnet.

> ### *TIPP*
> **Natron vertreibt u. a. auch zuverlässig Ameisen. Dafür einfach Natron vor die „Ameisenschlupflö-cher" streuen und die Ameisen ziehen aus.**

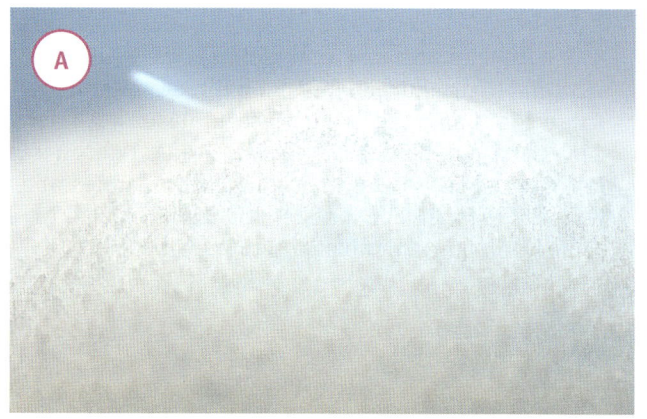

STÄRKE (ERDÄPFEL- OD. MAISSTÄRKE) (A)

Wir verwenden ausschließlich Erdäpfelstärke von der tollen Knolle! Sie ist eine herrliche Beigabe zur Ba-dekosmetik, beruhigt gereizte Haut und glättet die Haut. Darüber hinaus wirkt die Erdäpfelstärke für das Bindegewebe auch noch leicht straffend. Die tolle Knolle ist auch in der Kosmetik sehr sinnvoll.

MILCHPULVER (ZIEGENMILCH-PULVER, MAGERMILCHPULVER) (B)

Umschmeichelt die Haut ganz zart. Es ist eine herrli-che Beigabe in Pulverform. Ziegenmilch gilt als bes-tens verträglich auch bei sehr sensibler Haut!

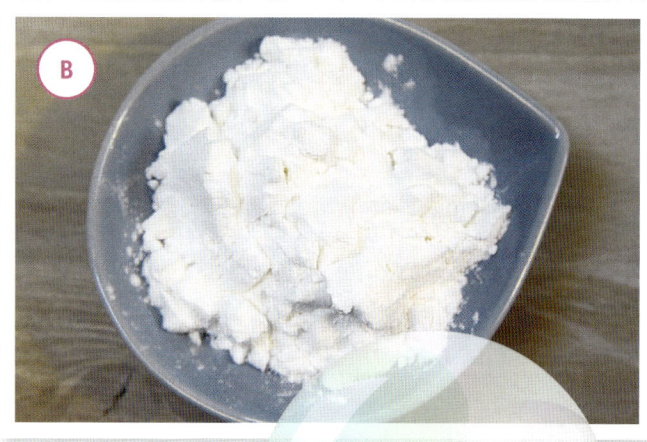

ZITRONENSÄURE (C)

Lässt die Badebomben sprudeln. Es ist eine lebens-mittelechte Zutat in Pulver- bzw. Grieß-Form. Fein ge-mahlene Zitronensäure gibt immer eine feinere Ober-flächenstruktur.

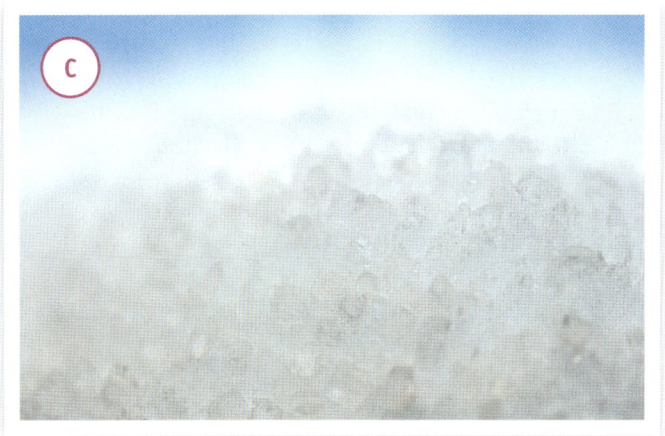

SLSA

Ein mildes pflanzliches Tensid (= Waschsubstanz) aus Kokosöl und Palmöl in Pulverform, welches ebenfalls reichlich Schaum ins Bad bringt. SLSA (Sodium Lauryl Sulfoacetate) ist vom BDIH Verband für Naturkosmetik zugelassen und von Ökotest empfohlen. Ideal für Badebomben, Badepralinen, Shampoo-Barren, Milch- oder Salzbäder und vieles mehr.

BETAIN

Ebenfalls ein mildes Tensid in flüssiger Form und auch gut bei empfindlicher Haut geeignet. Tolles Tensid u. a. für Duschgel und Duschmilch wie auch für die Handwasch-Flüssigseife.

PLANTAPON

Herrlich milde Basis für Shampoo und Duschgel – einfacher geht's nicht mehr! Dieses flüssige Tensid ist auch ECO-zertifiziert und für naturkosmetische Haut- und Haarpflegeprodukte sehr empfehlenswert.

HAARSOFT

Mildes Zuckertensid aus der Hobbythek – macht Haar und Haut supersoft!

BLÜTENWÄSSER, HYDROLATE, DUFTWÄSSER

Bei der Wasserdampfdestillation von Blüten werden Hydrolat (also Blütenwasser) und Öl (die herrlichen ätherischen Öle) gewonnen. Hydrolate können vielfach verwendet werden – gemischt oder auch pur.

ROSENWASSER

Der „Allrounder" unter den Duftwässern. Wirkt sowohl leicht straffend bei reifer Haut, tonisierend bei unreiner Haut, beruhigend bei trockener Haut …
Darüber hinaus kann der herrlich blumige Duft der Rose die Stimmung positiv beeinflussen und erfrischen.

HAMAMELISWASSER

Der „Reinemacher" bei zu Akne neigender, unreiner und großporiger Haut. Die Eigenschaften von Hamamelis sind u. a. adstringierend, entzündungshemmend, juckreiz-lindernd, kühlend und desinfizierend.

NEROLIWASSER

Mit dem Duft der Orangenblüte. Es kann unreiner Haut mit seiner regenerierenden, entzündungshemmenden und auch adstringierenden Wirkung helfen, sich wieder zu entspannen, und kann auch bei reifer und sensibler Haut mit dazugegeben werden. Generell ein sehr hautpflegendes Hydrolat.

LAVENDELWASSER

kann entzündungshemmend, kühlend und hautberuhigend wirken. Anwendung bei jedem Hauttyp und sehr gut verträglich. Besondere gute Eigenschaften, weil Lavendelwasser auch regulativ auf die Talgdrüsen einwirken kann, wie z. B. bei fetter Haut.

WIRKSTOFFE UND ZUSÄTZLICHE FEINE BEIGABEN

D-PANTHENOL

Enthält die Provitamine der B-Gruppe und kann bei Anwendung in Shampoos die Haare fülliger und elastischer machen, da es dem Austrocknen entgegenwirkt. Bekannt ist der wunderbare Zusatznutzen in Cremes und Bodylotions zum Geschmeidigmachen von spröder und trockener Haut.

Einsatzkonzentration bis zu ca. 10 %.

HAARGUAR

Die natürliche, pflanzliche Conditioniererbeigabe. Dieses feine Pulver wird aus der Guarpflanze gewonnen und unterstützt auf der einen Seite die Schaumqualität der Tenside und verdickt Duschgel und Co. ein wenig mehr, sodass es sich wie ein Gel anfühlt. Andererseits ist Haarguar der pflanzliche Conditioner, der „fliegende" Haare bändigt und die Kämmbarkeit stark verbessert.

Einsatzkonzentration bis zu 1 %.

EXTRAKTE

Sind alkoholische Auszüge von Pflanzen und können je nach gewünschter Wirkung z. B. bei Shampoo zugesetzt werden (Brennnessel-Extrakt bei fettem Haar, Klettenwurzel-Extrakt zur Haarstärkung …).

GUARKERNMEHL

Ist ein lebensmittelechter Gelbildner und eine hervorragende Zugabe bei Shampoos, da Guarkernmehl die Haare etwas weicher sowie leichter kämmbar machen kann. Ein Nachteil: Das Guarkernmehl setzt sich am Boden ab. Also einfach vor Gebrauch die Flasche schütteln und schon ist dieser kleine Nachteil wieder behoben.

Einsatzkonzentration für Gel bis zu 1 % der Wasserphase – zum Andicken von Shampoo und Duschgel reicht eine geringere Menge!

> **TIPP**
> Das Guarkernmehl zuerst in ein (Becher-)Glas geben, dann mit kosmetischem Basiswasser benetzen und erst danach mit Wasser aufgießen und zu Gel verrühren. Das verhindert die Klümpchenbildung!

HF 37

Eine dickflüssige Substanz, welche als Haarfestiger eingesetzt werden kann. HF 37 kann in Haarspray, Haargel oder Haarwachs eingearbeitet werden. Diese synthetische Haarfestigersubstanz ist wetterbeständig und lässt sich auch wieder gut ausbürsten, ohne zu verkleben. Einsatz bis zu 20 %.

HF 64

Der Haarfestiger HF 64 ist ein weißes Pulver und eine Art Kunstharz, ein Polymer, ähnlich wie Gelbildner PNC 400. Er dient als Filmbildner für Fön-Festiger und Haargele.

KRÄUTER

am besten getrocknet

BLÜTEN

Lavendel, Rosen …

PEELINGSTOFFE

Mohn, Haferflocken, Zucker, Granulate, wie z. B. Mandel-Olivensteingranulat …

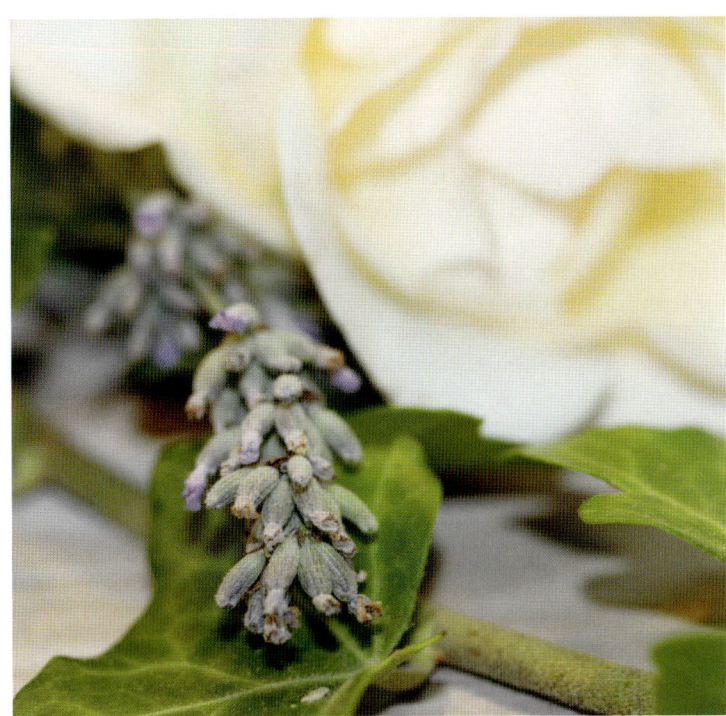

PERLATIN

Bringt einen edlen Perlmuttschimmer in Duschgel, Shampoo oder Duschmilch

SALZ

Ist auch eine tolle Zutat für Badetabs. Salz aus dem Toten Meer hat sehr viele Mineralien und Spurenelemente. Himalaya-Salz (ein feines Steinsalz) ist in reiner Qualität z. B. in Rosa erhältlich. Salzbäder können den Stoffwechsel anregen sowie entschlackend und hautreinigend wirken.

SEIDENPROTEINE

Gibt es in flüssiger Form und lässt Haut und Haar seidig glänzen.

(TON-)ERDEN

Gibt es in verschiedenen Farbvarianten (gelbe Tonerde, grüne Tonerde, rosa Tonerde ...). Tonerde kommt in die Masse mit hinein, kann das Hautbild verfeinern (feinster Peelingeffekt) und bringt auch noch Naturpur-Farbe in die Badestückchen.

VITHAAR

DER Wirkstoff bei sprödem und trockenem Haar. Es enthält u. a. herrlich nährendes Biotin!

VITAMINE

Herrlich pflegende Zusatz-Wirkstoffe für Shampoo und Duschgel, wie z. B. Vitamin ACE-Fluid (dieses Vitaminbömbchen enthält Vitamin A, C und E).

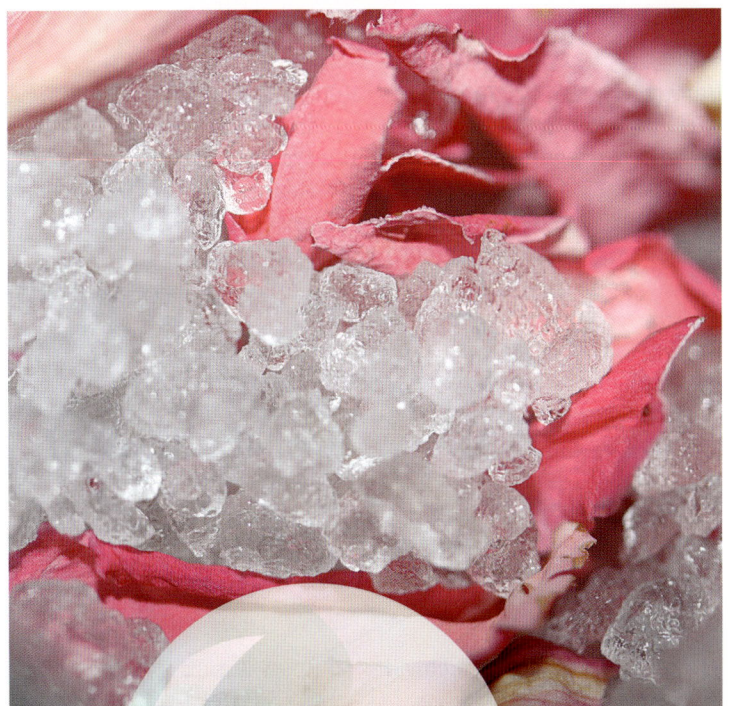

VITAMIN E (TOCOPHEROL)

Pflege und milde Konservierung in einem. Kann u. a. Öle stabilisieren, damit sie nicht so schnell ranzig werden. Ergänzende Beigabe bei Ölbädern oder Duschmilch.

WEIZENPROTEIN (NURATIN P)

Wird aus Weizen-Eiweiß gewonnen und ist die pflanzliche Alternative zum tierisch gewonnenen Keratin bzw. Nutrilan. Weizenproteine können sowohl in Form eines Conditioners zu besserer Kämmbarkeit als auch als so genannte „Reparier-Zutat" bei angegriffenem Haar eingesetzt werden. Überdies ist es eine sinnvolle Zugabe bei Shampoo, da es dem Haar ein wenig Schutz bietet vor äußeren Einflüssen, wie der Hitze beim Fönen, oder auch bei zusätzlichen Herausforderungen, wie Sonne oder Salzwasser.

Einsatzkonzentration zwischen 2 und 5 %.

XANTHAN TRANSPARENT

Der glasklare Gelbildner für alle Fälle. Prisenweise als Gel zum Wasseranteil hinzugefügt, macht es das Duschgel dickflüssiger.
Einsatzkonzentration bis zu 1 % des Wasseranteils.

TIPP

Das Xanthan transparent zuerst in ein (Becher-) Glas geben, dann mit kosmetischem Basiswasser benetzen und erst danach mit Wasser aufgießen und zu Gel verrühren. Das verhindert die Klümpchenbildung!

EMULGATOREN

Um Öl und Wasser (Badezusatz und Badewannenwasser) miteinander verbinden zu können (ansonsten schwimmen die Ölfelder auf der Badewasseroberfläche und bleiben überdies herrlich am Badewannenrand kleben), braucht man einen „Verbinder" zwischen Öl und Wasser, also einen Emulgator, von denen es vielerlei Arten in der Kosmetik gibt. Ganz wichtig ist ein Emulgator auch, wenn Sie z. B. ätherische Öle pur ins Badewannenwasser geben möchten. Ihre Wirkung pur auf der Haut (und als Öl schwimmen sie als Fettaugen auf der Oberfläche Ihres Badewassers) kann zu unerwünschten Hautreizungen führen – also immer das Öl mit einem Emulgator (z. B. Sahne) vorab vermischen und dann erst ins Badewasser hineingießen.

Weitere Emulgatoren:

LYSOLECITHIN

(Aus Soja gewonnen) ist auch ein hervorragender Bade-Emulgator für Badeöle, Badeemulsionen oder Bademilch. Durch seine emulgierende Eigenschaft wird der Badezusatz wunderbar leicht und anschmiegsam.

FLUIDLECITHIN BE

Bei Badeölen herrlich zu verwenden, man muss die Badeöle aber vor der Verwendung schütteln, weil sich das schwere Fluidlecithin gerne unten absetzt. Es hat eine braune Farbe, was z. B. bei Badebömbchen, wenn sie nicht eingefärbt werden, auch ein sehr ansprechendes Kakaobutter-Hellgelb ergeben kann.

BIENENWACHS

Als Co-Emulgator und auch Konsistenzgeber einsetzbar.

SAHNE

z. B. als Zusatz zu Ölbädern.

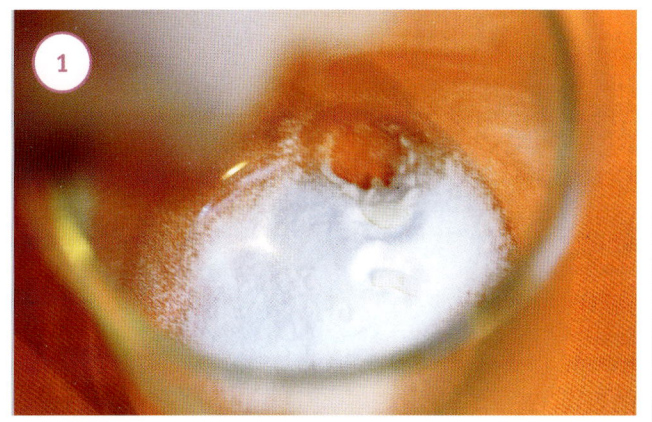

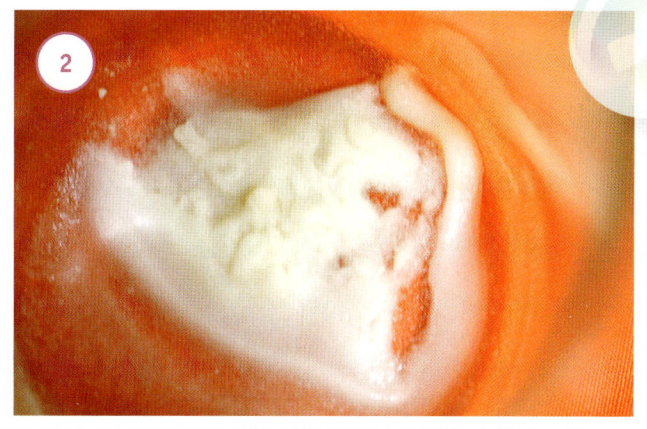

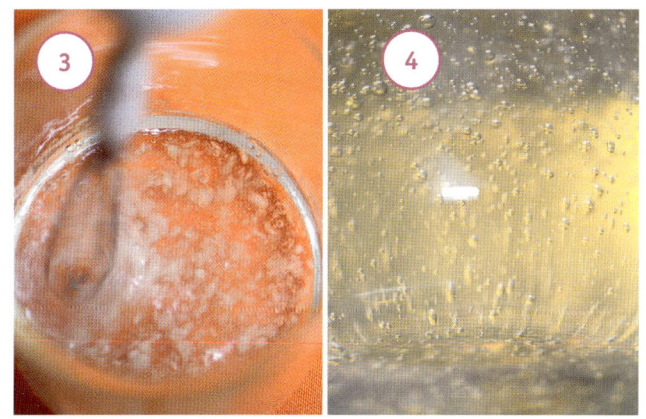

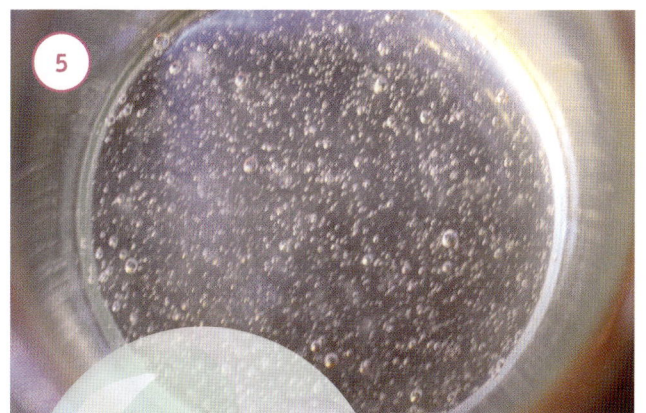

1. *DEN GELBILDNER (XANTHAN TRANSPARENT ODER GUARKERNMEHL) IN EIN BECHERGLAS STREUEN UND MIT ALKOHOL (KOSMETISCHES BASISWASSER) DEZENT BETRÄUFELN, BIS*
2. *DAS PULVER MIT ALKOHOL BENETZT IST.*
3. *WASSER EINWIEGEN, KURZ UNTERRÜHREN.*
4. *NACH CA. 15–20 MIN. IST DAS GEL FERTIG.*
5. *WENN SIE XANATHAN TRANSPARENT VERWENDEN, WIRD DAS GEL GLASKLAR.*

MULSIFAN

Synthetischer Emulgator von glasklarer Farbe und sehr gut für Badezusätze, wie z. B. Badeöle, geeignet. Macht sogar leichten Schaum!

HONIG

Macht die Haut weich und ist entzündungshemmend.

MILCH

Am einfachsten in Form von Milchpulver zu verwenden. Wir verwenden am liebsten das hochwertige Ziegenmilchpulver. Es gibt der Haut Feuchtigkeit und zusätzliche Pflege und ist ideal für Milchbäder, Seife, Cremen und Badebomben. Es ist darüber hinaus auch noch reich an Vitaminen und Mineralstoffen und gilt als besonders stoffwechselbelebend. Ziegenmilchprodukte sind zumeist auch hervorragend für Personen mit Hautproblemen geeignet.

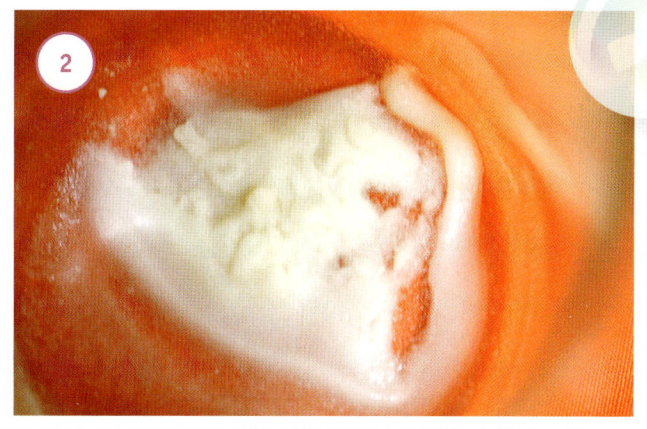

DÜFTE, FARBEN UND SONSTIGE ZUSÄTZE

Ungefärbte und unbeduftete Badezusätze sind zumeist bei sensibler Haut verträglicher und auch für Allergiker geeignet.

DÜFTE

Sie können sowohl mit reinen (echten) ätherischen Ölen arbeiten, von denen jedes einzelne für sich eine gewisse Wirksamkeit aufweisen kann, die ähnlich der Wirkung des Krautes ist, aus dem das Öl gewonnen wurde – nur in konzentrierter Form, oder Sie greifen zu synthetisch hergestellten Parfumölen, von denen es herrliche Duftnoten gibt, wie z. B. Flieder oder fruchtige Papaya. Es gibt viele Düfte in der Natur, die nicht als ätherisches Öl gewonnen werden können. Als Ersatz werden diese Duftnoten als Parfumöle nachgebaut.

Hier kann jeder für sich selbst entscheiden, was ihm lieber ist.

Bei den echten ätherischen Ölen ist auch immer darauf zu achten, dass es diese auch in verschiedenen Qualitäten gibt! Ätherische Öle für Duftlampen sind z. B. zumeist nicht für kosmetische Zwecke zugelassen und sollten auch nicht dafür verwendet werden. Bei diesen Ölen sind zumeist allergische Reaktionen vorprogrammiert.

> **TIPP**
> Immer die Etiketten genau lesen!

In der Praxis sieht man diesen Qualitätsunterschied auch zumeist als erstes an den Preisunterschieden. Gutes echtes ätherisches Öl hat seinen Preis!

Wir von Inges Seifenladen verwenden ausschließlich hochwertige ätherische Öle und Parfumöle, da wir auch die zusätzlichen heilsamen Wirkungen der ätherischen Öle, wie z. B. beruhigend oder anregend, in unseren Produkten so sehr schätzen und auf der anderen Seite auch spannende Duftnoten, wie z. B. Kokos oder Vanille, mit in die Produkte bringen wollen. Sich den eigenen Lieblingsduft zu gestalten, ist etwas ganz Besonderes. Jeder hat für sich selbst zumeist den richtigen Riecher. Die Einsatzmenge kann man nach eigenem Belieben variieren.

Zu den vielfältigen ätherischen Ölen gibt es reichlich sehr gute Literatur.

> **SICHERHEITSHINWEISE ZUR VERWENDUNG VON ECHTEN ÄTHERISCHEN ÖLEN**
>
> Ätherische Öle werden über die Haut direkt aufgenommen – deshalb beim Zusammenmischen der Badezusatz-Rohstoff-Masse am besten immer (Einweg-)Handschuhe tragen. In der Wanne selber verteilt sich die Konzentration ja mit der Menge des Badewassers und ist somit nicht so stark.
>
> Für Kinder unter 4–5 Jahren wird empfohlen, KEINE echten ätherischen Öle zu verwenden.
>
> In der Schwangerschaft genießen Sie Zusätze mit reinen ätherischen Ölen bitte auch nur mit Vorsicht und ggf. in Maßen – jedes Öl hat seine Wirkung. Im Zweifelsfall lieber darauf verzichten.
>
> Auch stillende Mütter denken bitte daran, da die ätherischen Öle auch über die Haut aufgenommen werden!

EINIGE ÖL-KLASSIKER

EUKALYPTUSÖL

Sehr intensiver Duft, den man immer wieder in Erkältungsbädern findet. Er hat u. a. desodorierende Eigenschaften und wirkt überdies sogar insektenabweisend.

LAVENDELÖL

Wird aus den Blüten des Lavendel gewonnen und hat u. a. antibakterielle und entzündungshemmende Eigenschaften. Ist ein klassischer Duft, der in keinem Haus fehlen sollte (inkl. in Form von Lavendelduftsäckchen in den Schränken, um einerseits Motten zu vertreiben und andererseits seinen herrlichen Duft verbreiten zu können). Lavendelöl kann beruhigend wirken.

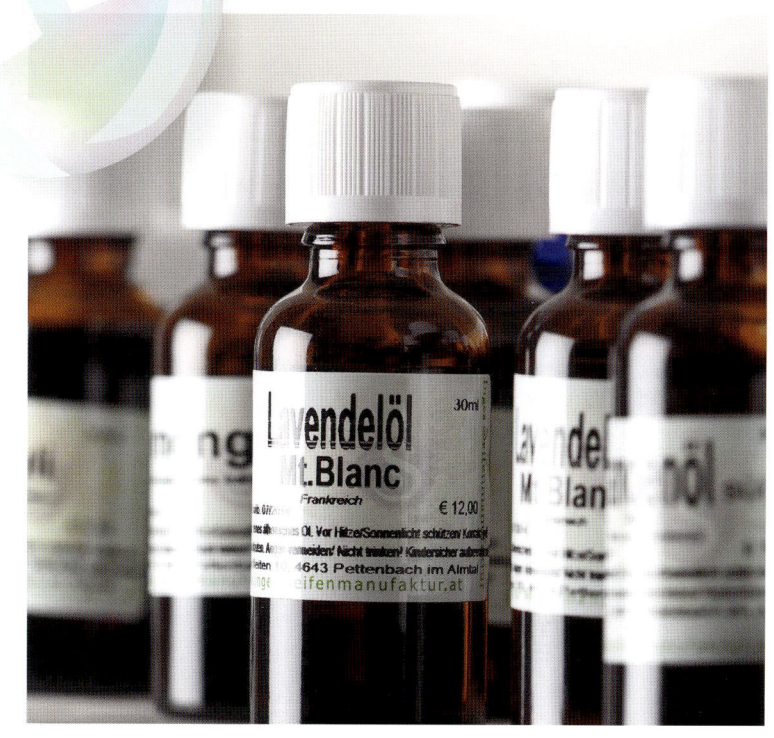

DÜFTE

LEMONGRASÖL

Lemongras wird auch in der Küche immer bekannter. Es ist eine zitrus-frische Duftnote mit dem gewissen Mehr an Spritzigkeit. Aufmunternder flotter Duft, der u. a. prima in Duschgels und Shampoos passt.

(BLUT-)ORANGENÖL

DER Sommerduft – kann darüber hinaus auch noch, wie auch das Orangenöl selbst, bei der Reduzierung von Cellulitis eine helfende Zutat sein!

PALMAROSA

Wird von einer Indischen Graspflanze gewonnen und hat dennoch eine sehr blumig-duftige Note. Herrlich zum Beimengen bei Blütenduftmischungen. Kann stimmungsaufhellend wirken und der Duft hält sich überdies sehr gut.

PATCHOULI

Da gibt es keine Kompromisse – entweder man liebt Patchouli oder man lässt es ganz bleiben. Patchouli ist auch optimal als Trägeröl zu verwenden, das den stark flüchtigen Blütendüften zum Verweilen in den Badestücken verhilft. Ein stark erdiger Duft der überdies sehr hilfreich gegen Entzündungen und Bakterien ist.

PFEFFERMINZÖL

Auch wieder sehr antibakteriell – ein frischer Duft, der in keinem Erkältungsbad fehlen darf.

ROSENHOLZÖL

Rosenholzöl wird viel nachgesagt: von hautberuhigenden, entzündungshemmenden, krampflösenden und antiseptischen Wirkungen bis hin zu nervenstärkenden und aphrodisierenden Eigenschaften.

ROSMARINÖL

Rosmarin kann hautdurchblutend wirksam sein und eignet sich in der Badekosmetik bei Shampooformulierungen, die die Kopfhaut zur besseren Durchblutung anregen sollten. In Erkältungsbädern ist Rosmarinöl zumeist ebenso zu finden. Bitte als Badewannenzusatz aufpassen, da es für Epileptiker und für Menschen mit hohem Blutdruck in zu hoher Konzentration schaden kann, weil es u. a. auch blutdruckerhöhend ist! Schwangere Frauen sollten ebenso Abstand zu Rosmarinöl halten, da dieses Öl auch wehenauslösend wirken kann!

SANDELHOLZÖL, DER (HAUT-)BERUHIGER

Angenehm holziger Duft. Die Bandbreite dieses wunderbaren Öles ist sehr groß. Unter anderem ist es auch geeignet, Hautprobleme zu besänftigen. Von trockener Haut über alternde bis hin zu Haut mit Ekzemen oder Psoriasis.

TEEBAUMÖL

Kräftiger Holz-/Krautgeruch. Hat viele Eigenschaften: Neben dem herrlichen Duft kann Teebaumöl auch antiviral und keimtötend wirken.

YLANG YLANG

Der Duft entspricht der Blume der Blumen – es ist das wohl blütenduftigste ätherische Öl, das man zum Verfeinern der edlen Blütennote verwenden kann. Seine Wirkung wird als ausgleichend und, wie von vielen anderen Ölen auch, als entzündungshemmend beschrieben.

ZITRONENÖL

Zitrusfrische Sommerlaune – so kann man den Einsatz von Zitronenöl als Beimischung nennen. Ganz tolle Ergänzung u. a. bei Latschenkiefer oder Eukalyptus-Mischungen.

> **Jedes echte ätherische Öl hat die Wirkung des Krautes in sich, aus dem es gewonnen wurde – und das in sehr hoher Konzentration!**

FARBEN UND WEITERE ZUSATZSTOFFE

NATURFARBEN

Bunte Tonerden, Spinatpulver, Kakao, Rote Beete ... – einfach ausprobieren und selbst die für Sie passenden finden.

> **MÖGLICHE FARBERGEBNISSE**
>
> **TONERDEN JE NACH FARBE:** Rosa, Grün, Braun, Gelb
>
> **KAKAO, KAFFEE:** Braun – Vorsicht: Kakao und Schokolade können sehr leicht „Wannenschmierer" (schmierigen Schmutz in der Badewanne) verursachen!

FARBPIGMENTE

Pigmente sind weder wasser- noch öllöslich und können auch nicht über die Haut aufgenommen werden. Feinst vermahlen, können sie eine schöne Farbe in die Badekosmetik bringen. Es gibt sie in den verschiedensten Tönen (Rot, Blau, Grün, Rotbraun...)

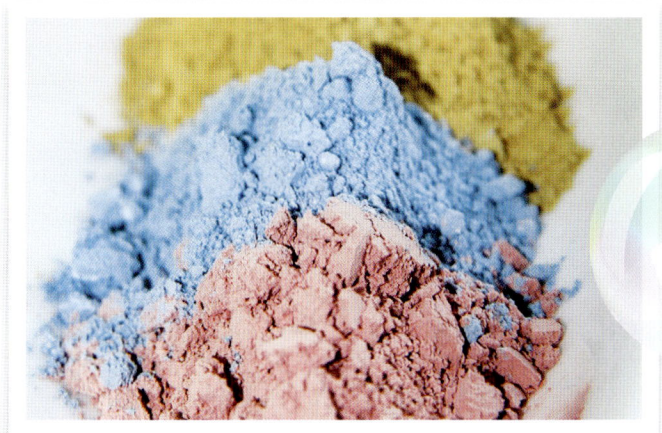

PERLGLANZPIGMENTE (GLITZERNDE TOLLE FARBTUPFER)

Sehen in Ihrer Badeskometik auch toll aus!

LEBENSMITTELFARBEN

Bitte in kleinsten Mengen (tropfenweise) verwenden. Diese können bei zu hoher Konzentration ausfärben und bei zu großzügiger Dosierung unter Umständen auch Haut und Haare mit einfärben. Sie sind also mit Vorsicht zu genießen – auch hier wieder: weniger ist mehr!

WIE BRINGEN WIR UNSERE BADESTÜCKE IN FORM?

Der Kreativität, der eigenen Einstellung zu Materialien und dem Erfindungsgeist sind auch hier kaum Grenzen gesetzt.

TIPP

Alle Formen, die für die Herstellung von Badekosmetik verwendet wurden, sollten auch ausschließlich dort verbleiben. „Muffins" mit Lavendelduftöl-Geschmack sind nichts für den Verzehr – und die herrlichen Duftnoten haften sehr gut in den Formen!

SILIKON-(EINZEL-)FÖRMCHEN

Sind sehr praktisch für Waschstücke z. B. in Blütenform. Ihr Vorteil: Sie lassen sich herrlich waschen und die Badepralinen gehen sehr gut und einfach aus den Formen heraus. Es gibt auch entzückende Silikon-Pralinen-Förmchen aus dem küchentechnischen Bereich, die sehr dekorativ aussehen. Gerade in der Vorweihnachtszeit findet man in vielen Geschäften beim Backzubehör die unterschiedlichsten Förmchen.

EISWÜRFELFÖRMCHEN

Tun ebenfalls sehr gute Dienste. Man kann auch das „Innenleben" von Pralinenschachteln sehr gut wiederverwenden soferne man nicht zu heiß abfüllt bzw. nicht heißer als der Schmelzbereich des Kunststoffes des Pralinenschachtel-Innenleben.

SONSTIGES

Im Fachhandel für Küchenbedarf gibt es kleine halbrunde Schälchen aus Glas oder Metall, die z. B. für das Portionieren von Marmelade gedacht sind. Zwei Stück dieser halbrunden Schälchen können hervorragend für das Ausformen von Badebomben oder Badekugerln verwendet werden!

ABKÜRZUNGEN

TL: Teelöffel   KL: Kaffeelöffel   EL: Esslöffel

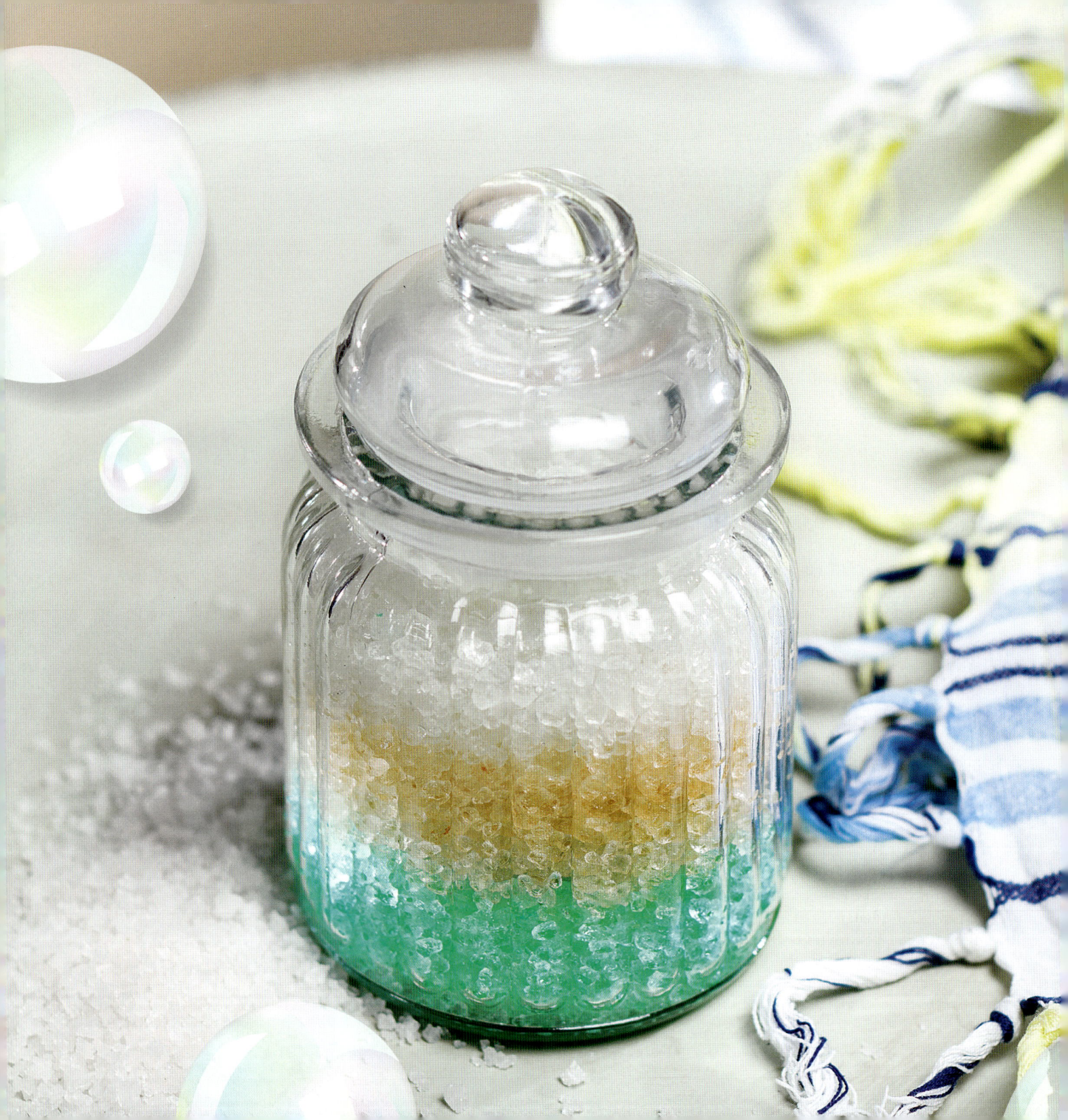

BADEPRALINEN/BATHMELTS

Sie sind, im Grunde genommen, feinste Ölbäder in fester Form, die man als ganzes Stück in die Badewanne gibt und die durch die Wassertemperatur sanft einschmelzen. Natürlich hat man nicht jeden Tag Zeit, sich ein entspannendes Bad einzulassen. Auf die feine Pflege der Bathmelts braucht man auch unter der Dusche nicht verzichten – einfach nach dem Duschen einen Bathmelt oder ein Badepraliné in die Hand nehmen, kurz unter das warme Duschwasser zum Antemperieren halten und dann die nasse Haut mit dem Pflege-Ölbad-Stückchen so lange einreiben, bis das Wasser von der Haut abperlt. Danach einfach mit dem Handtuch leicht abtupfen – nicht abreiben oder -rubbeln! Fertig ist die feine Pflege. Die Bathmelts für die Dusche sollten nicht zu klein sein, da sie ansonsten viel zu leicht aus der Hand rutschen. Mit einem mittelgroßen Badepralinenstückchen können Sie Ihren Körper bis zu dreimal gut pflegen. Falls ihnen der Dusch-Bathmelt zu weich ist, können Sie auch ein ganz klein wenig (ca. 1 % der Gesamtölmenge) Lamecreme einschmelzen und in die Badepralinen-Öl-Mischung mit einarbeiten.

GRUNDSÄTZLICHES

Je mehr Pflege, desto weniger Prickeln – die Kunst der Herstellung des Badezusatzes besteht immer darin, die für Sie richtige Zusammensetzung zu finden. Die festen Öle (Kakaobutter, Sheabutter, Mangobutter) immer gaaaaanz schonend einschmelzen, da diese ansonsten einerseits zu kristallinen Auswüchsen neigen können, was optisch nicht so hübsch ist, für die Wirkung aber kein Problem darstellt, und andererseits nicht mehr in ihre feste Form zurückkommen können und die Badepralinen somit nicht fest werden können – dann haben Sie im schlimmsten Fall einen flüssigen Badezusatz.

Lamecreme ist ein reichhaltiger Emulgator mit einem Schmelzbereich um die 75 °C und damit fein als „Konsistenzhalter" unter der Dusche, damit das Pralinchen nicht so rasch aus der Form geht. Lamecreme ist allerdings nicht so optimal für die Badewanne geeignet, da sie im Wannenwasser nicht schmelzen wird.

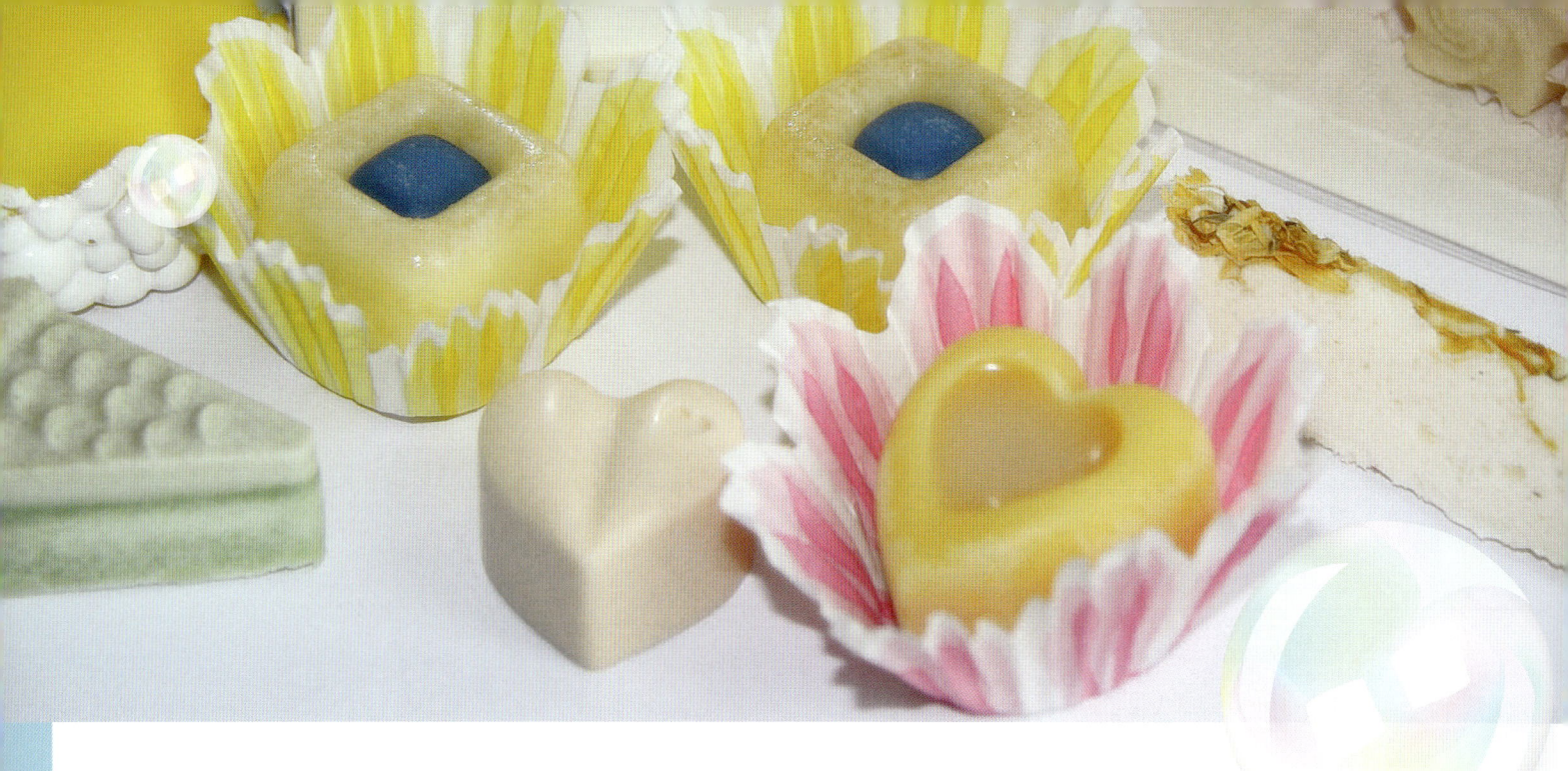

BADEPRALINÉS LAVENDER

50 g KAKAOBUTTER • 50 g MANGOBUTTER • 10 g KOKOSÖL • CA. 16 g LYSOLECITHIN
DUFT: IN SUMME 20 TROPFEN ÄTHERISCHE ÖLE:
5 TROPFEN GERANIUM • 12 TROPFEN LAVENDELÖL • UND ALS „BASISNOTE" 2–3 TROPFEN PATCHOULI
(PACHOULI ALS BASIS HILFT IMMER, DIE SEHR FLÜCHTIGEN BLUMENDÜFTE ZU HALTEN)

- Kokosöl und Mangobutter gemeinsam mit dem Lysolecithin schonend im Wasserbad einschmelzen.
- Dann die Kakaobutter in die geschmolzene Masse einlegen und ebenfalls bei geringer Temperatur mit einschmelzen.
- Wenn die Masse vollständig zerlassen ist, die ätherischen Öle mit einwiegen und dann unter Rühren noch ein wenig abkühlen lassen.
- Danach die hochwertige Öl-Mischung in die vorbereiteten Förmchen füllen und kühl stellen.
- Wir geben den Pralinés 24 Stunden Zeit, um langsam bei Raumtemperatur fest zu werden. Dann können Sie sie aus den Förmchen holen und bereits verwenden.

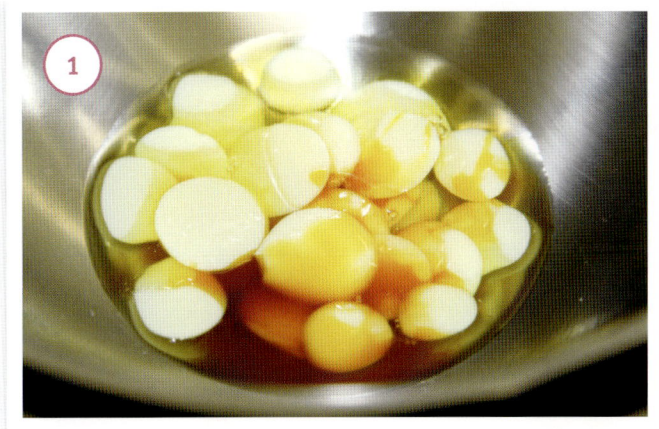

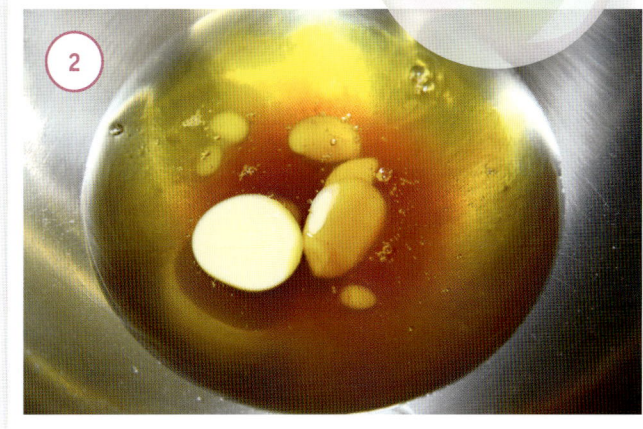

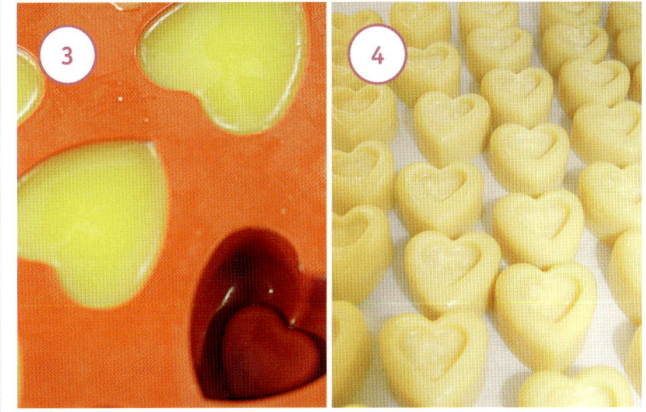

BADEPRALINÉS

ROSENGARTEN

50 g KAKAOBUTTER • 50 g MANGOBUTTER
10 g KOKOSÖL • CA. 16 g LYSOLECITHIN

DUFT: IN SUMME CA. 20 TROPFEN: 8 TROPFEN GERANIUM
12 TROPFEN PARFUMÖL ROSE • 2–3 TROPFEN ROSENHOLZÖL
EINIGE GETROCKNETE ROSENBLÜTEN

- Kokosöl und Mangobutter gemeinsam mit dem Lysolecithin schonend im Wasserbad einschmelzen (1).
- Kakaobutter in die geschmolzene Masse einlegen und ebenfalls bei geringer Temperatur mit einschmelzen.
- Wenn die Masse vollständig zerlassen ist, Duft hineingeben, noch etwas unterrühren, abkühlen lassen (2).
- Einige Rosenblütenblätter, wenn gewünscht, in die Silikonförmchen geben, danach die hochwertige Öl-Mischung in diese vorbereiteten Förmchen füllen und kühl stellen (3).
- Badepralinés können nach dem Festwerden gleich verwendet oder verschenkt werden. Je nach Größe der Badepralinés 1–3 Stück pro Bad verwenden (4+5).

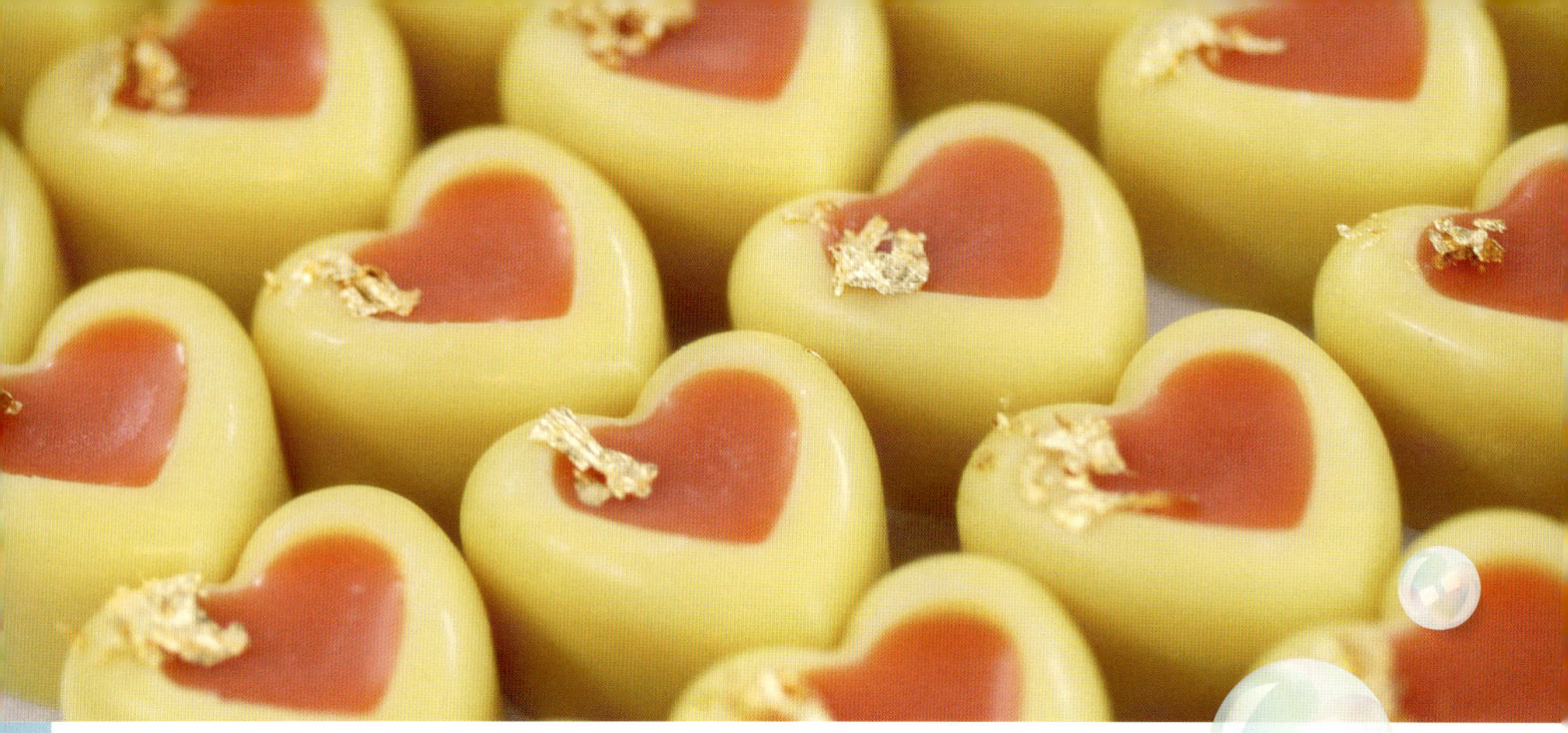

SIMPLE BATHMELTS

50 g KAKAOBUTTER

20 g SHEABUTTER

1 EL MANDELÖL

1 EL LYSOLECITHIN

BIS ZU 20 TROPFEN DUFTÖLE NACH LUST,
LAUNE UND VERFÜGBARKEIT

- Die Buttern sanft im Wasserbad einschmelzen – so wenig Hitze wie möglich, so viel wie nötig –, Lysolecithin und Mandelöl hinzufügen und ein wenig rühren, damit die Mischung ein wenig temperieren kann.
- Dann den Duft hinzufügen und in kleine Förmchen abfüllen. Die Bathmelts 24 Stunden in den Förmchen belassen und dann ausformen. Ist es bei Ihnen zu Hause zu warm, sodass die Bathmelts sich nicht ausformen lassen, können Sie die Pralinchen am nächsten Tag für 20 Minuten in den Kühlschrank stellen und dann sauber ausformen.

STARKE BATHMELTS MIT ERDÄPFELSTÄRKE

100 g KAKAOBUTTER

30 g MANGOBUTTER

10 g FLUIDLECITHIN BE

50 g ERDÄPFELSTÄRKE

50 g NATRON

25 g ZITRONENSÄURE

- Kakaobutter und Mangobutter gemeinsam mit dem Fluidlecithin BE im Wasserbad einschmelzen.
- Die Pulveranteile einwiegen und gut durchmischen. Wenn die Buttern flüssig sind, diese noch warm in die Pulvermischung gießen und kräftig zu einer geschmeidigen Masse zusammenrühren. Danach in Förmchen abfüllen und kühlstellen, bis sie fest sind. Danach ausformen und verwenden.

HONEY-BATHMELTS

100 g KAKAOBUTTER

50 g SHEABUTTER

10 g FLUIDLECITHIN BE

20 g NATRON

20 g ERDÄPFELSTÄRKE

1 EL HONIG

1 EL SALZ

15 TROPFEN PARFUMÖL HONIG

- Kakaobutter und Sheabutter gemeinsam mit dem Honig und dem Fluidlecithin BE sanft im Wasserbad einschmelzen.
- Natron, Salz und Erdäpfelstärke gut miteinander vermengen, in die flüssige Öle-Mischung geben und unter Zugabe des Parfumöls Honig gut verrühren. So lange rühren, bis die gesamte Masse ein wenig temperiert (abgekühlt) ist.
- Dann in Förmchen abfüllen und ca. 24 Stunden aushärten lassen.
- Ist die Masse noch zu flüssig, bleibt ein wenig „Salz-Natron-Stärke" am Boden des Schmelz-töpfchens über, was aber kein Problem darstellt. Einfach die Förmchen zuerst nicht ganz vollfüllen und zuletzt ein wenig der feinen Stärkemasse in jede Einzelform hineintropfen, bis die Förmchen voll sind.

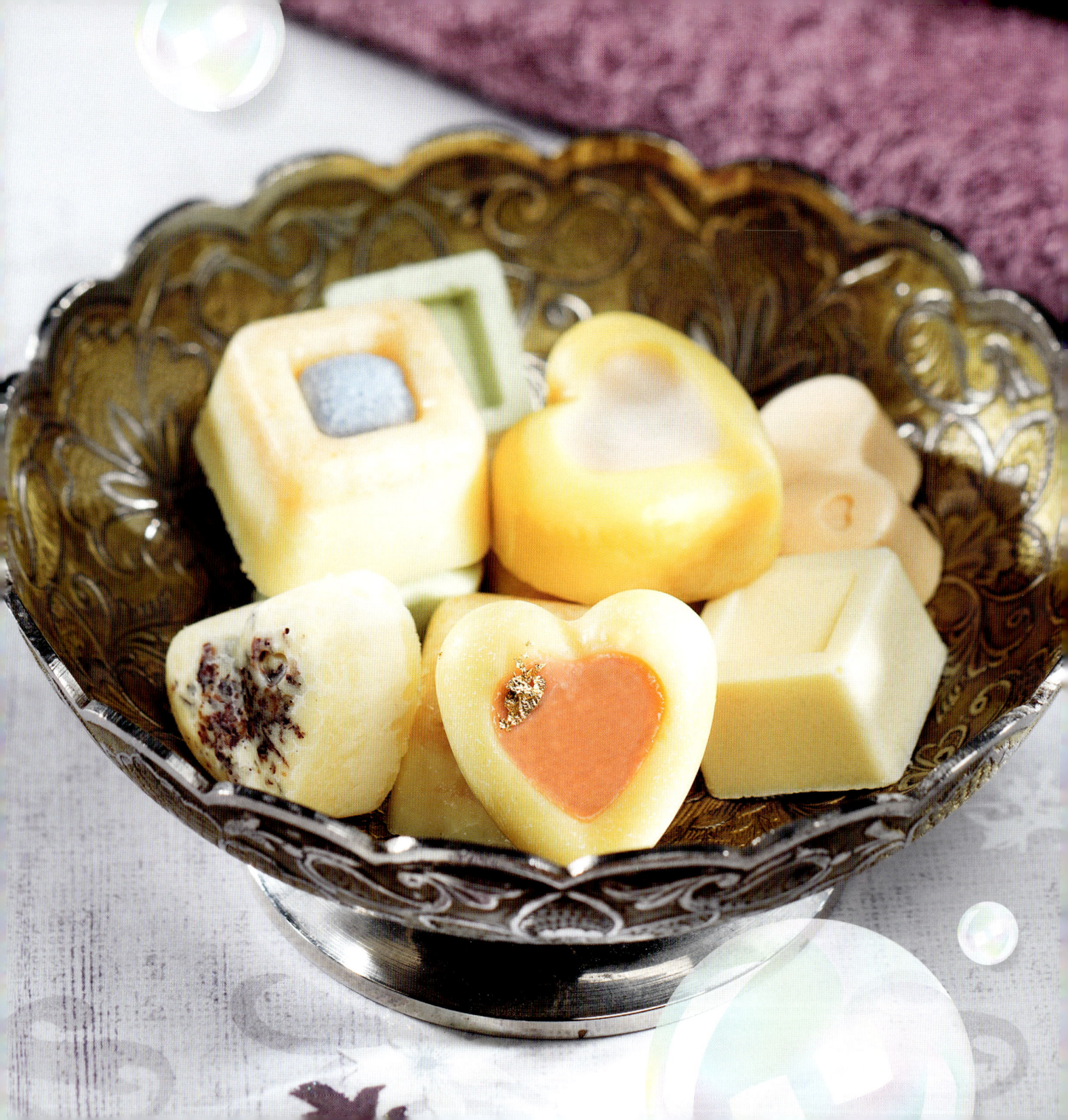

KOKOSBATHMELTS

(AUCH FEIN ALS FEINER KOKOSSCHRUBBEL UNTER DER DUSCHE)

50 g KAKAOBUTTER

50 g SHEABUTTER

20 g DUFTENDES BIO-KOKOSÖL

15 g OLIVENÖL

25 g MAGERMILCHPULVER

1 EL LYSOLECITHIN

1 EL KOKOSRASPEL

15 TROPFEN PARFUMÖL KOKOS

- Die festen Buttern und die Öle sanft im Wasserbad einschmelzen. Von der Hitze nehmen und die restlichen Zutaten gut dazurühren. Etwas temperieren (abkühlen lassen) und dann die noch flüssige, aber etwas kühlere Öl-Kokos-Mischung in kleine Förmchen abfüllen. Silikonförmchen sind eine sehr gute Wahl, da die Pralinchen daraus am leichtesten wieder herauszuholen sind.
- 24 Stunden härten bzw. auskühlen lassen und ausformen.

BADEPRALINEN MIT ZIEGENMILCH

BADEN WIE EINST KLEOPATRA

100 g KAKAOBUTTER

40 g SHEABUTTER

30 g ZIEGENMILCHPULVER

1 MSP. TONERDE (GELB, GRÜN, ROSA …), UM DEN PRALINÉS FARBE ZU VERLEIHEN

ÄTHERISCHE ÖLE NACH WAHL

- Die Buttern einschmelzen, das Ziegenmilchpulver mit einsieben, evtl. grüne Tonerde dazugeben und gut einrühren.
- Zum Schluss die ätherischen Öle dazurühren und in die Förmchen abfüllen. Diese Pralinen können sofort, nachdem sie fest geworden sind, verwendet werden.
- Als ätherische Öle eignen sich z. B. Öle für ein Erkältungsbad für die Winterzeit: Pfefferminzöl, Rosmarin und Eukalyptus mit dazugeben (nicht zu viel, da diese Öle sehr intensiv duften). Als Basis wäre Teebaumöl sehr gut geeignet (es reichen 2–3 Tropfen).

CREMIGE ROSEN-BADETÖRTCHEN

MIT ZIEGENMILCH

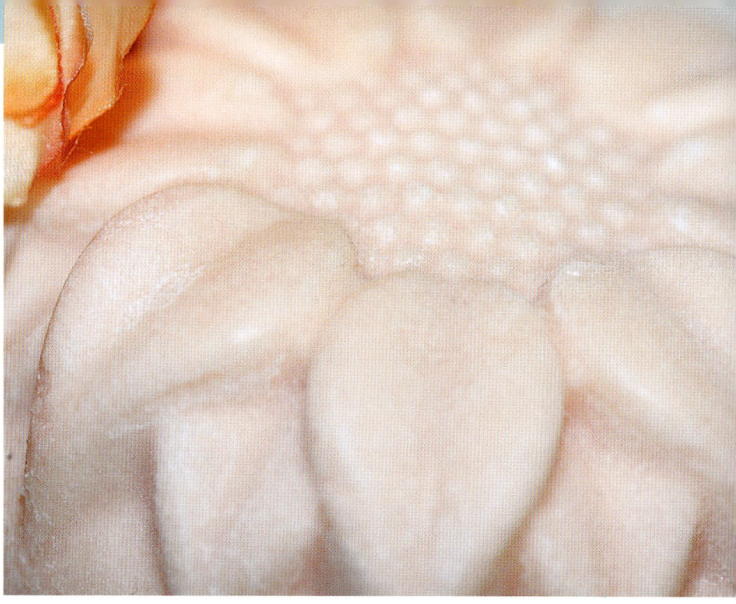

ROSEN-BADETÖRTCHEN

100 g NATRON

50 g ZITRONENSÄURE

25 g ERDÄPFELSTÄRKE

15 g ZIEGENMILCHPULVER

25 g SHEABUTTER

TROCKENE FARBEN
(Z. B. ROSA TONERDE ODER FARBPIGMENTE)

ÄTHERISCHE ÖLE ODER PARFUMÖLE NACH WAHL

- Die Sheabutter (also das feste Öl) ganz schonend einschmelzen.
- Danach in einer Schüssel die trockenen Zutaten abwiegen und gründlich durchmischen. Dann kann man die flüssige, inzwischen gut temperierte Shea-butter zugeben und zügig unterrühren.
- Diese Masse dann z. B. in runde Silikonformen füllen und bei Bedarf ein wenig andrücken.
- Obendrauf sieht eine Rosenknospe zur Dekoration immer toll aus.
- Danach ca. 24 Stunden aushärten lassen, dann können Sie die Pralinés aus den Formen nehmen und in Ihrem Bad genießen.

BADECREME

VIELSEITIG EINSETZBAR – AUCH ALS DUSCHCREME

100 g MANDELÖL • 50 g CALENDULAÖL

50 g BIO KOKOSÖL • 30 g ZIEGENMILCHPULVER

20 g MULSIFAN • 10 g DUFT

- Das Kokosöl sanft einschmelzen (am besten in einem Wasserbad). Dann die restlichen Zutaten beimengen und gut (mit einem Zauberstab bzw. Pürierstab) miteinander verrühren/zusammenmixen.
- Die Badecreme in Tiegelchen abfüllen.
- Für ein Vollbad ca. 3–4 EL Badecreme beim Einlas-sen in der Wanne mit auflösen.
- Unter der Dusche einfach eine Handvoll nehmen und wie Duschgel verwenden.

PEELINGS

INGES LIEBLINGS-PFLEGEPEELING-REZEPT

SCHNELL, EINFACH UND SEHR EFFEKTIV!

1 TASSE OLIVENÖL

2–3 EL MEERSALZ ODER HIMALAYASALZ

- Reines Olivenöl in eine kleine Schüssel geben, 2–3 EL Meer- oder Himalayasalz (je nach Belieben grobes oder feines – ich mische immer grob und fein zusammen) dazugeben und mit diesem Öl-Salz-Gemisch einfach die Haut (am besten gleich unter der Dusche oder in der Wanne) großzügig einreiben.
- Dann ganz normal wieder abwaschen. Diese Mischung macht die Haut superzart!!!

ZWEI PRODUKTE, EIN REZEPT:

EINFACHES ÖL-PEELING BZW. PFLEGE-BADESALZ

100 g SALZ

35 g ÖL (Z. B. MANDELÖL)

5 g LYSOLECITHIN

- Das Salz mit dem Öl und dem Lyssolecithin zu einem Brei vermischen und in eine Dose abfüllen.
- Diese Mischung kann sowohl als Peeling unter der Dusche als auch als Badezusatz in der Wanne verwendet werden.
- Nach Wunsch können Sie natürlich auch diese Kreation beduften oder natur pur frei von ätherischen Ölen belassen.

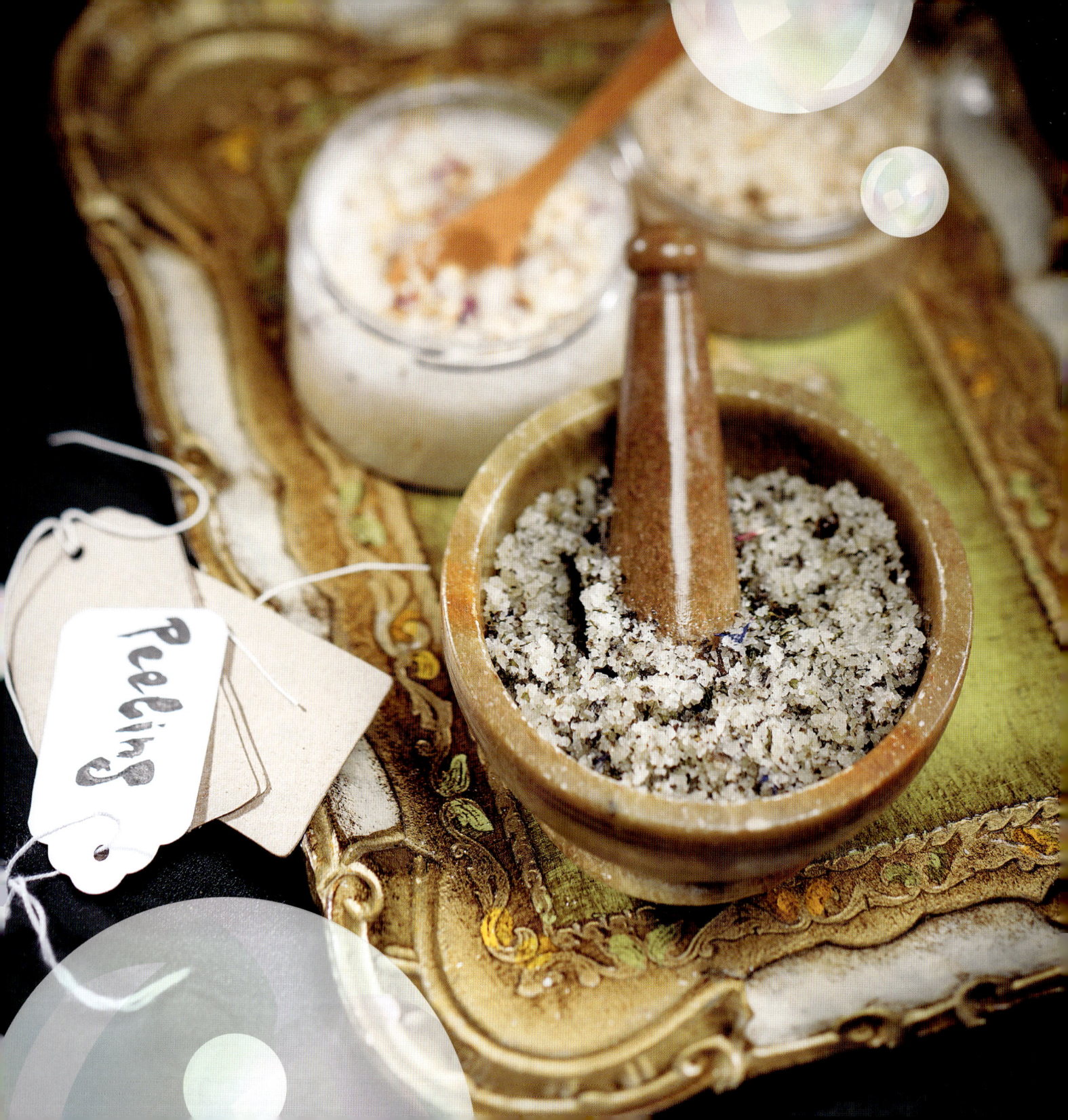

STRAFFENDES DUSCHPEELING

MENGE FÜR 150-ml-TIEGEL

160 g FEINES SALZ (MEERSALZ ODER HIMALAYASALZ)

60 g MANDELÖL

10 g JOJOBAÖL

ÄTHERISCHE ÖLE

30 TROPFEN ORANGENÖL

30 TROPFEN ZITRONENÖL

5 TROPFEN WACHOLDERÖL

- Das Salz in den Tiegel leeren. Das Mandelöl mit hineingießen und unterrühren. Zum Schluss die ätherischen Öle beimengen und nochmals gut umrühren.
- Dieses straffende Duschpeeling kann sofort verwendet werden. Einfach zuerst die Haut unter der Dusche nass machen, dann etwas von der feinen Salz-Öl-Mischung auf die Hand geben und an den gewünschten Stellen ein paar Minuten kräftig verreiben. Danach wie gewohnt duschen.

UND NOCH EIN PEELING

ZEIGT HER EURE FÜSSE …

3 EL ZUCKER

1 EL OLIVENÖL

1 EL WEIZENKEIMÖL

- Dieses einfache, aber hochwirksame Zuckerpeeling mit Zutaten aus der Haushaltsküche, ist sowohl für feine Füße als auch für die Hände ganz toll geeignet.
- Zucker und Öle in einem kleinen Gefäß zu einer zähflüssigen Paste verrühren.
- Mit dieser Peeling-Zucker-Paste die Füße sanft massieren und ein paar Minuten einwirken lassen.
- Dann die Füße einfach mit Wasser abspülen – fertig sind die gepflegten und Sommersandalen tauglichen Füße!

BRAZIL PEELING –
DAS BRASILIANISCHE
VERJÜNGUNGS-VERGNÜGEN

½ TASSE BRAUNER ZUCKER
(ODER NORMALER WEISSER – WAS SIE DAHEIM HABEN)

½ TASSE GEMAHLENER BOHNENKAFFEE
(NICHT-ENTKOFFEINIERTE BOHNEN)

½ TASSE OLIVENÖL

- Dieses sehr beliebte Kaffee-Peeling findet man oft auch in Brasilien, wo viele Frauen bekanntermaßen wirklich eine wunderbar straffe Haut haben.
- Kaffee als Peeling-Stoff hat viele positive Eigenschaften. Er belebt auch den Geist und nicht nur den Körper. Das darin enthaltene Koffein ist ein natürliches Antioxidantium und kann daher ganz wunderbar freie Radikale neutralisieren. Freie Radikale sind auch für den vorzeitigen Hautalterungsprozess verantwortlich! Somit kann Kaffee auch verjüngend wirken.
- Das Peeling an sich ist eine wunderbare Möglichkeit, die Haut von abgestorbenen Zellen und Partikelchen zu befreien. Somit sieht sie dann knackig-frisch aus und das verleiht ein jugendlicheres Aussehen.

- Das feine Olivenöl macht die Haut glatt und der Zucker ermöglicht einen wunderbar sanften zusätzlichen Peeling-Effekt.
- Unter der Dusche zuerst die Haut anfeuchten. Dann die Kaffee-Peeling-Mischung großzügig auf der Haut auftragen und mit kreisenden Bewegungen verteilen, bis sich die Zuckerkristalle aufgelöst haben.
- Danach wie gewohnt duschen und das Kaffeepeeling abwaschen.
- Falls Sie nach Kaffee-Konsum nicht schlafen können, wenden Sie dieses Peeling lieber in der Früh an. Das Koffein kann bei empfindsamen Personen ansonsten die Müdigkeit beeinflussen. Oder Sie nutzen den munteren Abend und gehen mit brasilianischem Elan mal wieder zum Tanzen aus.

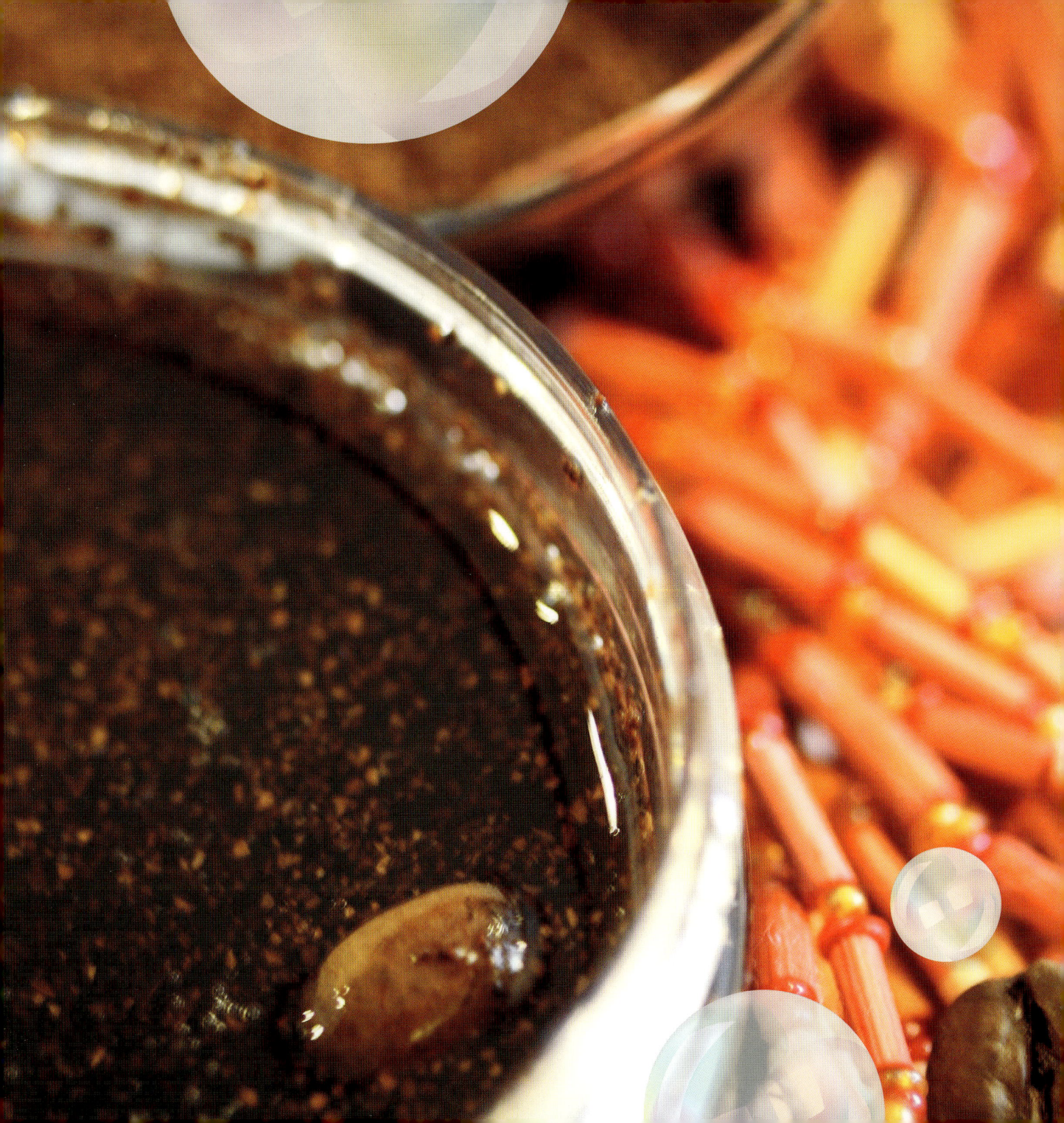

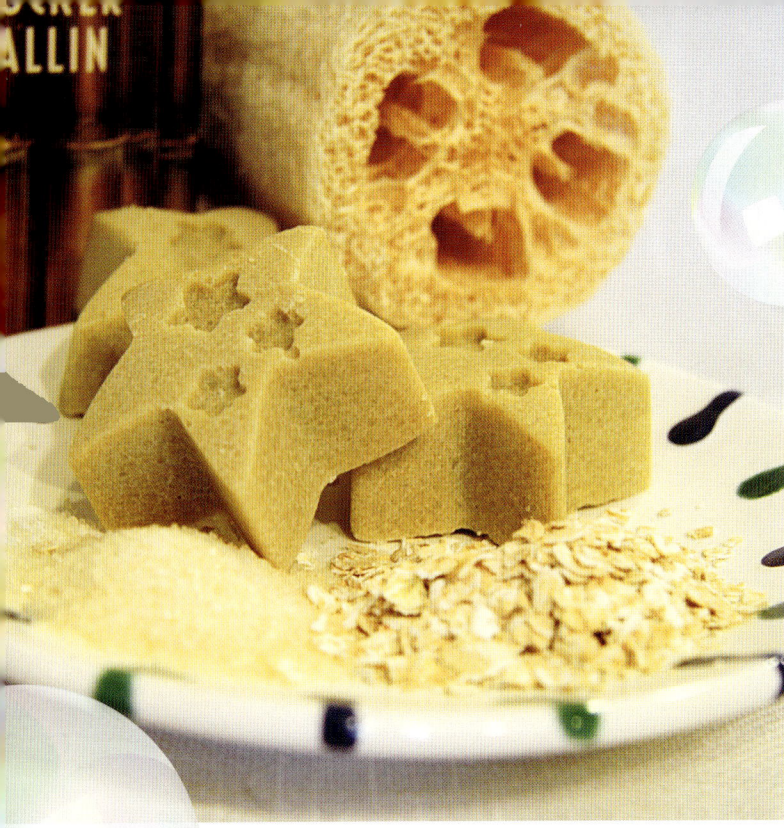

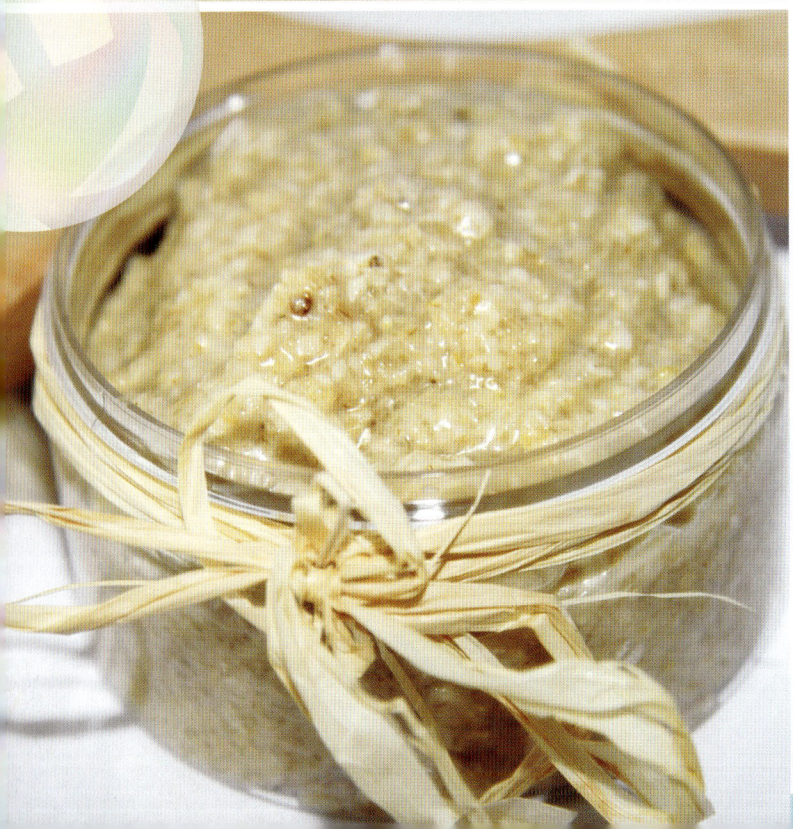

PFLEGENDES HAFERFLOCKEN-GESICHTSPEELING

6 EL FEIN GERASPELTE HAFERFLOCKEN ODER
HAFERFLOCKENMEHL, FALLS VERFÜGBAR

2 EL BRAUNER ZUCKER

3 EL KOKOSÖL
(AM FEINSTEN DAS DUFTENDE BIO-KOKOSÖL)

2 KL NATRON

1 EL HONIG • 2 KL MANDELÖL

- Das Kokosöl gemeinsam mit dem Mandelöl und dem Honig bei Raumtemperatur kurz wie geschlagene Butter beim Kuchenbacken mit dem Mixer fluffig aufschlagen. Die restlichen Zutaten Haferflockenmehl, Zucker und Natron mit einmixen und in ein Tiegelchen abfüllen.
- Das Gesicht zuerst mit klarem Wasser reinigen und das Haferflocken-Peeling mit kreisenden Bewegungen darauf verteilen. Augen- und Mundpartie wie bei jeder Gesichtsmaske aussparen. Sanft und mit kreisenden Bewegungen das Gesicht mit dem Peeling abrubbeln und dann mit klarem Wasser abwaschen.
- Diese sanfte Pflege ist auch für das Dekolletée sehr empfehlenswert.

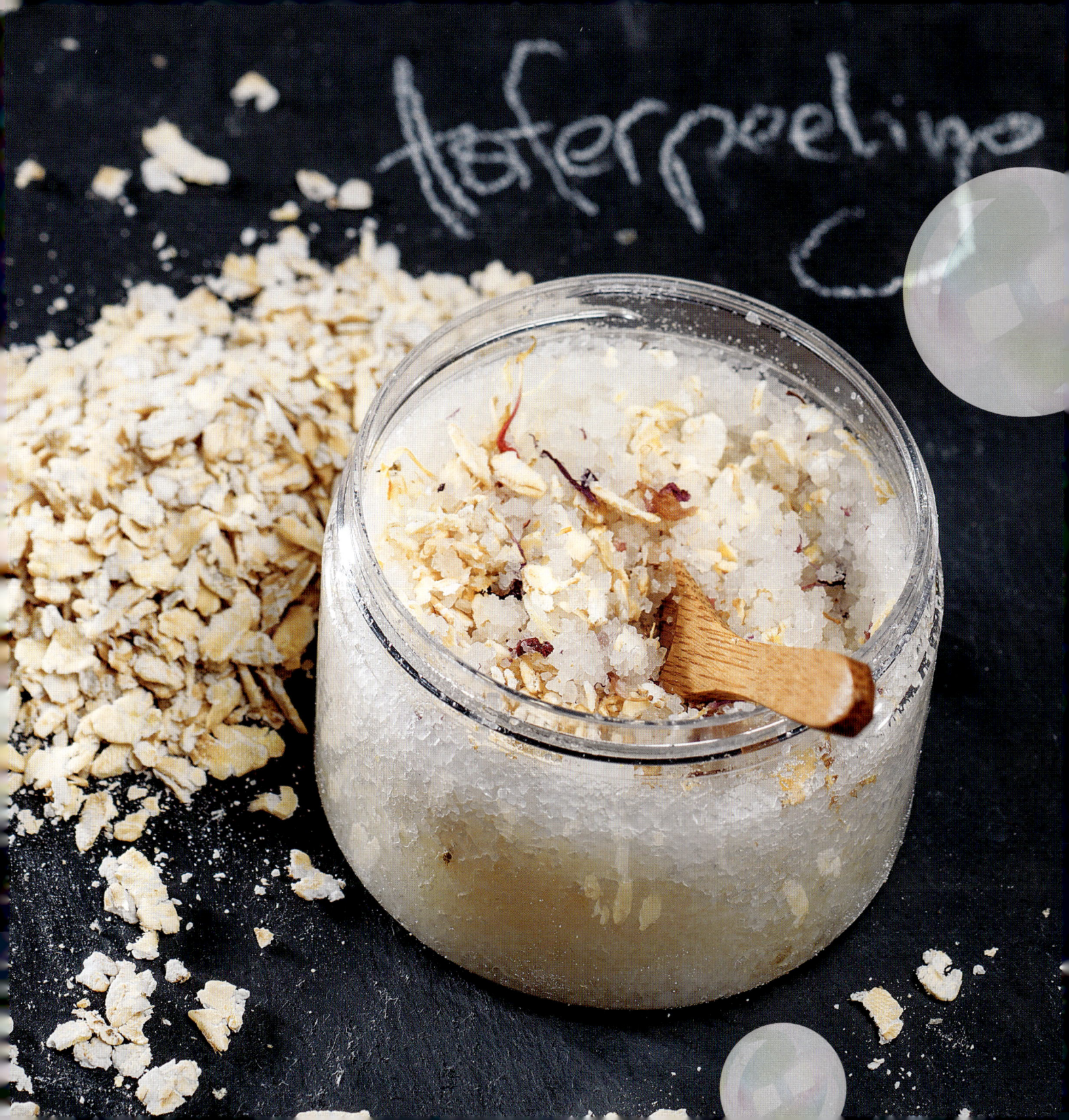

Haferpeeling

BADETABS, BADEKUGERLN, BADEBOMBEN & BADESTICKS

PFLEGENDE BADETABS

MIT MEERSALZ

40 g KAKAOBUTTER • 25 g ZITRONENSÄURE

10 g SLSA • 50 g NATRON • 6 g LYSOLECITHIN

50 g ERDÄPFELSTÄRKE • 20 g SHEABUTTER

20 g MEERSALZ • 1 TL FARBIGE TONERDE NACH WAHL

ZUM ÜBERDUFTEN IN SUMME CA. 20 TROPFEN PARFUMÖL
NACH WAHL

- Diese Tabs lösen sich langsam in der heißen Wanne
  auf und produzieren ein sensationelles Pflegege-
  fühl auf der Haut! Meersalz kann noch dazu die
  Haut straffen.
- Sheabutter und Kakaobutter schonend einschmelzen. Danach das Lysolecithin dazugeben.
- Die Pulver (SLSA, Zitronensäure, Natron, Erdäpfelstärke und das Meersalz) zusammenmischen und
  dann die geschmolzenen Öle dazugießen.
- Zügig verrühren (wie bei einem Teig) und erst am
  Schluss den Duft mit hineinmischen. Dann rasch
  in vorbereitete Förmchen gießen, aushärten und
  trocknen lassen.

PFLEGENDE KLEOPATRA-BADEKUGERLN

100 g NATRON • 20 g MILCHPULVER

50 g ZITRONENSÄURE • 3 g SHEABUTTER

2 g FLUIDLECITHIN SUPER

NACH BELIEBEN ½ TL GEMAHLENER SPINAT
(FÜR HELLGRÜNE BÖMBCHEN) ODER ROSA TONERDE
(FÜR ZARTROSA SPRUDELBÖMBCHEN) – GEBEN SIE KEINE
FARBEN DAZU, BLEIBEN DIE KUGERLN ZARTGELB

CA. INSGESAMT 20 TROPFEN PARFUMÖLE ODER IN SUMME
CA. 12 TROPFEN ECHTE ÄTHERISCHE ÖLE

- Die Pulveranteile einwiegen und vermischen. Die
  Sheabutter schonend im Wasserbad einschmelzen
  und zu den restlichen Zutaten geben. Die ganze
  Masse gut vermengen und zu Kugeln formen. Diese
  gut trocknen lassen und verwenden.

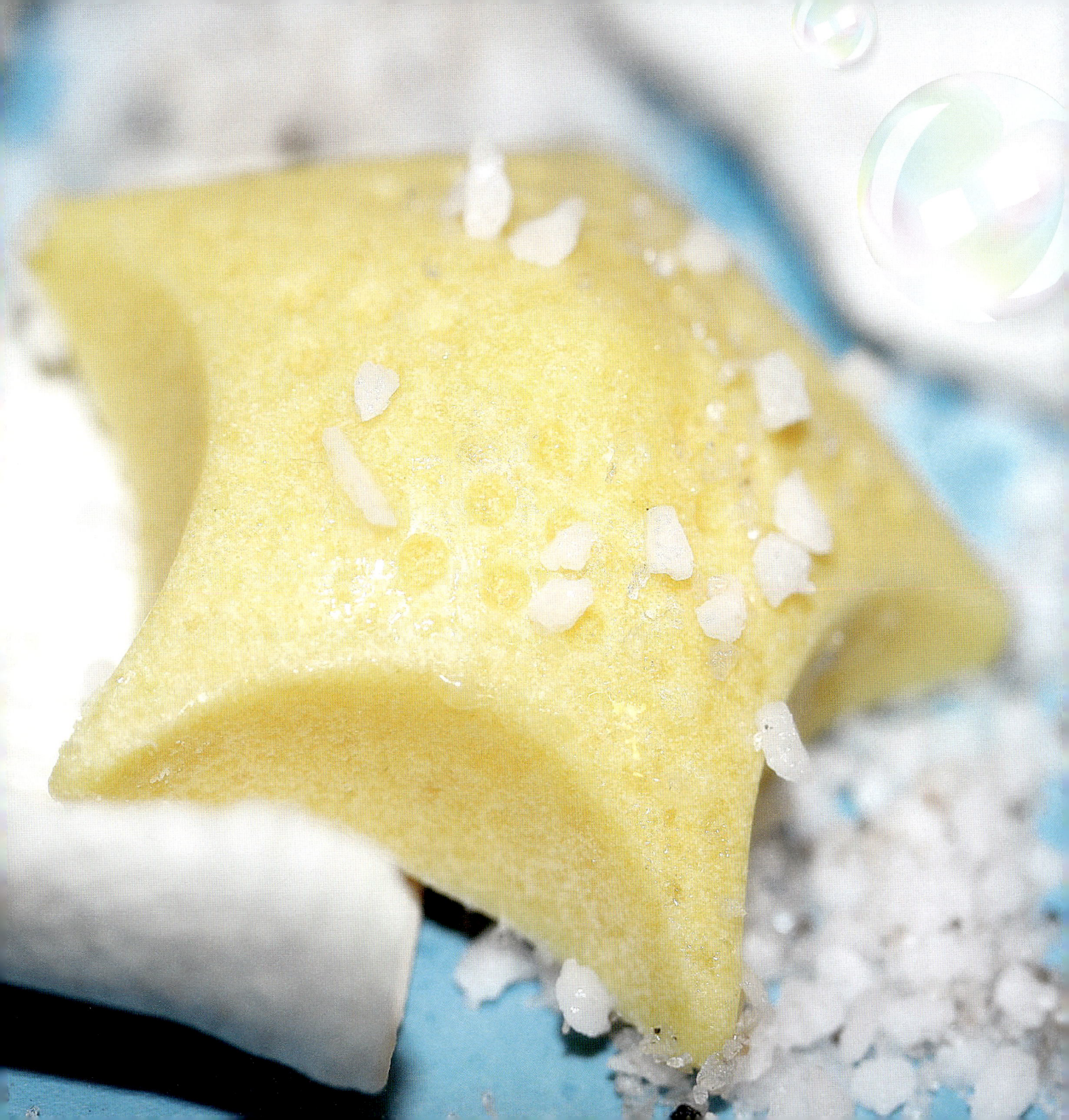

PRICKELNDE BADEKUGERLN **UND BADEBOMBEN**

300 g NATRON (NATRIUMBICARBONAT) • 150 g ZITRONENSÄURE • 3 g ÖL ODER (SHEA-, MANGO-)BUTTER
10 g DUFT (REINES ÄTHERISCHES ÖL ODER PARFUMÖL) • EINE KLEINE PRISE FARBPIGMENTE

- Das klassische Sprudelwunder – die Badebombe!
- Natron und Zitronensäure gut in einer Schüssel vermengen. Eine ganz kleine Prise Farbpigment hinzufügen und mit der Pulvermischung gut verrühren. Danach den Duft gemeinsam mit dem Öl (oder der eingeschmolzenen Butter) in die Pulvermasse geben und kräftig kneten, bis so eine Art feuchte Sandmasse entsteht.
- Man kann mit einer Mischung aus kosmetischem Basiswasser und Blütenwasser ganz dezent mit einem Sprüher noch zusätzliche Feuchtigkeit hineinbringen – dies aber mit Vorsicht. Erwischt man zuviel des Guten fangen die Badebomben zum Prickeln an.
- Die fertige sandige Badebombenmasse ein paar Minuten stehen lassen.
- Dann entweder mit der Hand oder mit Hilfe von 2 Halbschalen Kugerln formen oder die Masse in Förmchen drücken.
- Nach ein paar Stunden sind sie fest genug, um sie aus den Förmchen zu nehmen.
- Trocken lagern! Und je nach Größe der Badekugerln eines oder mehrere in die Badewanne geben. Sie lösen sich einfach sprudelnd auf.

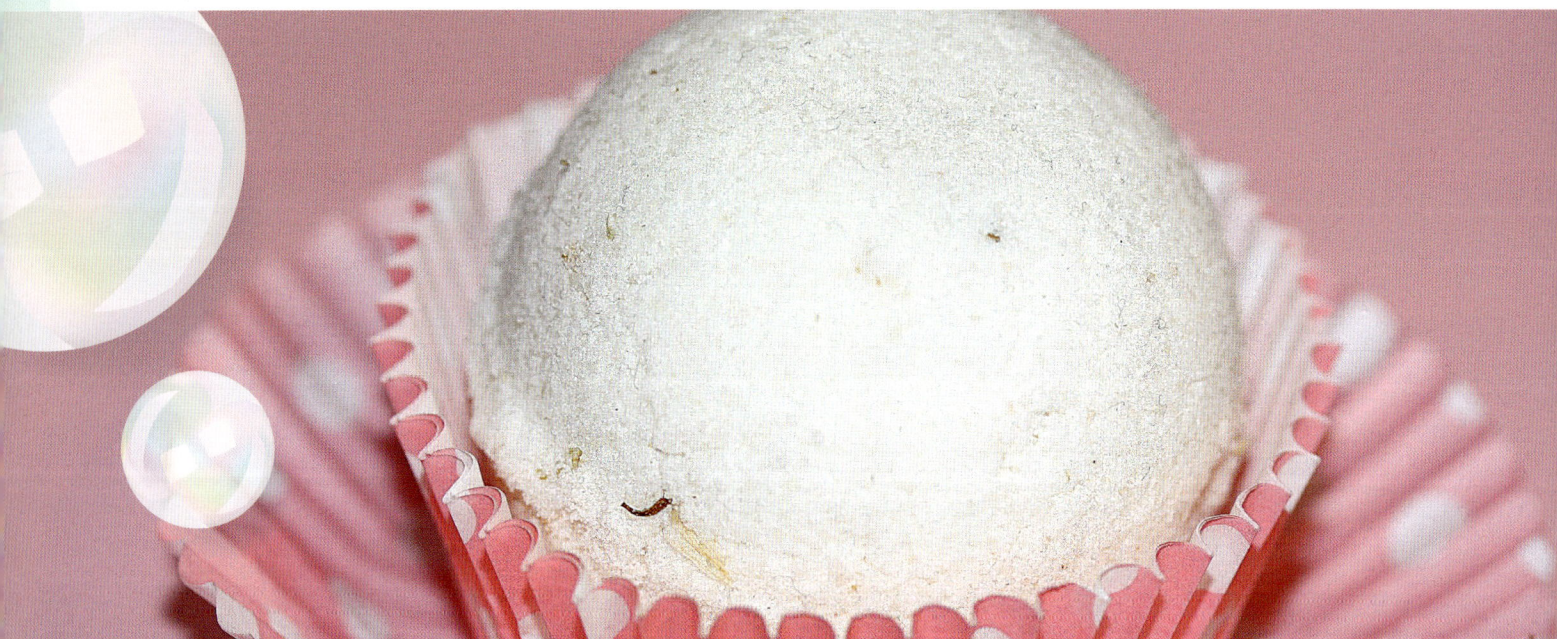

PFLEGENDE BADEKUGERLN

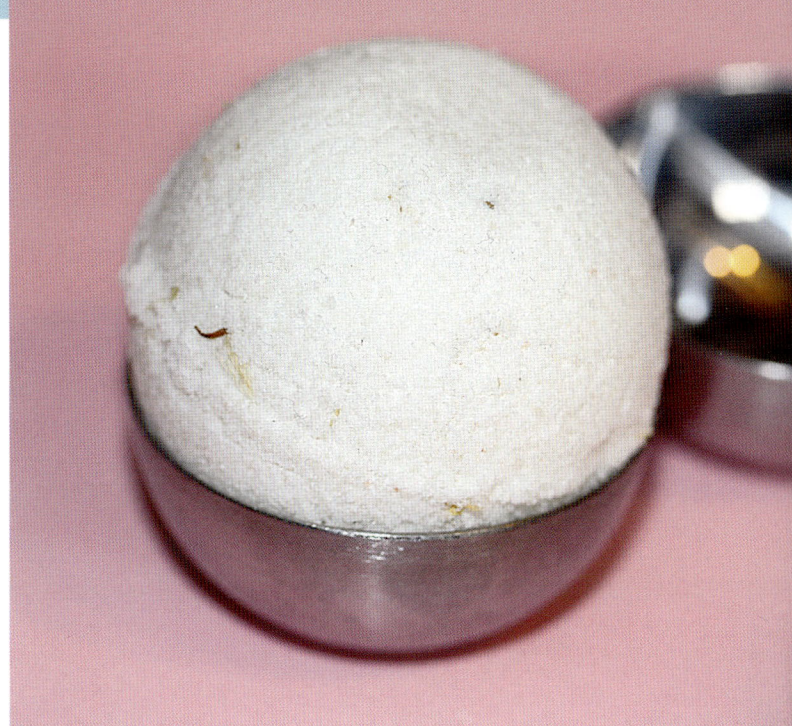

50 g NATRON

25 g ERDÄPFELSTÄRKE

35 g ZITRONENSÄURE

30 g SLSA

20 g MANGOBUTTER

10 g FLUIDLECITHIN BE

NACH BELIEBEN ENTWEDER ½ TL SPINAT, GEMAHLEN, DAZUGEBEN (WERDEN HELLGRÜNE BÖMBCHEN) ODER ROSA TONERDE UND EIN PAAR GETROCKENETE ROSENBLÜTENBLÄTTER (WERDEN ZARTROSA SPRUDELBÖMBCHEN). GEBEN SIE KEINE FARBEN DAZU, BLEIBEN DIE BADEBOMBEN ZARTGELB

CA. INSGESAMT 20 TROPFEN PARFUMÖLE ODER IN SUMME CA. 12 TROPFEN ECHTE ÄTHERISCHE ÖLE

- Die Mangobutter schonend einschmelzen und dann den Emulgator dazugeben.
- Die Zitronensäure in die Schüssel einwiegen. Dann das Natron am besten über ein Sieb in die Schüssel mit einwiegen. Die restlichen Pulver-Zutaten dazugeben und gut miteinander vermischen.
- Dann alle restlichen trockenen Zutaten dazugeben und wieder gut vermischen. Sie können auch Rosenblütenblätter und rosa Tonerde für die Farbe beimengen.

- Anschließend das flüssige Öl-Emulgator-Gemisch in die Schüssel mit den trockenen Zutaten hineingeben.
- Zügig unterrühren und nach Wunsch beduften. Die fertige Masse sollte ein wenig „anziehen" können (man merkt es an der Konsistenz).
- Falls mit echten ätherischen Ölen gearbeitet wurde, Handschuhe anziehen und mit den Händen entweder kleine Kugerln formen oder mit Acrylkugelhälften (die Sie in jedem gut sortierten Bastelladen bekommen) Badekugeln formen.
- Diese Kugeln aushärten und trocknen lassen – und fertig ist das sprudelnde Badevergnügen.
- Wenn Sie möchten, können Sie diese Masse auch in Förmchen drücken und erhalten dann z. B. prickelnde Seesternchen für Ihre Badewanne.

BOMBENFESTE RINGELBLUMEN-BADEBOMBEN

100 g NATRON • 50 g ZITRONENSÄURE

30 g ERDÄPFELSTÄRKE

30 g SALZ • 1 EL MANDELÖL

1 KL CALENDULAEXTRAKT

CA. 1 KL GETROCKNETE RINGELBLUMENBLÜTEN

- Die Pulverzutaten Natron, Zitronensäure und die Erdäpfelstärke gut miteinander vermischen.
- Die Ringelblumenblüten dazugeben und danach das Mandelöl sowie den Calendulaextrakt. Alles kräftig mit der Hand zusammenmischen und verkneten. Die Masse sollte sich wie eine leicht feuchte Sandburg-Baumasse anfühlen. Wenn man sie mit der Hand zusammendrückt, sollte die Kugel zusammenhalten.
- Ein paar Minuten warten und die bombige „Sandmasse" ein wenig anziehen lassen. Dann Kugeln formen, indem Sie entweder mit der Hand Kugeln ausformen oder die Sandmasse in zwei kleine halbrunde Schälchen einfüllen und gut zusammendrücken. Vorsichtig zuerst die eine Schale abheben und dann die Badebombe mit Gefühl aus der zweiten Schale herauslösen.
- 24 Stunden trocknen lassen.

BADEBOMBEN-BLÜTENPRACHT

100 g NATRON

50 g ZITRONENSÄURE

25 g ERDÄPFELSTÄRKE

1 KL SALZ

30 g KAKAOBUTTER

CA. 1 EL GETROCKNETE BLÜTEN VON ROSEN, RINGELBLUMEN, KORNBLUME UND LAVENDEL

15 TROPFEN PARFUMÖL LINDENBLÜTE

5 TROPFEN ÄTHERISCHES LAVENDELÖL

- Die Kakaobutter sanft im Wasserbad einschmelzen.
- Die Pulveranteile Natron, Zitronensäure, Erdäpfelstärke und das Salz gut miteinander vermengen und dann die Kakaobutter in die Pulvermischung geben.
- Am Schluss die Duftöle mit einarbeiten und aus der Masse Bälle formen.
- Ca. 24 Stunden trocknen lassen und das bunte Blütenbad genießen!

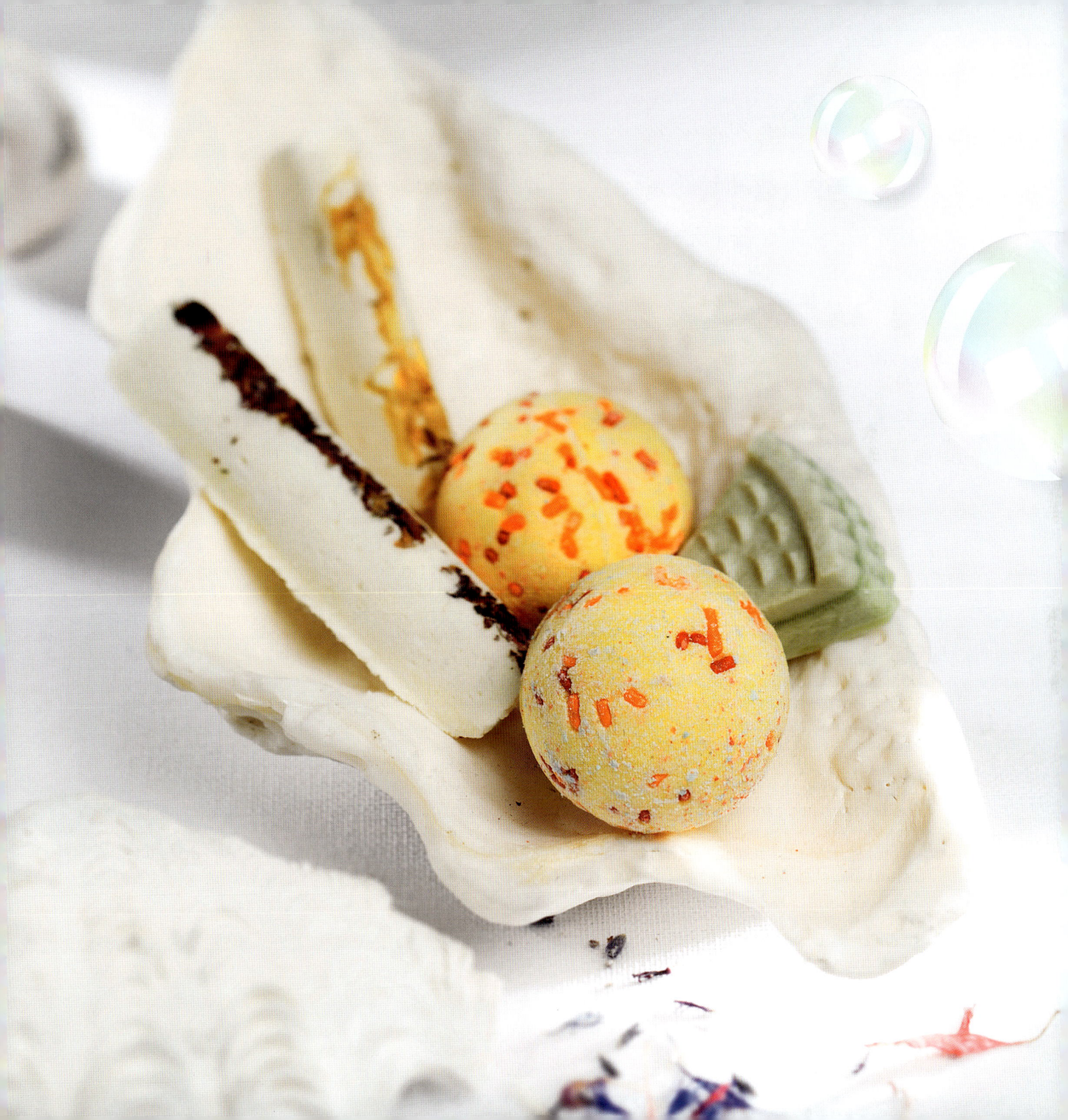

BADESTICKS
PRICKELNDE PFLEGE

100 g NATRON

50 g ZITRONENSÄURE

20 g ERDÄPFELSTÄRKE

20 g SLSA • 5 g FLUIDLECITHIN BE

50 g KAKAOBUTTER

10 g SHEABUTTER

BIS ZU CA. 35 TROPFEN DUFT

GETROCKNETE BLÜTEN ODER KRÄUTER
(KORNBLUMEN, ROSENBLÜTENBLÄTTER, RINGELBLUMEN, MELISSEBLÄTTER …)

- Die Kakaobutter und die Sheabutter gemeinsam mit dem Fluidlecithin BE und dem Jojobaöl schonend im Wasserbad einschmelzen (1).
- In der Zwischenzeit die Pulver-Zutaten Natron, Zitronensäure, SLSA und Erdäpfelstärke auswiegen und gemeinsam in einer Schüssel gut vermischen (2).
- Die noch warme, mittlerweile flüssige Öl-Butter-Lecithin-Mischung zu der Pulvermischung gießen und den Duft dazugeben. Dann alles zusammen richtig kräftig rühren. Am Schluss noch das Duftöl hinzufügen und gut unter die Masse rühren (3+4).
- Die fertige Masse in Stick-Förmchen gießen (gibt es u. a. beim bekannten schwedischen Möbelhaus), in die man zuvor ein paar Blüten gegeben hat. Die Blüten dienen nur der Zierde (5+6).

- Die Bade-Sticks ca. 24 Stunden stehen lassen und dann ganz vorsichtig aus den Formen drücken. Dabei können die Sticks, wenn Sie zu flott drücken, leicht abbrechen – wenn Sie also ganze Badesticks herstellen möchten, empfehle ich, sie vorsichtig auszuformen. Sollte die Masse nach 1 Tag noch nicht fest genug sein, können Sie die Förmchen auch noch schnell für 20 Minuten in den Tiefkühlschrank stellen. Spätestens dann lösen sie sich raus wie nix.
- Ein Badestick ist die optimale Menge für eine Badewanne.

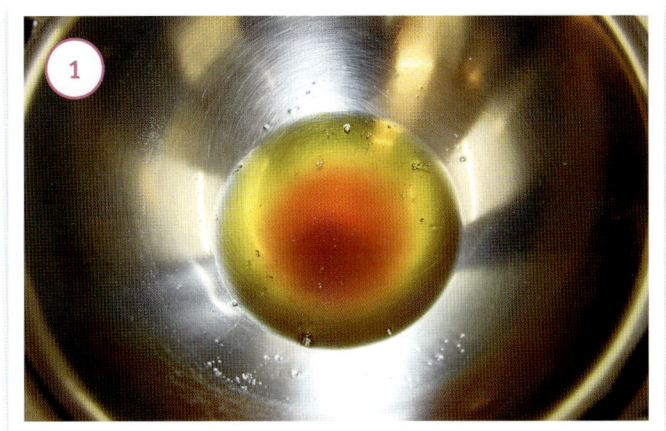

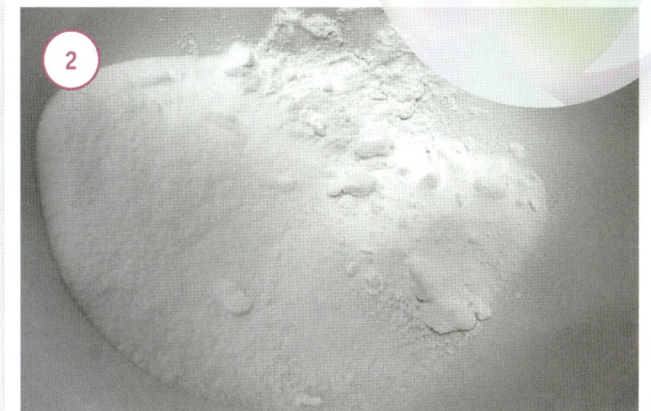

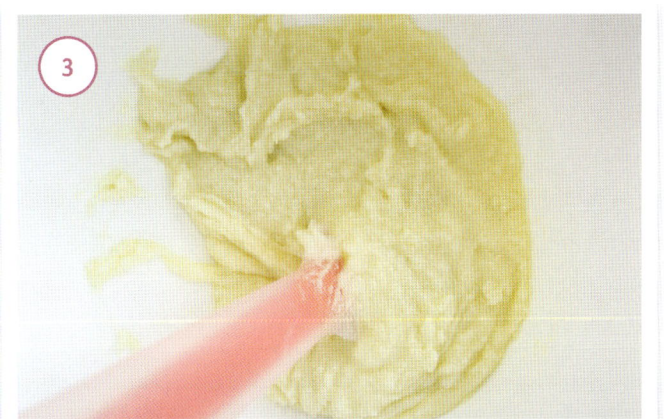

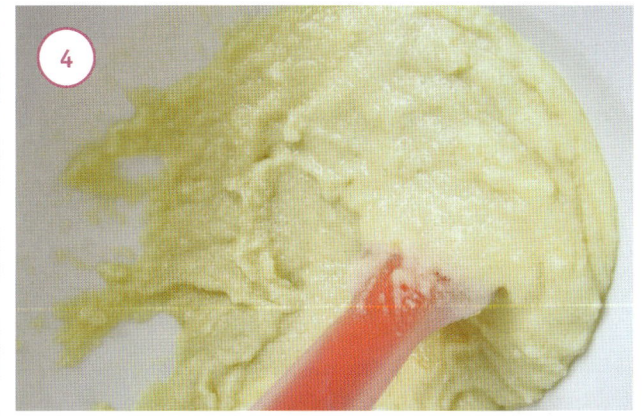

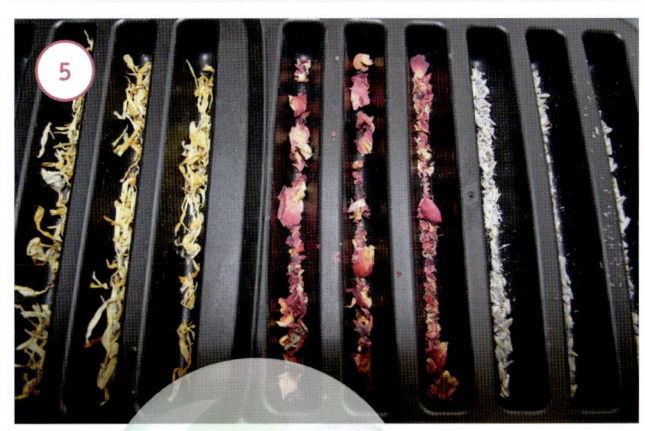

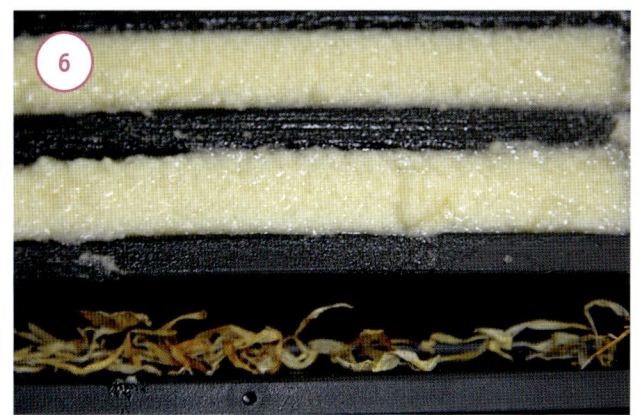

MUNTERMACHER-BADESTICKS MIT ZITRUSFRISCHE

100 g NATRON

50 g ZITRONENSÄURE

20 g ERDÄPFELSTÄRKE

15 g SLSA • 5 g FLUIDLECITHIN BE

50 g KAKAOBUTTER

10 g SHEABUTTER • 5 g JOJOBAÖL

20 TROPFEN ORANGENÖL, SÜSS

10 TROPFEN LEMONGRASÖL • 4 TROPFEN PATCHOULI

GETROCKNETE RINGELBLUMENBLÜTEN

- Die Kakaobutter und die Sheabutter gemeinsam mit dem Fluidlecithin BE und dem Jojobaöl schonend im Wasserbad einschmelzen.
- In der Zwischenzeit die Pulver-Zutaten Natron, Zitronensäure, SLSA und Erdäpfelstärke auswiegen und gemeinsam in einer Schüssel gut vermischen.
- Die noch warme, mittlerweile flüssige Öl-Butter-Lecithin-Mischung zu der Pulvermischung gießen und den Duft dazugeben. Dann alles richtig kräftig durchrühren. Am Schluss noch den Duft beimengen und nochmals gut unterrühren.
- Die fertige Masse in Stick-Förmchen gießen (gibt es u. a. beim bekannten schwedischen Möbelhaus), in die man zuvor ein paar Blüten gegeben hat. Die Blüten dienen nur der Zierde.

- Die Bade-Sticks ca. 24 Stunden stehen lassen und dann ganz vorsichtig aus den Formen drücken. Dabei können die Sticks, wenn Sie zu flott drücken, leicht abbrechen – wenn Sie also ganze Badesticks herstellen möchten, empfehle ich, sie vorsichtig auszuformen. Sollte die Masse nach 1 Tag noch nicht fest genug sein, können Sie die Förmchen auch noch schnell für 20 Minuten in den Tiefkühlschrank stellen. Spätestens dann lösen sie sich heraus wie nix.
- Ein Bade-Stick ist die optimale Menge für eine Badewanne.

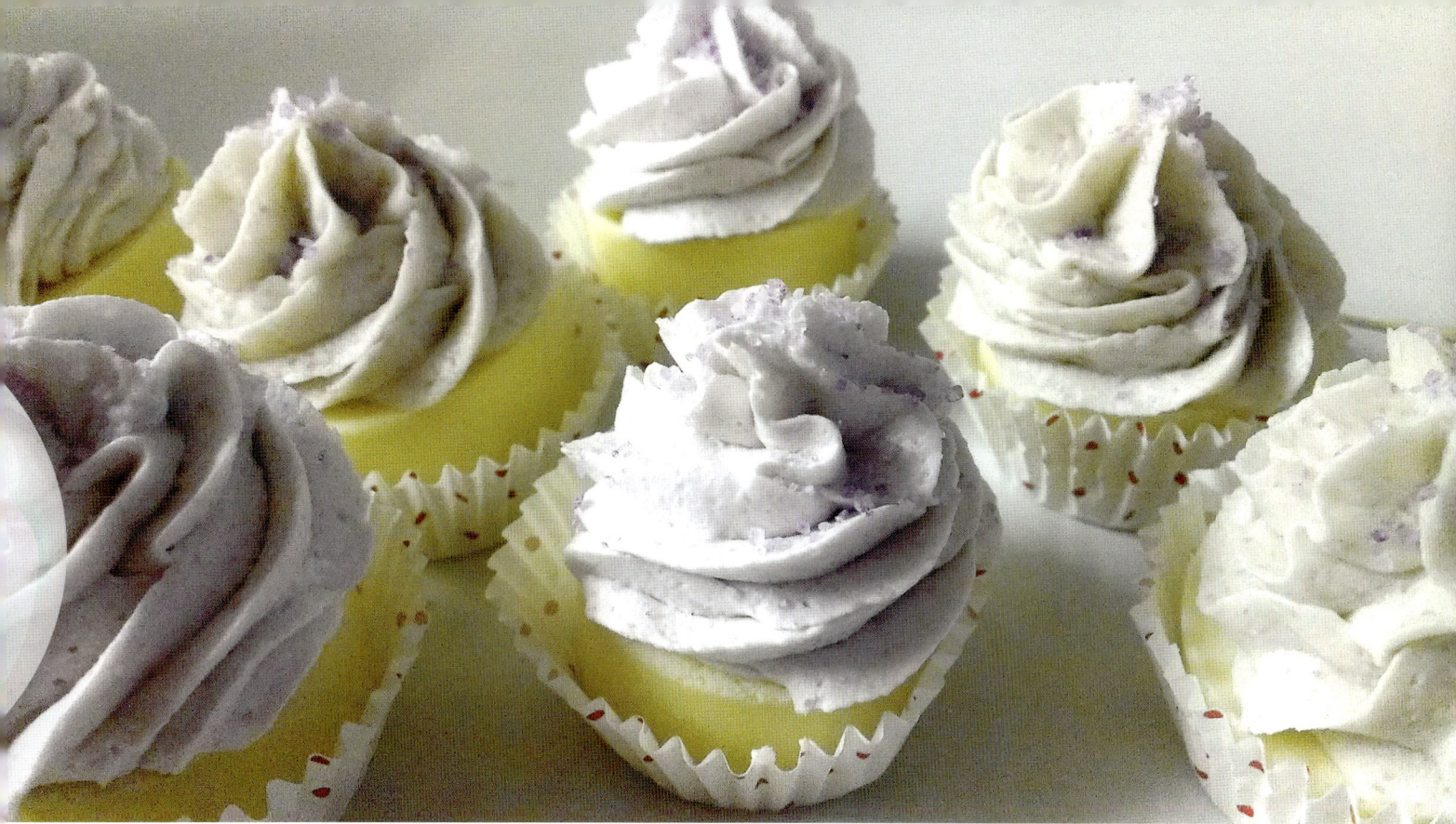

BADECUPCAKES – DIE KALORIENFREIE „SÜSSE" VERSUCHUNG

Die Badecupcakes werden an 2 Tagen gefertigt. Zuerst werden die Cupcakeböden in Silikonförmchen gegossen. Diese lässt man erkalten und aushärten, um anschließend das Topping für den Ba-decupcake zu fertigen. Das ist eine „festere" Masse, die man mit Hilfe eines Spritzbeutels und einer Tülle auf die Cupcake-Böden aufspritzt – wie beim Kuchen-dekorieren.

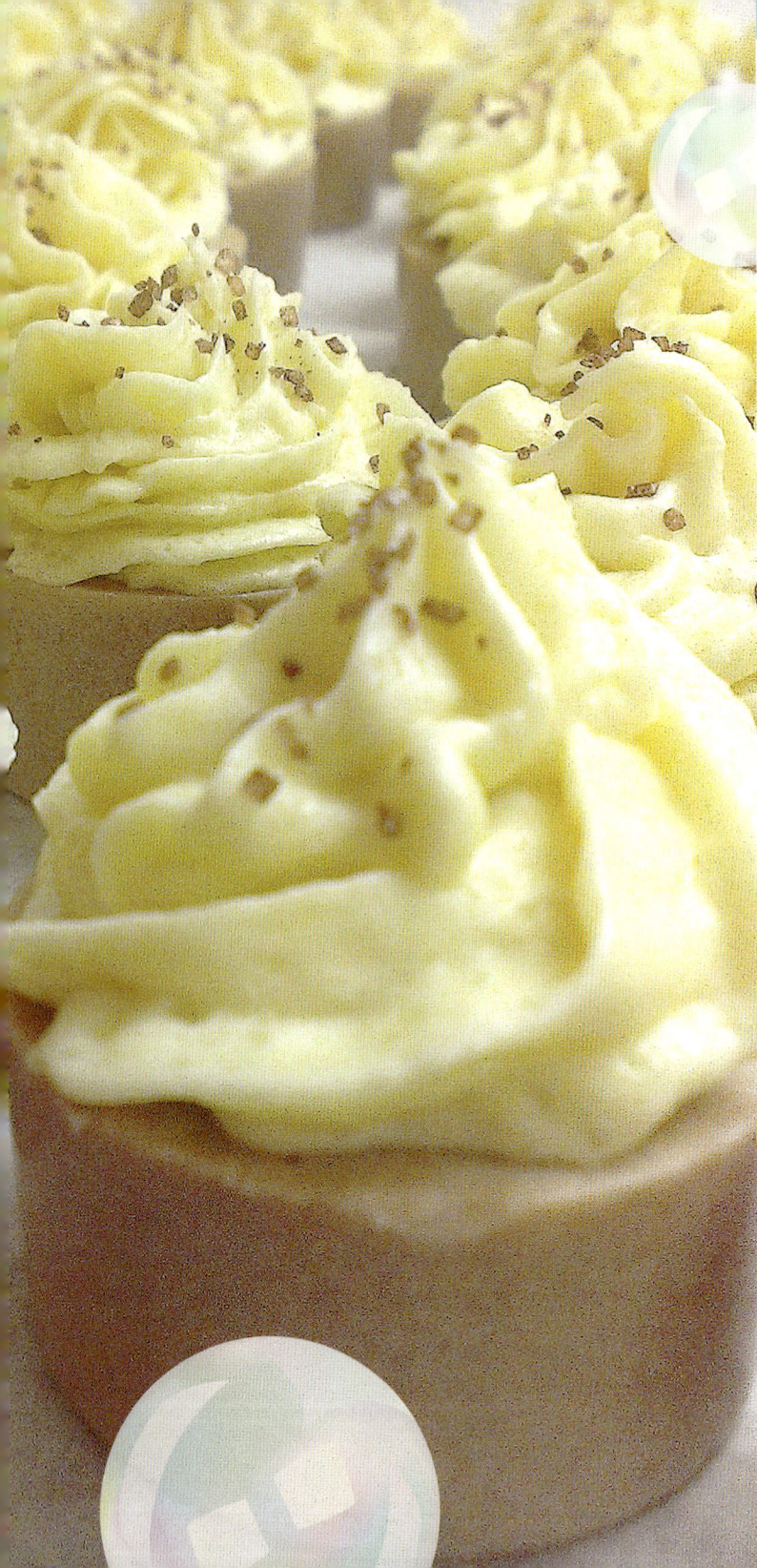

BADECUPCAKE-BODEN

100 g KAKAOBUTTER
50 g SHEABUTTER
35 g KOKOSÖL
10 g FLUIDLECITHIN BE

200 g NATRON
100 g ZITRONENSÄURE
50 g ERDÄPFELSTÄRKE
25 g SLSA

20 TROPFEN DUFT NACH LUST, LAUNE
UND VERFÜGBARKEIT

- Sheabutter, Kakaobutter und Kokosöl gemeinsam mit dem Emulgator Fluidlecithin BE sanft im Wasserbad einschmelzen (1).
- Die Pulveranteile Natron, Zitronensäure, Erdäpfelstärke und SLSA einwiegen und gut in einer Schüssel miteinander vermengen (2+3).
- Die flüssigen Öle zu den Pulveranteilen hinzufügen und zügig miteinander verrühren (4+5).
- Dann die Masse recht flott in die vorbereiteten Silikon-Muffinförmchen abfüllen und erkalten bzw. erhärten lassen. Am nächsten Tag kann man diese Böden ausformen und das Topping daraufspritzen (6).

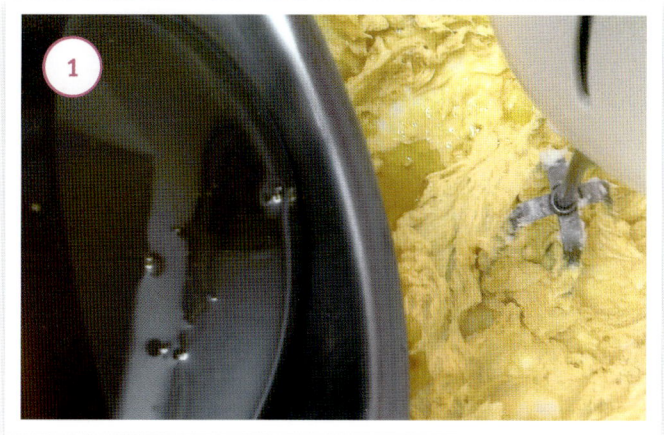

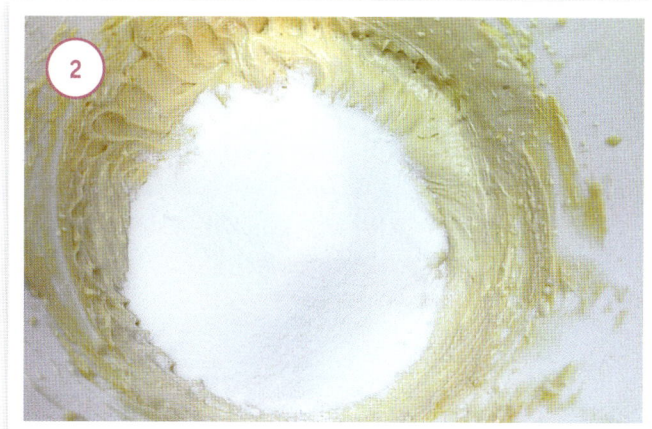

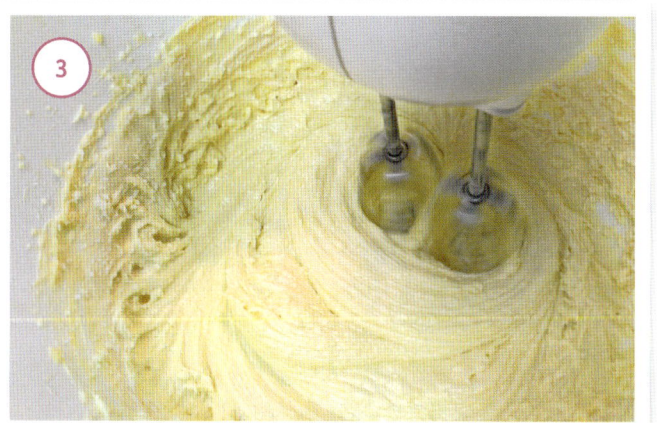

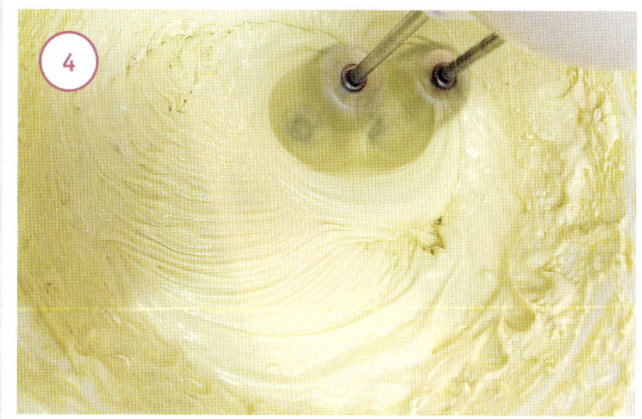

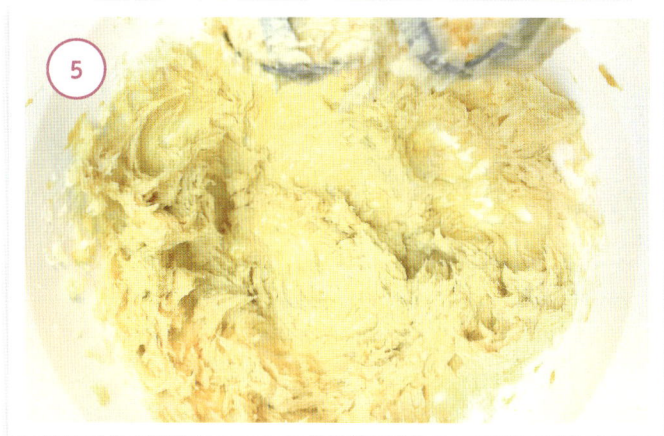

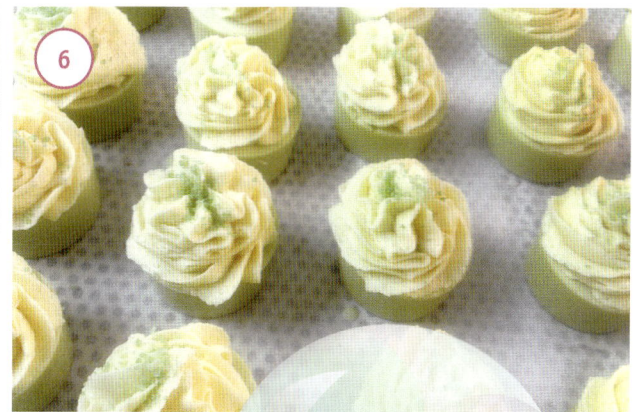

BADECUPCAKE-TOPPING

90 g SHEABUTTER • 90 g KAKAOBUTTER

12 g FLUIDLECITHIN BE

100 g NATRON • 50 g ZITRONENSÄURE

25 g ERDÄPFELSTÄRKE • 25 g SLSA

- Die Sheabutter und das Fluidlecithin BE in einer nicht zu kleinen Schüssel mit dem Mixer aufschlagen – wie Butter für einen Kuchen.
- Die Kakaobutter sanft im Wasserbad einschmelzen und leicht auskühlen lassen – die flüssige Kakaobutter darf auf keinen Fall zu warm sein!
- Die leicht temperierte, aber noch flüssige Kakaobutter unter stetem Rühren mit dem Mixer langsam in die aufgeschlagene Sheabutter-Fluidlecithin-BE-Masse einarbeiten. Ganz langsam, damit die Masse noch fluffig bleibt und sich nicht zu einer Öl-Mischung wandelt!
- Danach die gut miteinander vermischten Pulveranteile mit einmixen. Beim Aufschlagen kühl arbeiten – sollte die Masse doch mal zu warm bzw. zu flüssig werden, können Sie die Schüssel in ein kaltes Eiswasserbad stellen und die Masse weiter aufschlagen.
- Die feste, aber fluffige Masse können Sie mit ca. 20 Tropfen Duft veredeln und dann in einen handelsüblichen Spritzbeutel abfüllen. Mit einer Sterntülle lassen sich zauberhafte Toppings auf die Badepralinen-Böden dressieren.

- Für die unterschiedlichen Farben können Sie Farbpigmente aus dem kosmetischen Rohstoffbedarf zu den Pulverzutaten hinzugeben – eine kleine Prise reicht schon aus.

TIPP

Für den bunten „Zucker-Streusel" obenauf geben Sie etwas Zitronensäure gemeinsam mit einem Farbpigment Ihrer Wahl in eine kleine Dose oder ein Marmeladenglas und schütteln es ordentlich. Dann können Sie die bunten Zitronensäure-Streusel ganz fein auf die frisch dressierten Cupcake-Toppings streuen.

- Für die Verzierung gibt es viele Varianten. Manche Leute verwenden auch für Lebensmittel geeignete Zuckerperlen und Zuckerblumen – ob Sie allerdings Lebensmittel für Badezusätze verwenden möchten, müssen Sie selbst entscheiden.

INGES LIEBLINGS-BADETRÜFFEL-REZEPT

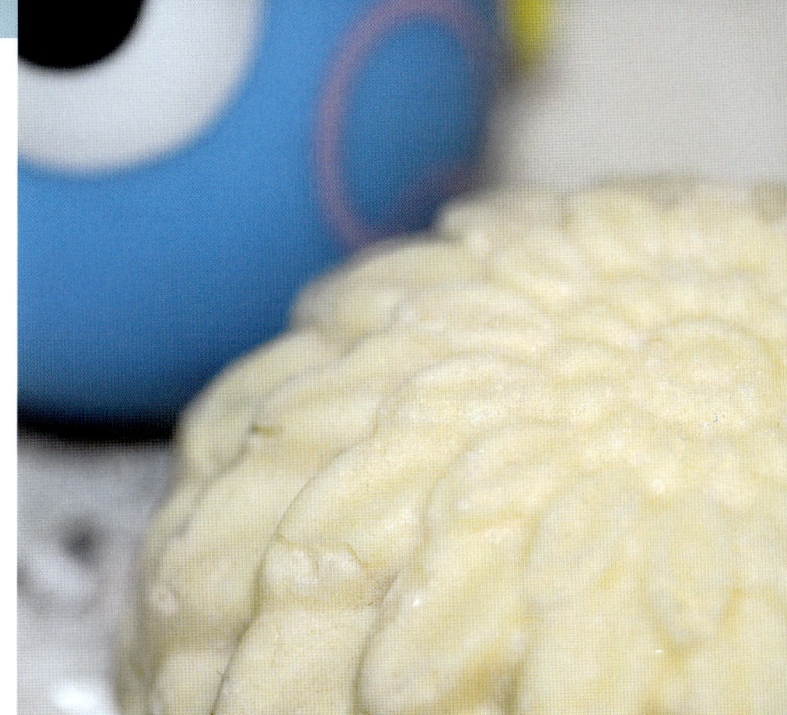

200 g NATRON

100 g ZITRONENSÄURE

100 g SLSA

70 g MEERSALZ

10 g LYSOLECITHIN

55 g KAKAOBUTTER

30 g SHEABUTTER

20 g DUFT (PARFUMÖL VANILLE UND
ÄTHERISCHES ORANGENÖL)

- Es gibt sehr viele unterschiedliche Bezeichnungen für die vielen Formen von festen Badezusätzen. Badetrüffel können ein Mittelding zwischen sprudelnden Badebomben und cremig-öligen Badepralinen (also Ölbad in fester Form) sein.
- Hier nun Inges Lieblings-Badetrüffel-Rezept mit feiner Meersalzpflege – Sprudel, Schaum und feinste Öl-Pflege in einem Stück.
- Die Buttern (Kakaobutter und Sheabutter) gemeinsam mit dem Lysolecithin im Wasserbad schonend einschmelzen.

- Die Pulverzutaten Natron, Salz, Zitronensäure und das SLSA in eine Schüssel einwiegen und gut miteinander vermischen.
- Sobald die Buttern eingeschmolzen sind, den Duft hinzufügen und die dufte Ölmischung zur Pulvermischung gießen.
- Jetzt mit einem Silikonspatel die beiden Massen kräftig zusammenrühren, bis eine geschmeidige Masse entstanden ist. Diese in Silikonförmchen abfüllen und, wenn es schnell gehen soll, für ca. 20 Minuten in den Tiefkühlschrank geben, bis sie ausgehärtet sind.
- Die Badetrüffel können sofort verwendet werden.

TIPP

Aufgrund des Butterngehaltes nicht zu warm lagern (warmes Badezimmer ...), da die Buttern einen sehr niedrigen Schmelzbereich haben und die Badetrüffel sonst vorab schon schmelzen!

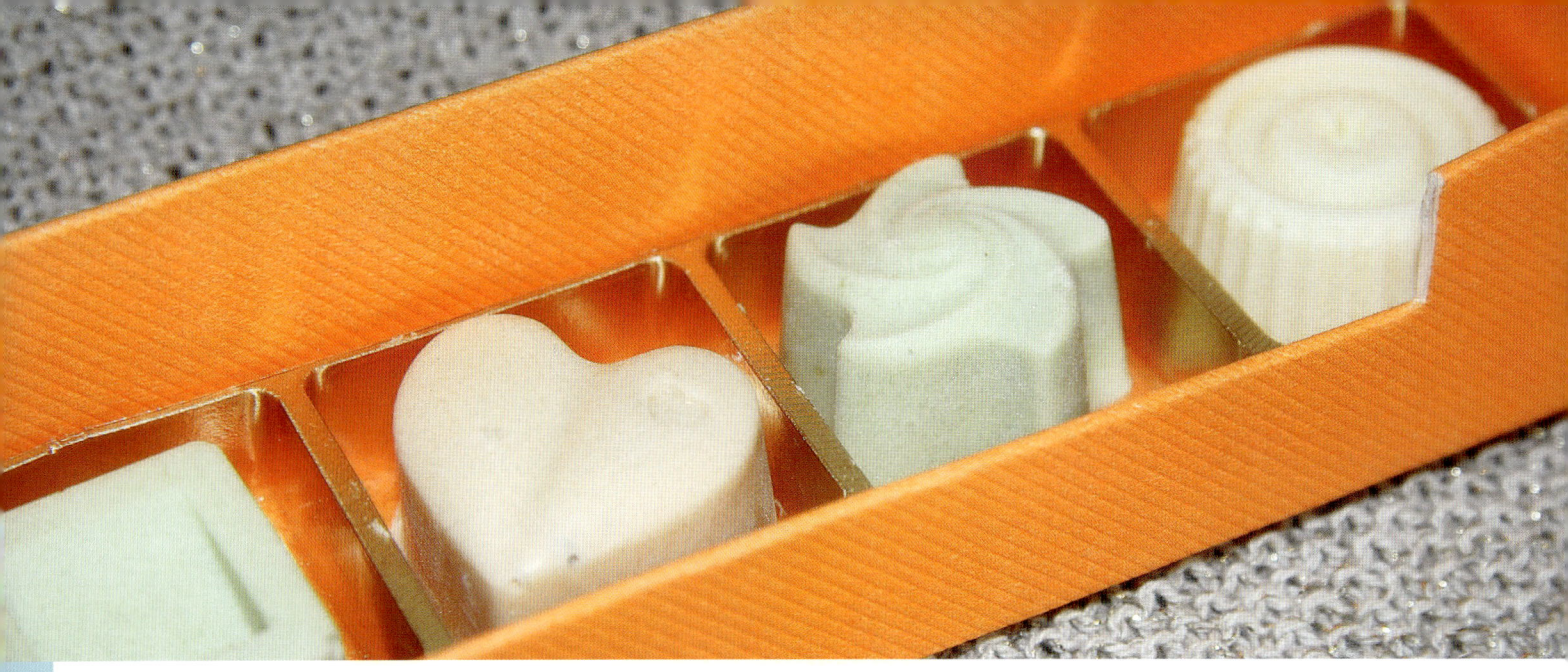

CREMIGE MILCH-BADEPRALINEN

80 g KAKAOBUTTER • 30 g SHEABUTTER • 10 g MANGOBUTTER

70 g MAGERMILCHPULVER • 50 g NATRON • 30 g SLSA

BIS ZU 15 TROPFEN DUFT NACH LUST, LAUNE UND VERFÜGBARKEIT

- Wollen Sie bunte Badepralinen herstellen, können Sie eine Prise Tonerde nach Wahl zum Pulveranteil beimischen – grüne, rote oder rosa Tonerde.
- Die Buttern – also Kakaobutter, Sheabutter und Mangobutter – sanft im Wasserbad einschmelzen.
- Magermilchpulver, Natron und SLSA gemeinsam gut vermischen, eventuell eine Prise bunte Tonerde mit dazugeben und die flüssige Buttermischung zum Pulver gießen (1–5).

- Alle Zutaten inklusive Duft kräftig miteinander verrühren und in kleine Silikonförmchen abfüllen.
- Die Pralinchen auskühlen lassen, bis sie fest sind, und schon können Sie sie verwenden (6).

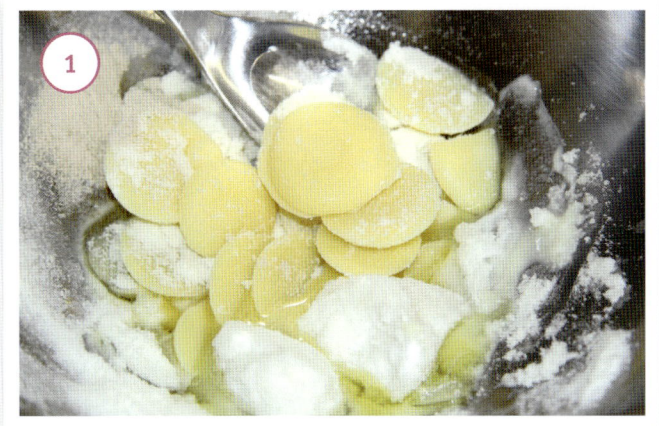

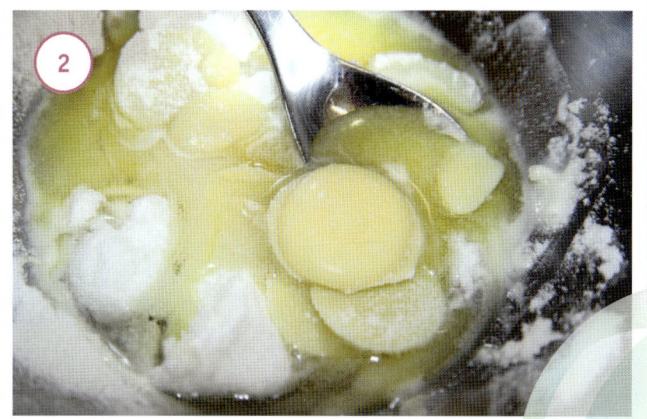

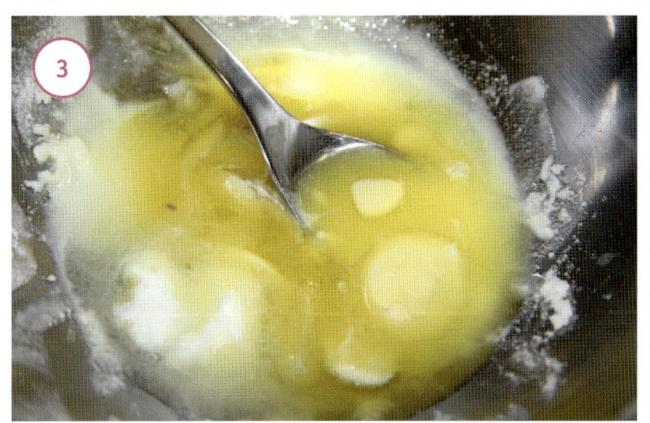

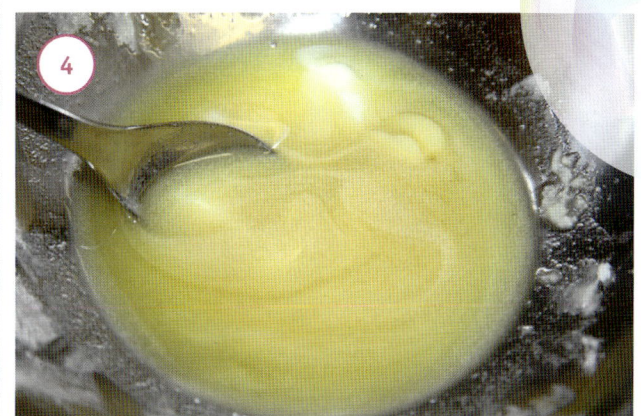

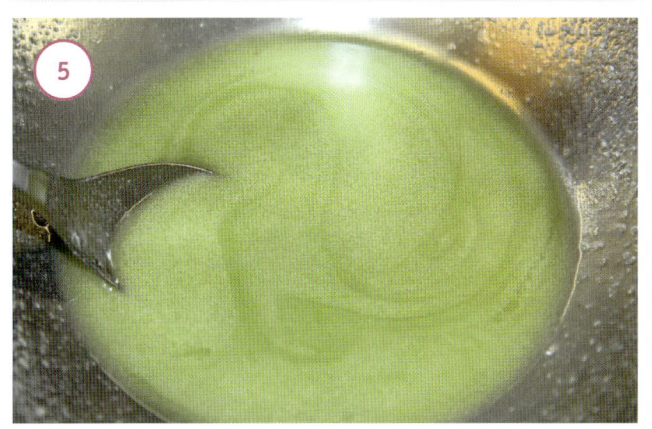

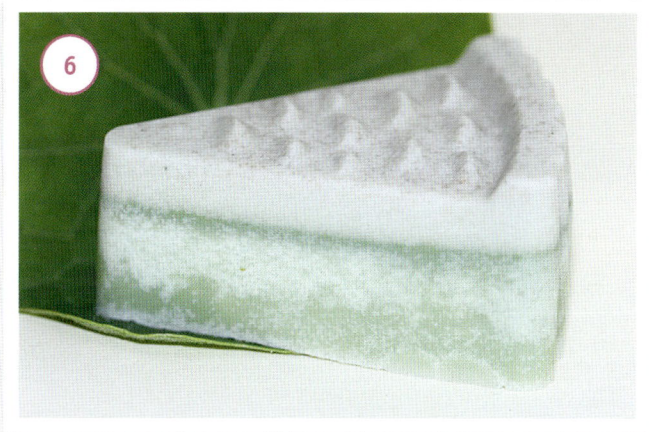

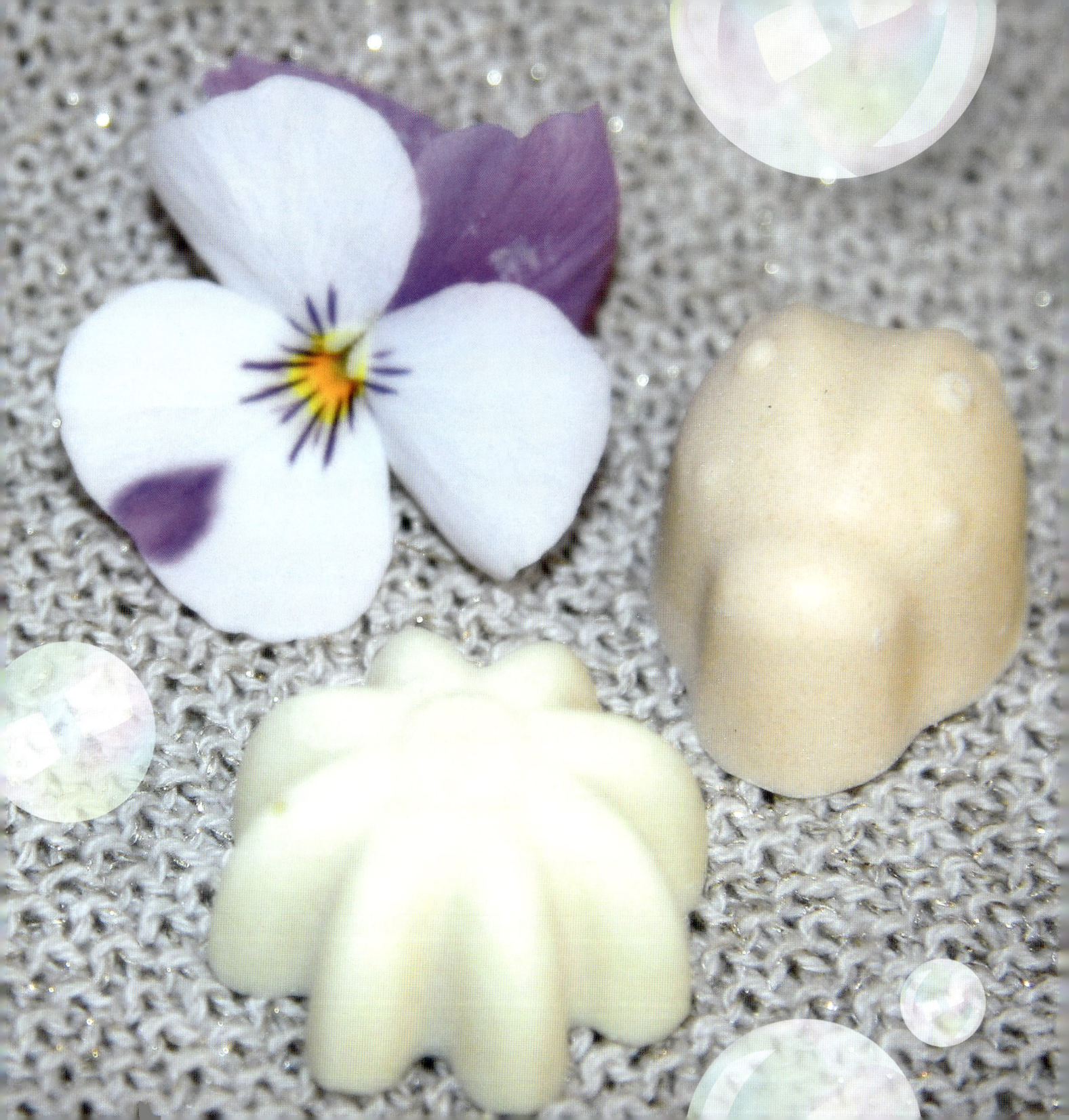

WENN MAL WAS SCHIEFGEHT...

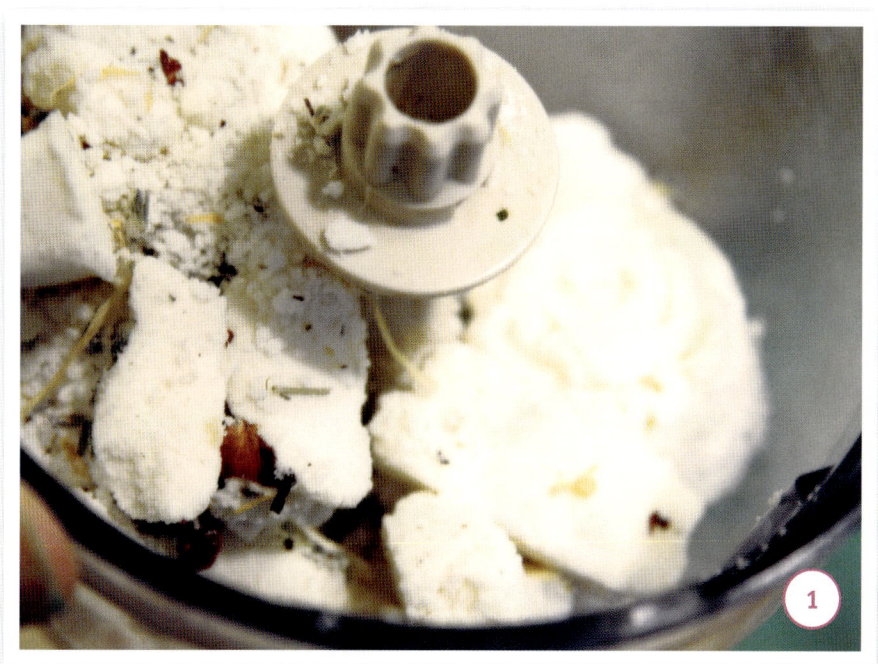

HINWEIS

Es kann immer mal passieren, dass Badebömbchen oder Badepralinen schlecht aus der Form gehen oder zerbröseln. Die feinen Zutaten sind deshalb nicht zu entsorgen!

Einfach gut kühlen oder die verunglückten Stückchen gut trocknen lassen. Alle zusammen in eine kleine Moulinette geben und zu einem Badepulver verarbeiten (1+2). In eine Dose abfüllen und fertig ist der Badezusatz (3).

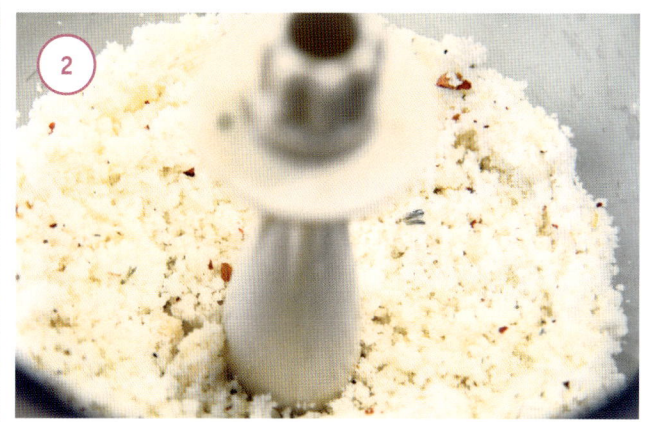

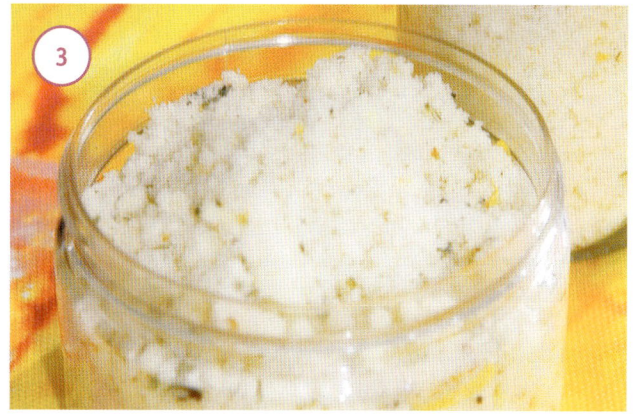

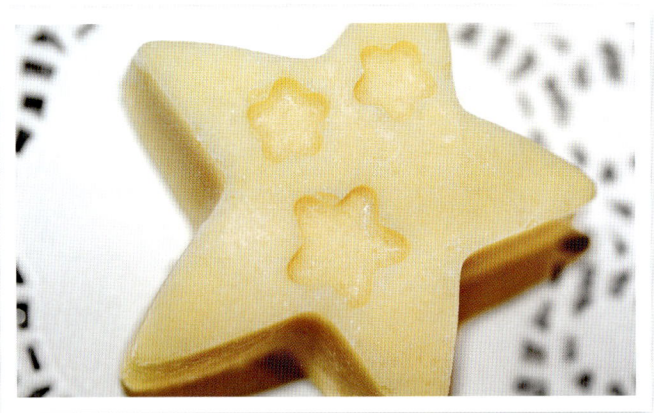

BADESTERNCHEN

200 g NATRON • 100 g ZITRONENSÄURE

70 g MANGOBUTTER • 30 g KAKAOBUTTER

20 g FLUIDLECITHIN BE

10 g DUFT (PARFUMÖLE ODER ÄTHERISCHE ÖLE)

- Die pflegende Mangobutter macht diese Badesternchen zu einem feinen Pflegezusatz für jede Haut.
- Die Mangobutter gemeinsam mit der Kakaobutter und dem Fluidlecithin BE schonend im Wasserbad einschmelzen.
- Die Pulverzutaten Natron und Zitronensäure in eine Schüssel einwiegen und gut miteinander vermischen.
- Die eingeschmolzene Butter-Lecithin-Mischung mit dem Duft vermengen und sodann in die Pulvermischung gießen. Jetzt mit einem Silikonspatel die Masse zügig durchrühren, bis sie optisch eine geschmeidige, etwas hellere Masse ergibt. Diese Masse in Silikonförmchen abfüllen und für ca. 20 Minuten im Tiefkühlschrank fest werden lassen.
- Je nach Größe 2–4 Stückchen im Badewannenwasser zergehen lassen.

SCHNELLES SCHÄUMENDES BAD

FÜR EINE 200-ml-FLASCHE

80 ml BETAIN

100 ml (BLÜTEN-)WASSER

2 KL SALZ

BIS ZU 30 TROPFEN DUFTÖLE

- Ca. 80 ml Betain mit gut 100 ml (Blüten-)Wasser aufgießen und leicht verrühren.
- 2 gehäufte Kaffeelöffel Salz vorsichtig mit unterrühren, da es sehr schnell schäumt, und mit bis zu 30 Tropfen Duftöl nach Lust, Laune und Verfügbarkeit veredeln.
- Den gesamten flüssigen Badezusatz in eine Flasche abfüllen und direkt beim Wassereinlassen in die Badewanne gießen. Produziert einen feinen Schaum!

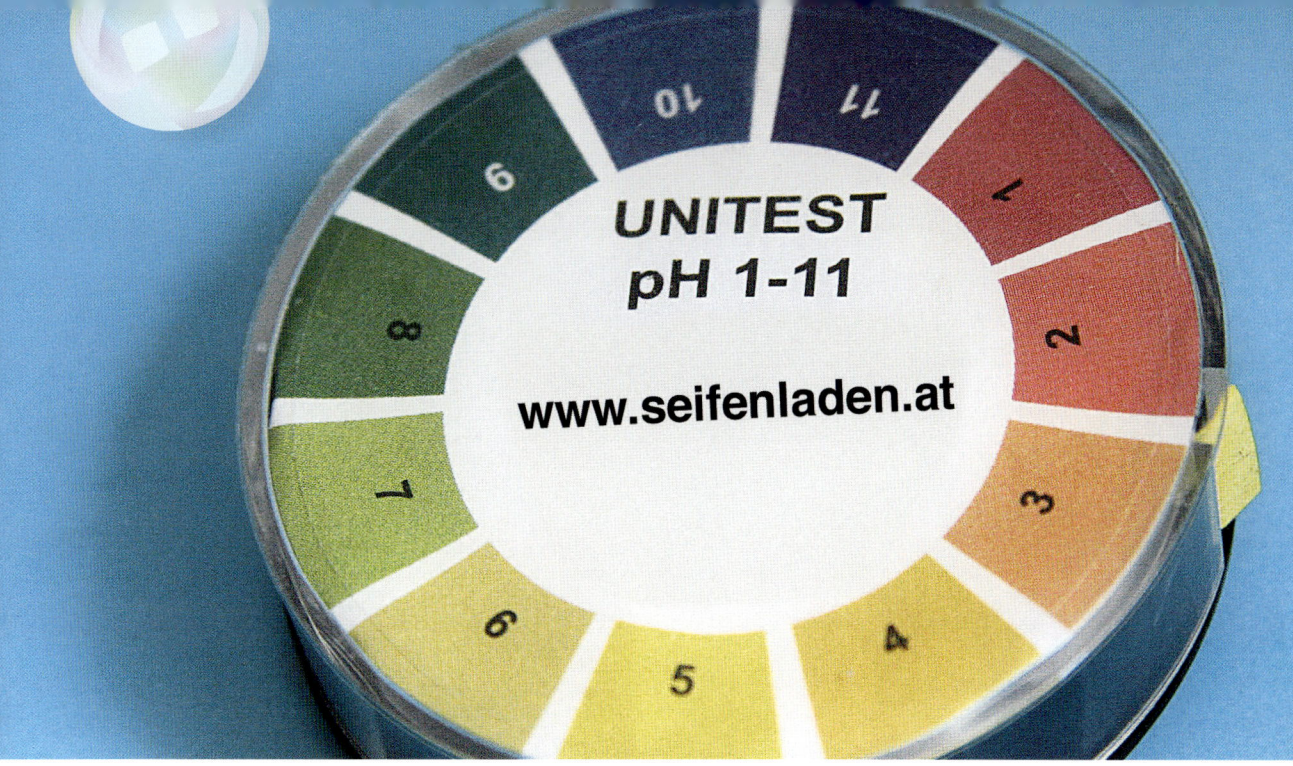

PFLEGE UNTER DER DUSCHE DUSCHGEL, SHAMPOO UND DIE PH-WERTE

Der pH-Wert unserer Hautoberfläche liegt bei ca. 5,5. Der pH-Wert im Intimbereich liegt deutlich darunter – um den pH-Wert 4. Um den doch nötigen pH-Wert nicht zu zerstören, empfiehlt es sich, bei Duschgel-Formulierungen auch den pH-Wert entsprechend zu messen und einzustellen. Am einfachsten gelingt dies mit einem pH-Wert-Indikatorstreifen. Das fertige Duschgel einfach kurz auf den Streifen

geben und das Ergebnis mit der bunten Skala vergleichen. Zumeist sollte man den pH-Wert ein wenig senken, um einen Wert zwischen 4 und 5,5 zu erhalten. Das funktioniert ganz einfach z. B. mit Milchsäure, die es in flüssiger Form im kosmetischen Rohstoffebedarf gibt. Geben Sie die Milchsäure einfach tröpfchenweise hinzu und messen Sie nach.

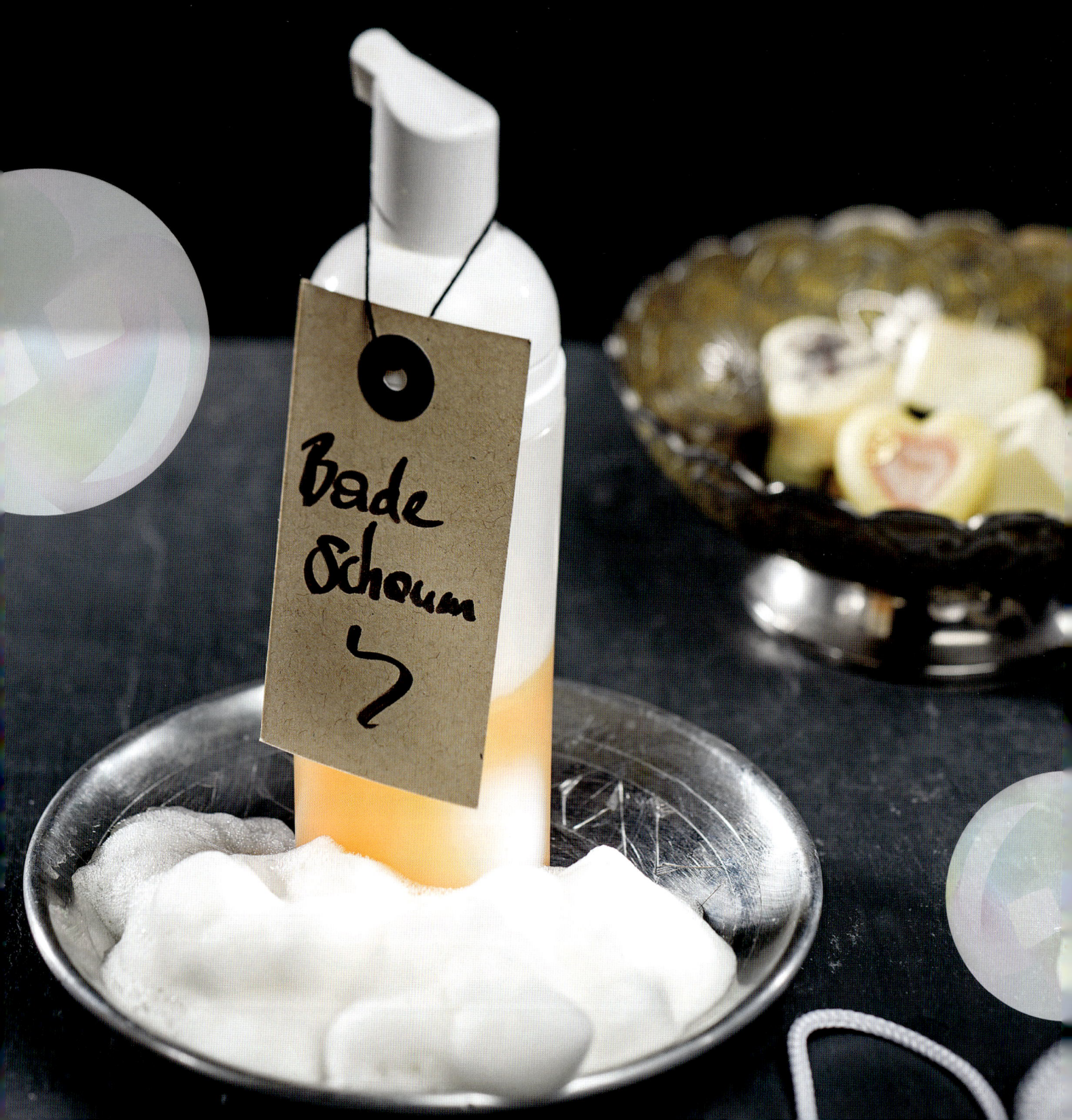

PFLEGENDE MINT-PEPPY-ERFRISCHUNGS-DUSCHMILCH

MIT HOCHWERTIGER ZIEGENMILCH

50 g BETAIN • 20 g ZIEGENMILCHPULVER

35 g MANDELÖL • 20 g JOJOBAÖL

10 g OLIVENÖL • 3 g VITAMIN E (TOCOPHEROL)

3 g SEIDENPROTEINE, FLÜSSIG • 3 g PERLATIN

2–5 TROPFEN FLÜSSIGE LEBENSMITTELFARBE BLAU

DUFT: 10 TROPFEN LEMONGRAS • 10 TOPFEN LITSEA
5 TROPFEN KRAUSEMINZE

- Betain mit dem Ziegenmilchpulver gut verrühren.
- Die Öle abwiegen und gemeinsam mit dem Vitamin E in einer Schüssel vermengen.
- Dann das Betain und die Öle zusammenmischen und die Wirkstoffe Seidenprotein und Perlatin dazugeben.
- Wenn die Duschmilch geschmeidig aussieht, geben Sie ganz zum Schluss noch die Duftöle und die Lebensmittelfarbe dazu und füllen Sie sie in passende Duschmilchfläschchen oder Doserln ab.
- Die Duschmilch innerhalb der nächsten 10 Tage verbrauchen, da in diesem Rezept keine zusätzlichen Konservierungsmittel enthalten sind.
- Wer einmal seine eigene Duschmilch verwendet hat, wird möglicherweise die frische hochwertige Luxuspflege jedem herkömmlichen Duschgel vorziehen.

ERFRISCHENDES LEMONGRAS-DUSCHGEL

DER SCHNELLE WEG ZUM SELBSTGEMACHTEN DUSCHGEL – FÜR 100 ml DUSCHGEL

CA. 35 ml PLANTAPON • 20 TROPFEN SEIDENPROTEIN

1 MINISCHUSS D-PANTHENOL

1 PRISE XANTHAN TRANSPARENT UND EIN PAAR TROPFEN
KOSMETISCHES BASISWASSER

3 TROPFEN LEBENSMITTELFARBE, GRÜN

10 TROPFEN LEMONGRASÖL • 5 TROPFEN ORANGENÖL

CA. 50 ml NEROLIWASSER • 2 KL HAARSOFT

- Ca. ⅓ der Flasche mit Plantapon füllen.
- 1 Messerspitze Xanthan transparent mit kosmetischem Basiswasser benetzen und dann mit ca. 50 ml Neroliwasser und 2 Kaffeelöffeln Haarsoft zu einer leicht geligen Masse auflösen und ebenfalls in die Lotionflasche gießen.
- Die Seidenproteine, das D-Panthenol, die Lebensmittelfarbe, das ätherische Lemongrasöl und das Orangenöl direkt in das Lotionfläschchen gießen und dann mit Neroliwasser bis ca. 2 cm unter den Rand aufgießen. Schließen, die Flasche schütteln und fertig ist das Duschgel.
- Normalerweise verbraucht man 100 ml Duschgel recht rasch (in bis zu 10 Tagen), sodass eine Konservierung nicht zwingend notwendig ist.

„IT´S A MAN'S WORLD"-DUSCHGEL HERB-FRISCHES DUSCHGEL FÜR MÄNNER

FÜR CA. 100 ml DUSCHGEL

CA. 35 ml PLANTAPON • 2 KL HAARSOFT

50 ml LAVENDELWASSER AUFLÖSEN (MEINER ERFAHRUNG NACH MÖGEN MÄNNER LAVENDEL SEHR GERNE, SOLANGE SIE NICHT WISSEN, DASS ES LAVENDEL IST)

20 TROPFEN SEIDENPROTEINE • 1 MINISCHUSS PFLANZLICHES GLYCERIN

1 MINISCHUSS D-PANTHENOL • 1 MINISCHUSS REWODERM

10 TROPFEN PARFUMÖL AZUR • 5 TROPFEN ÄTHERISCHES LEMONGRASÖL

2 TROPFEN ZEDERNHOLZ

- Bei Bedarf 1–2 Tropfen Paraben K pro 10 ml Fertigmasse hinzufügen (konserviert zuverlässig und empfiehlt sich bei Duschgel, welches verschenkt wird, da man nicht weiß, ob es gleich verwendet wird).
- Normalerweise verbraucht man 100 ml Duschgel recht rasch (in bis zu 10 Tagen), sodass eine Konservierung nicht zwingend notwendig ist.
- Plantapon in die Lotionflasche füllen, das Haarsoft mit Lavendelwasser auflösen (das Zuckertensid Haarsoft gibt es in Gelform und es kann wunderbar mit dem Blütenwasser verrührt werden).

- Die Wasser-Haarsoft-Mischung in die Lotionflasche hineingießen. Anschließend Seidenproteine, Glycerin, Rewoderm und D-Panthenol und zum Schluss den Duft und ggf. die Konservierung hinzufügen. Schließen und gut schütteln – fertig ist das Duschgel für echte Männer!
- Ist Ihnen die Konsistenz des Duschbades zu flüssig, können Sie auch vorab mit dem Blütenwasser ein Gel anrühren und dieses dem Duschgel beimengen.

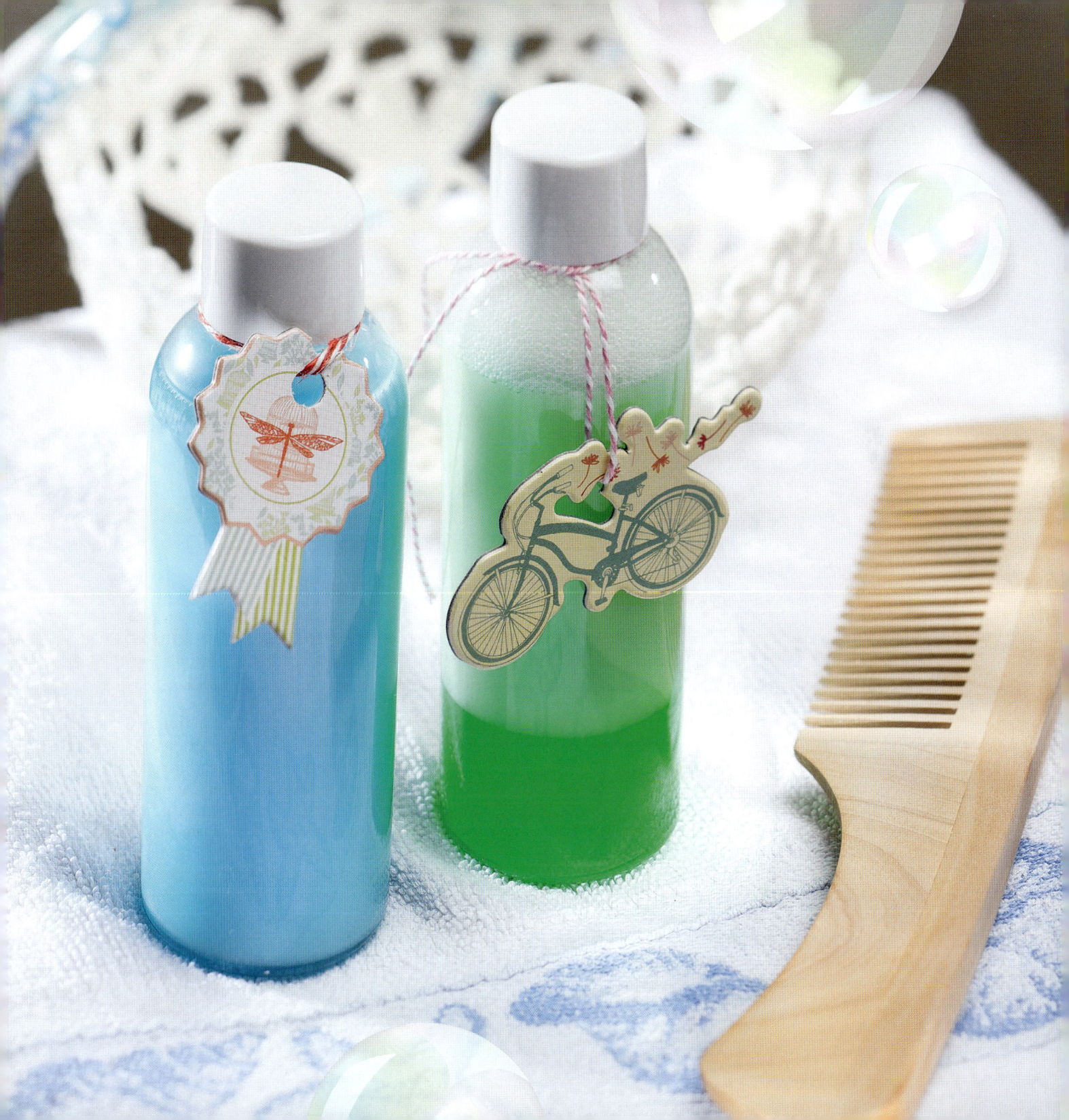

„IT'S A MAN'S WORLD"-DUSCHGEL

VARIANTE BLAU-SCHIMMERND: HERB-FRISCHES DUSCHGEL FÜR MÄNNER FÜR CA. 100 ml DUSCHGEL

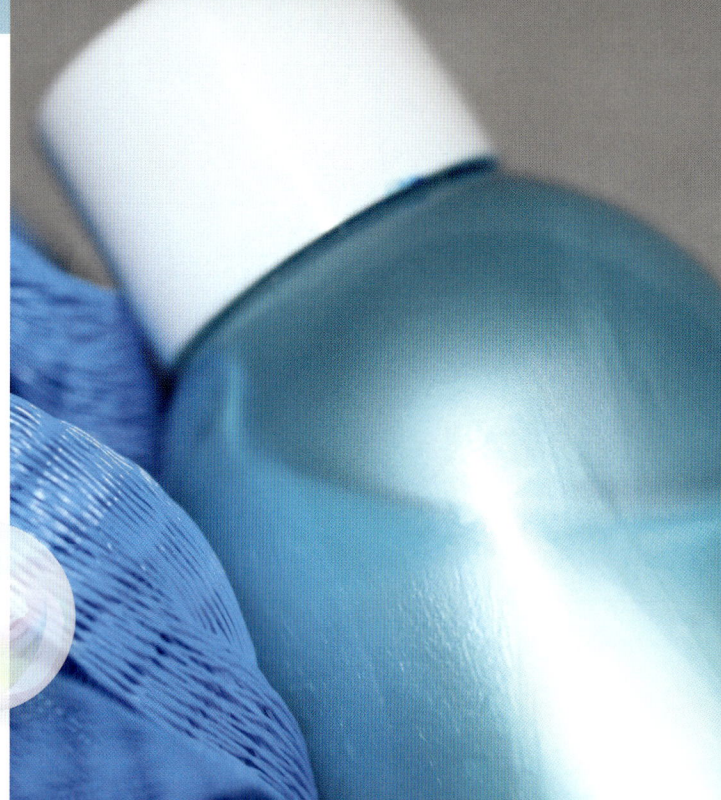

CA. 35 ml PLANTAPON

2 KL HAARSOFT

50 ml LAVENDELWASSER AUFLÖSEN
20 TROPFEN SEIDENPROTEINE

1 MINISCHUSS PFLANZLICHES GLYCERIN

1 MINISCHUSS D-PANTHENOL

1 MINISCHUSS REWODERM

1 TL PERLATIN

5 TROPFEN LEBENSMITTELFARBE, BLAU

10 TROPFEN PARFUMÖL AZUR

5 TROPFEN ÄTHERISCHES LEMONGRASÖL

2 TROPFEN ZEDERNHOLZ

- Bei Bedarf 1–2 Tropfen Paraben K pro 10 ml Fertigmasse hinzufügen (konserviert zuverlässig und empfiehlt sich bei Duschgel, welches verschenkt wird, da man nicht weiß, ob es gleich verwendet wird).
- Normalerweise verbraucht man 100 ml Duschgel recht rasch (in bis zu 10 Tagen), sodass eine Konservierung nicht zwingend notwendig ist.

- Plantapon in die Lotionflasche füllen, das Haarsoft mit Lavendelwasser auflösen (das Zuckertensid Haarsoft gibt es in Gelform und es kann wunderbar mit dem Blütenwasser verrührt werden).
- Die Wasser-Haarsoft-Mischung in die Lotionflasche hineingießen. Anschließend Seidenproteine, Glycerin, Rewoderm und D-Panthenol und zum Schluss den Duft und ggf. die Konservierung hinzufügen.
- Das Perlatin und die blaue Lebensmittelfarbe hinzufügen, die Duschgelflasche schließen und gut schütteln – fertig ist das blau schimmernde Duschgel für echte Männer!
- Ist Ihnen die Konsistenz des Duschbades zu flüssig, können Sie auch vorab mit dem Blütenwasser ein Gel anrühren und dieses dem Duschgel beimengen.

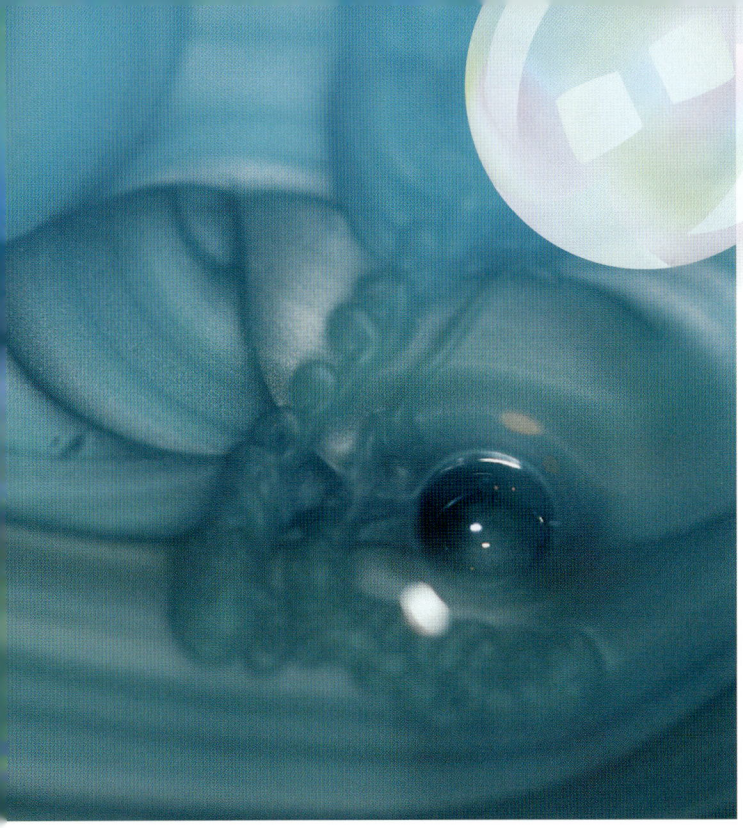

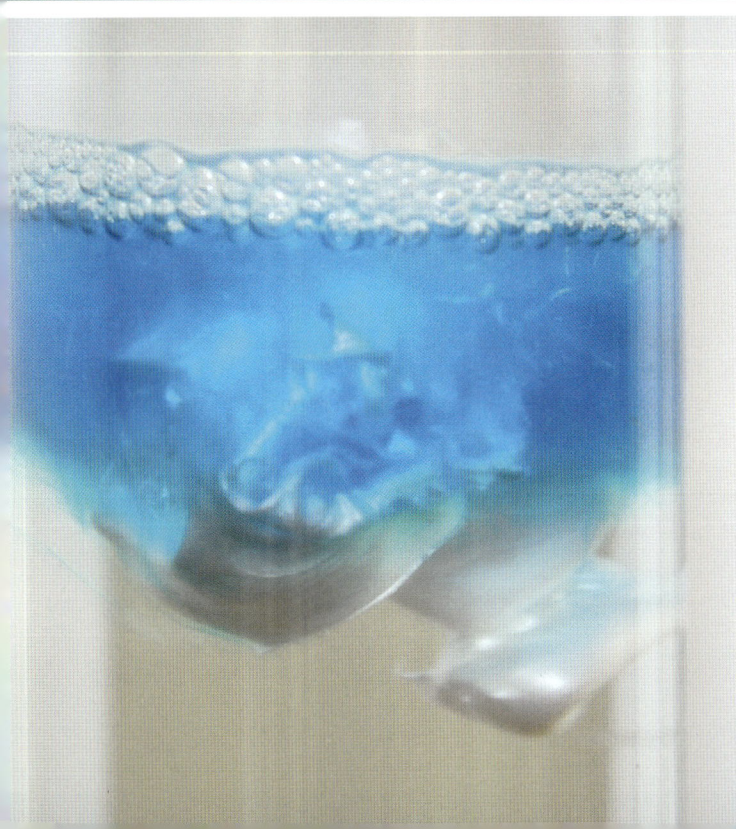

FRUCHTIGES SOMMERFEELING-DUSCHGEL

60 ml ROSENWASSER

30 ml BETAIN

2 TL OLIVENÖL

10 TROPFEN CALENDULAEXTRAKT

1 MINIPRISE XANTHAN TRANSPARENT

10 TROPFEN ÄTHERISCHES BLUTORANGENÖL

5 TROPFEN PARFUMÖL PAPAYA

● Das Xanthan transparent mit ein paar Tropfen kosmetischem Basiswasser benetzen. Anschließend mit dem leicht erwärmten Neroliwasser vermischen und ein wenig rühren. Ein paar Minuten stehenlassen, bis sich das Xanthan transparent gelig aufgelöst hat. Danach alle anderen Zutaten (und auch das Neroliwasser mit dem Xanthan) in ein vorbereitetes Duschgelflascherl füllen und kräftig schütteln.

MEERSALZ-DUSCHGEL

200 ml

100 ml KAMILLENWASSER • 15 g FEIN GERASPELTE NATURSEIFE • 20 ml BETAIN

10 g MEERSALZ (AUCH SALZ AUS DEM TOTEN MEER – JE NACH VERFÜGBARKEIT)

1 KL HONIG • 30 ml MANDELÖL

10 TROPFEN PARFUMÖL FRISCHE BRISE

- Das Meersalz, die Seifenraspel und den Honig in erwärmtem Kamillenwasser gut auflösen.
- Wenn alles aufgelöst und flüssig ist, alle Zutaten gemeinsam in das Lotionfläschchen abfüllen und gut schütteln.

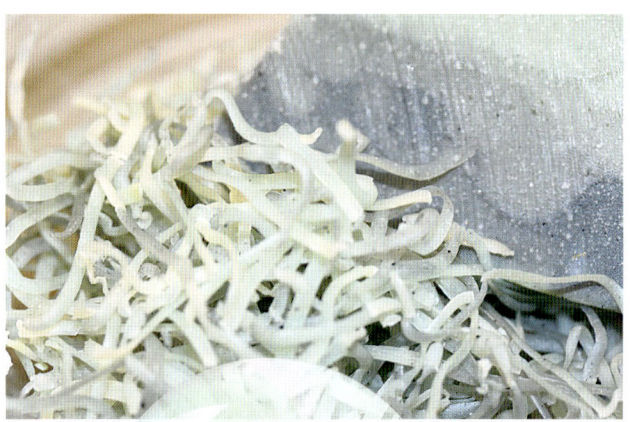

AFTER-SUN-DUSCHGEL

CA. 50 ml PLANTAPON

1 KL HAARSOFT

1 KL ZIEGENMILCHPULVER

1 PRISE GUARKERNMEHL

10 TROPFEN ALOE VERA 10-FACH

1 MINISCHUSS CALENDULAÖL

1 MINISCHUSS D-PANTHENOL

15 TROPFEN ALPHA BISABOLOL

10 TROPFEN VITAMIN E

5 TROPFEN SANDDORNFRUCHTFLEISCHÖL

5 TROPFEN ÄTHERISCHES LAVENDELÖL

5 TROPFEN SANDELHOLZÖL

3 TROPFEN GERANIUM

- Gerade nach dem Sonnenbad freut sich die Haut über pflegende und hautberuhigende Zutaten.
- Das Shampoofläschchen fast zur Hälfte mit Plantapon befüllen.
- 1 KL Haarsoft, 1 KL Ziegenmilchpulver und 1 Prise Guarkernmehl in etwas Aloe-Vera-Gel (in flüssiger Form) anrühren, bis sich alles aufgelöst hat.
- Alle weiteren Zutaten in das Shampoofläschchen füllen und mit dem Aloe-Vera-Gel auffüllen.
- Dieses pflegende Duschgel vor Gebrauch schütteln.

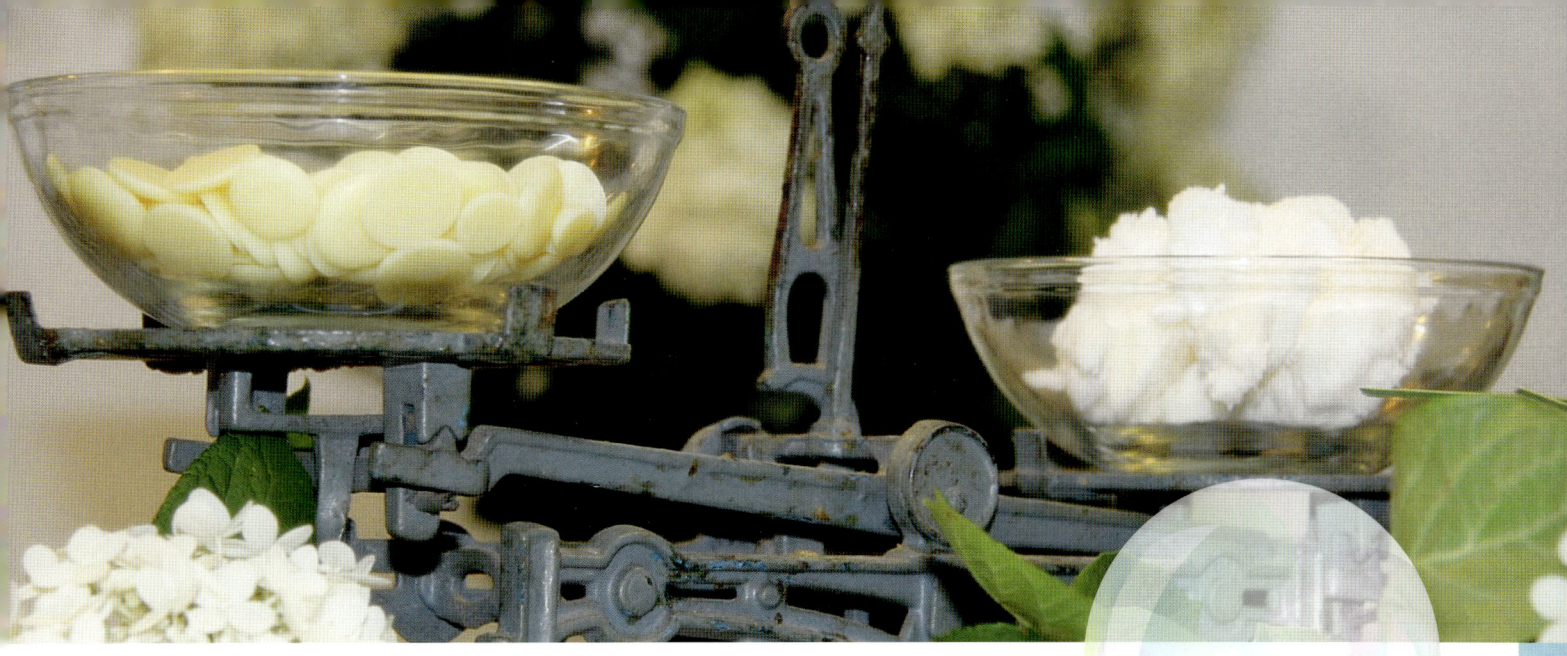

SALZBLUMEN

PFLEGENDES SALZDUSCH-PEELING IN FESTER FORM

20 g SLSA • 15 g ZIEGENMILCHPULVER • 15 g SALZ (FEINES U. GROBES GEMISCHT FÜR DEN BESSEREN PEELING-EFFEKT)
10 g ERDÄPFELSTÄRKE • 10 g SHEABUTTER • 10 g KAKAOBUTTER • 5 TROPFEN SANDDORNFRUCHTFLEISCHÖL
5 TROPFEN VITAMIN E • 10 TROPFEN YLANG YLANG • 3 TROPFEN GERANIUM

- Die Pulverzutaten SLSA, Ziegenmilchpulver, Erdäpfelstärke und das Salz gut vermischen.
- In der Zwischenzeit die Kakaobutter gemeinsam mit der Sheabutter schonend im Wasserbad einschmelzen und, sobald sie flüssig sind, das Sanddornfruchtfleischöl, das Vitamin E und die Düfte beimengen und kurz verrühren.
- Die flüssige Ölmischung zu den Pulvern geben und kräftig mit einem Rührlöffel miteinander vermischen.

- Diese feine Masse in Silikonförmchen geben – ein wenig festdrücken, damit sie kompakter wird – und im Kühlschrank erkalten lassen. Wenn sie kalt sind, sind sie auch wieder fest und die Salzblumen können verwendet werden.
- Unter der Dusche einfach in die Hand nehmen und über die nasse Haut streichen. Die Salzblumen lösen sich schäumend auf und lassen ihre Pflege an die Haut.

SEIFEN-ROSEN-DUSCHGEL

WENN SIE ZUHAUSE EINEN GARTEN HABEN UND IHRE BLUMEN UND KRÄUTER NICHT MIT CHEMIE BEHANDELT HABEN, KÖNNEN SIE DIE EIGENEN PFLANZEN FÜR IHRE GANZ PERSÖNLICHE PFLEGE NUTZEN!

10 g FEIN GERASPELTE NATURSEIFE • 70 ml DESTILLIERTES WASSER

CA. 2 HANDVOLL FRISCH GEERNTETE ROSENBLÜTENBLÄTTER • 1 KL HONIG • 1 KL SALZ • 1 KL WILDROSENÖL

1 PRISE GUARKERNMEHL • 1 PAAR TROPFEN KOSMETISCHES BASISWASSER ODER HOCHPROZENTIGER ALKOHOL

10 TROPFEN PARFUMÖL ROSE • 5 TROPFEN ÄTHERISCHES ROSENHOLZÖL

- Zu Beginn das destillierte Wasser aufkochen lassen, die Rosenblütenblätter hinzufügen und ca. 20 Minuten darin ziehen lassen (wie Tee).
- Danach die Rosenblüten abseihen und das „Rosenteewasser" weiterverwenden.
- Das so gewonnene rosige Wasser gemeinsam mit den Naturseifenraspeln in einem Topf erwärmen und die Seifenspäne durch Rühren auflösen.
- In der Zwischenzeit eine Prise Guarkernmehl in eine Tasse (oder ein Becherglas) geben und mit ein paar Tropfen kosmetischem Basiswasser benetzen. Dann ein bisschen destilliertes Wasser hinzugeben und unter Rühren das Gel für das Duschgel bilden.
- Wenn das rosige Naturseifenwasser gänzlich flüssig ist, den Honig und das Salz hinzufügen, ein paar Mal umrühren, dabei die Zutaten auflösen und die Masse zuletzt auskühlen lassen.

- Dann können das Wildrosenöl und die Düfte hinzugefügt und gut untergerührt werden.
- In ein passendes Gefäß abfüllen und das Duschgel rasch verbrauchen. Ansonsten müssen Sie es noch entsprechend konservieren.
- Natürlich können Sie ihren Garten nach Lust, Laune und Verfügbarkeit plündern. Ein erfrischendes Pfefferminz-Duschgel mit frischem Pfefferminzwasser (Pfefferminze in Wasser angesetzt) kann im Sommer zum Beispiel sehr erfrischend sein.
- Der Fantasie sind hier keine Grenzen gesetzt.
- Selbst als Garten-Badezusatz kann man diese Rezeptur sehr gut verwenden! Ein wenig Emulgator dazugeben, wie z. B. 1 Esslöffel Sahne, und fertig ist der blumendufte Badespaß.

TIPP
Schneller geht's, wenn Sie das warme rosige Seifenwasser in ein kaltes Wasserbad stellen und ab und zu umrühren.

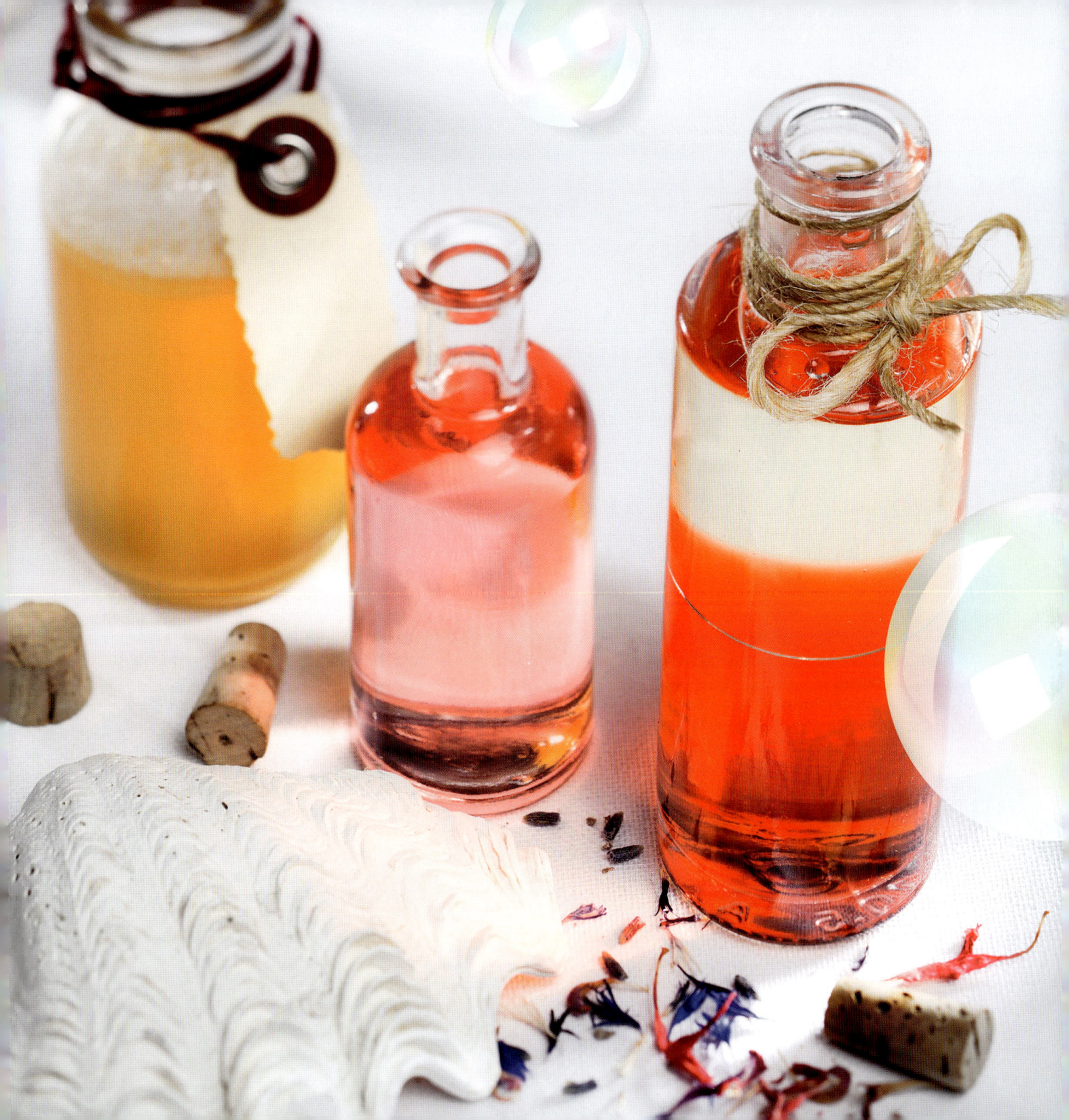

GESICHTS-REINIGUNGS-PFLEGESTÜCK

IN FESTER FORM

40 g KAKAOBUTTER

15 g SHEABUTTER

15 g PALMKERNÖL

7 g KOKOSÖL

CA. 5 g MANDELMEHL

- Duft nach Lust und Laune.
- Dieses Pflegestück ist eine milde Waschpflege für Ihr Gesicht.
- Kakaobutter, Sheabutter, Palmkern- und Kokosöl sanft einschmelzen. Diese flüssigen Öle so lange wieder unter Rühren abkühlen lassen, bis sie ungefähr Pudding-Creme-Konsistenz haben. Dann wird das Mandelmehl zügig untergerührt und nach Bedarf entweder mit ätherischen Ölen oder Parfumölen veredelt.
- Diese Masse wird in Förmchen gefüllt und wieder (entweder im Kühlschrank für die ganz Eiligen oder einfach bei Zimmertemperatur) stehen gelassen, bis die Pflege-Stückchen ausgehärtet sind. Dann kann man sie bereits aus den Formen nehmen und verwenden.

LAVENDEL-DUSCHSCHMUSI

1 TEIL FEIN GERASPELTE NATURSEIFE

1 TEIL LAVENDELWASSER
(IM KOSMETISCHEN ROHSTOFFELADEN ERHÄLTLICH)

2 TEILE ÖL (ZUM BEISPIEL RAPSÖL, MANDELÖL
ODER OLIVENÖL) • 1 SCHUSS VITAMIN E

JE NACH MENGE, DIE ANGERÜHRT WIRD,
ÄTHERISCHES LAVENDELÖL (CA. 7 g AUF 200 g ÖLE)

- Am besten machen Sie nur kleine Mengen von Ihrem Duschschmusi, die Sie in 2–3 Tagen verbrauchen können. Dann ist es auch nicht notwendig, ihn zu konservieren. 1 Teil bedeutet hier im Rezept z. B. 50 g – also 50 g Naturseife, 50 g Lavendelwasser …
- Die Naturseifenraspel mit dem Lavendelwasser in einem Topf erwärmen und die Naturseife im Wasser auflösen. Das Seifenwasser ein klein wenig abkühlen lassen.
- Einen handelsüblichen Handmixer mit dem Quirl z. B. für das Sahneschlagen zu Hilfe nehmen und das Öl unter stetem Mixen in das Wasser fließen lassen. Die Konsistenz verändert sich von flüssig in eine fluffige (aufgeschlagene) Textur.
- Sind die 2 Öl-Anteile gut eingemixt, noch das Vitamin E und den Duft hinzufügen.
- Den Lavendel-Duschschmusi in eine Dose abfüllen und schon können Sie Ihren Körper mit dem wunderbaren Lavendel-Pflegecremchen verwöhnen.
- Verwenden Sie es wie ein Duschgel, das Eincremen danach ist nicht mehr nötig.

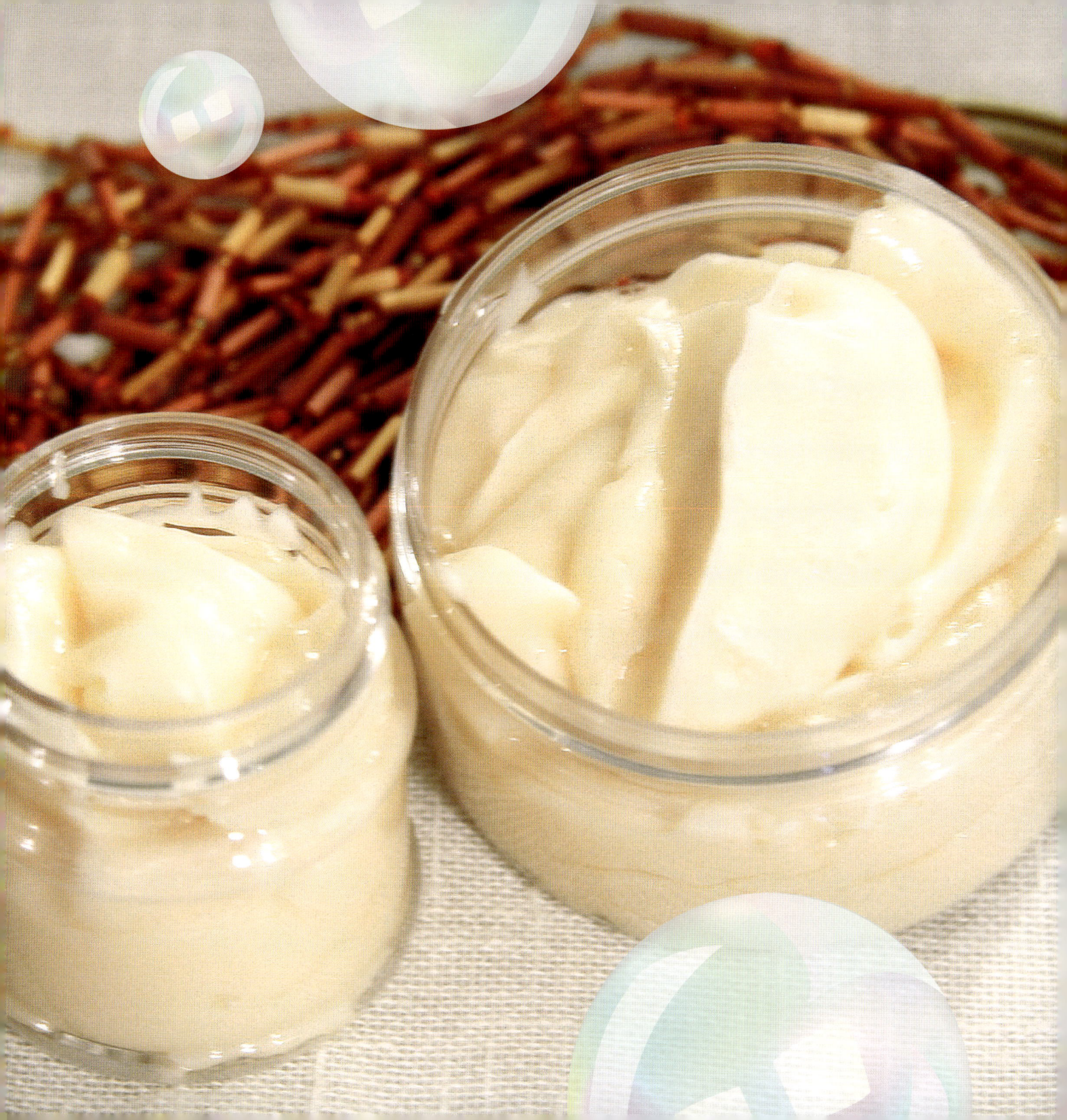

ORANGEN-DUSCH-SCHMUSI

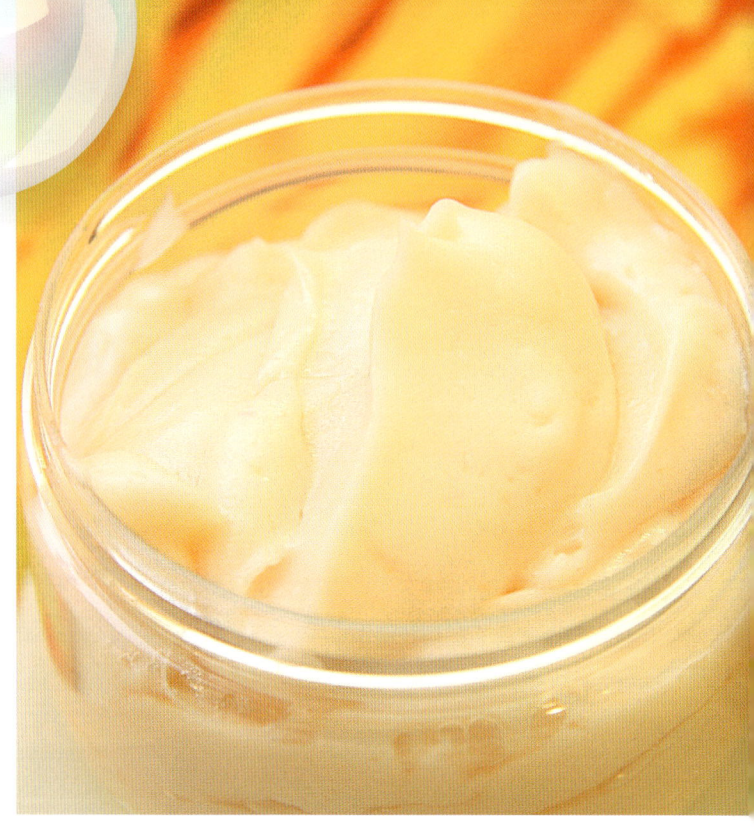

1 TEIL FEIN GERASPELTE NATURSEIFE

1 TEIL NEROLIWASSER (IM KOSMETISCHEN ROHSTOFFELADEN ERHÄLTLICH)

2 TEILE ÖL (AUS DER KÜCHE, Z. B. RAPSÖL ODER OLIVENÖL)

1 SCHUSS VITAMIN E

EIN PAAR TROPFEN ÄTHERISCHES ORANGENÖL

EIN PAAR TROPFEN PARFUMÖL NEROLI

- Am besten machen Sie Ihren Duschschmusi in kleinen Mengen, die Sie in 2–3 Tagen frisch aufbrauchen können. Dann ist es auch nicht notwendig, diesen zu konservieren. 1 Teil bedeutet in diesem Rezept z. B. 50 g – also 50 g Naturseife, 50 g Neroliwasser …
- Die Naturseifenraspel mit dem Neroliwasser in einem Topf erwärmen und die Naturseife im Wasser auflösen. Das Seifenwasser ein wenig abkühlen lassen (1+2).
- Einen handelsüblichen Stabmixer zu Hilfe nehmen und das Öl unter stetem Mixen in das Wasser fließen lassen. Die Konsistenz verändert sich von flüssig in eine fluffige, aufgeschlagene Textur (3–5).
- Sind die 2 Öl-Anteile gut eingemixt, das Vitamin E und den Duft einmixen.

- Den Orangenduschschmusi in eine Dose abfüllen und schon können Sie ihren Körper mit dem wunderbaren Orangen-Pflegecremchen verwöhnen. Er ist wie ein Duschgel zu verwenden, allerdings ist das Eincremen danach nicht mehr nötig.
- Eine nette aromatische Zugabe ist auch noch frisch geriebene Orangenschale von einer unbehandelten Bio-Orange, die Sie vor der Dusche noch in die Duschportion des Orangen-Duschschmusi unterrühren können.

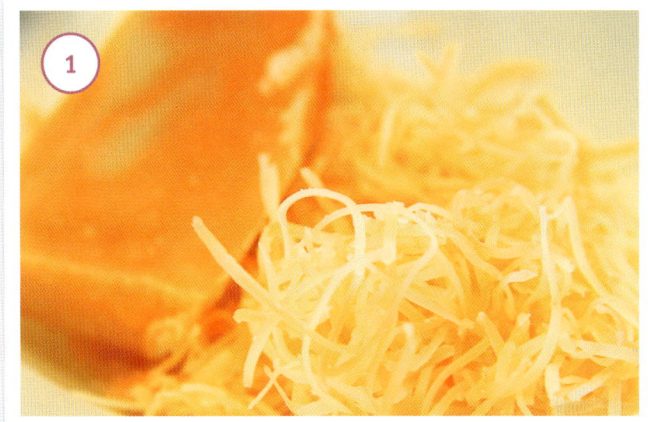

TIPP

Für ein Mehr an Pflege können Sie noch feine Zutaten zum Schluss mit einarbeiten, wie z. B. Seidenproteine flüssig, D-Panthenol, ein paar Tropfen Sanddornfruchtfleischöl oder auch einen Teil der Öle mit Calendulaöl (also Ringelblumenöl) einwiegen. Der Fantasie sind hier kaum Grenzen gesetzt.

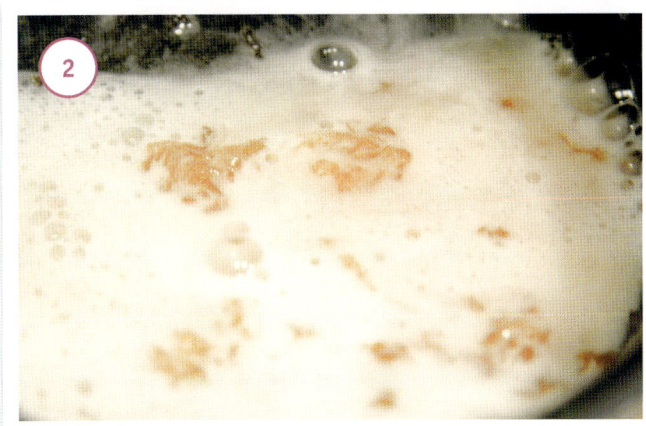

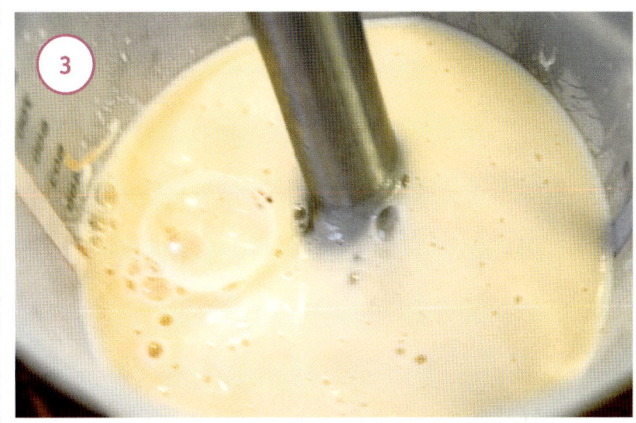

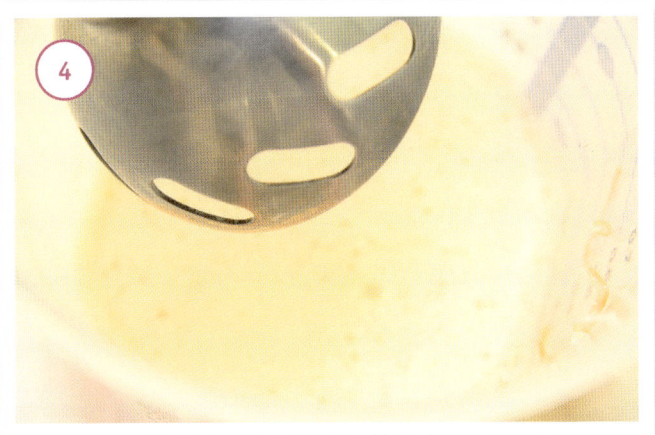

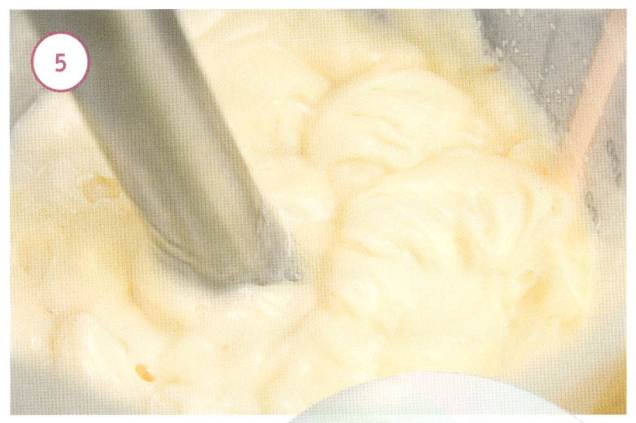

2 IN 1 – PFLEGENDE DUSCHBUTTER-SEIFCHEN

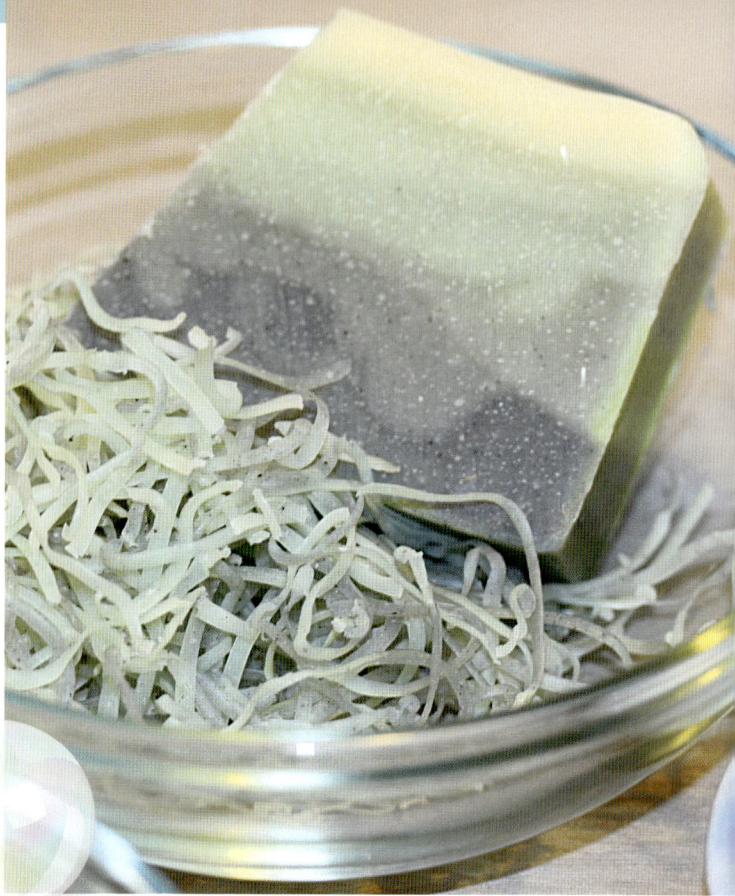

100 g SEIFENRASPEL (AM OPTIMALSTEN AUS PFLEGENDER NATURSEIFE)

30 g KOKOSÖL

30 g SHEABUTTER

30 g KAKAOBUTTER

100 ml WASSER

BIS ZU 40 TROPFEN DUFT (ÄTHERISCHE ÖLE UND/ODER PARFUMÖLE) NACH LUST, LAUNE UND VERFÜGBARKEIT

- Die feinen Seifenraspel in ein Gefäß geben. Das Wasser aufkochen und über die Seifenraspel gießen.
- Kokosöl und Sheabutter in einem zweiten Topf sanft einschmelzen und dann die Kakaobutter in die warmen Öle mit hineingeben und auch einschmelzen lassen.

- Die nun flüssigen Öle über die Seifenraspeln gießen – nun sollten sich die Seifenraspel in der Wasser-Öl-Mischung langsam auflösen. Mit einem Handmixer (Teigknethaken) kräftig rühren, bis eine gschmeidige, gut verbundene Masse mit Cremekonsistenz sichtbar ist. Zum Schluss den Duft gut unterrühren.
- Die nun streichfähige Masse z. B. in Silikonförmchen abfüllen und im Kühlschrank erkalten lassen.
- Beim Duschen einfach „wie Seife" verwenden. Das Eincremen nach dem Duschen ist nicht mehr nötig. Wie praktisch.

HANDWASCH-SCHAUM FÜRS WASCHBECKEN

- Schnell, einfach und sehr ergiebig
- Das Geheimnis des feinporigen Handwaschschaumes ist kein Geheimnis.
- Man braucht dafür: eine spezielle Schäumerflasche (Foamy) – diese macht den feinen Schaum.
- Den Foamy bis zu ca. ein Drittel mit Betain anfüllen, ein weiteres Drittel Blütenwasser hinzufügen, einen Minischuss Fluidlecithin Super dazugeben, um die Duftöle auch optimal mit dem Wasser zu verbinden. Zuletzt noch Duft nach Lust, Laune und Verfügbarkeit hineintropfen und verschließen. Fertig.
- Der Inhalt des Foamy sollte sehr dünnflüssig sein (also auf keinen Fall mit Gelbasis arbeiten!) und der Foamy darf nicht über den untersten Teil des Foamy-Aufsatzes befüllt werden – und das war es auch schon.
- Schnell einfach und effektiv – Ihre Familie wird diesen feinen Handwaschschaum-Spender lieben!
- Der Foamy macht aus sehr kleinen Mengen den Schaum und ist sehr ergiebig – hier auf alle Fälle eine Konservierung entsprechend der angerührten Menge hinzugeben, bevor der Schaum verdirbt! Für den familiären Eigenbedarf machen wir die Foamy immer nur zur Hälfte voll, weil Sie so ergiebig sind.

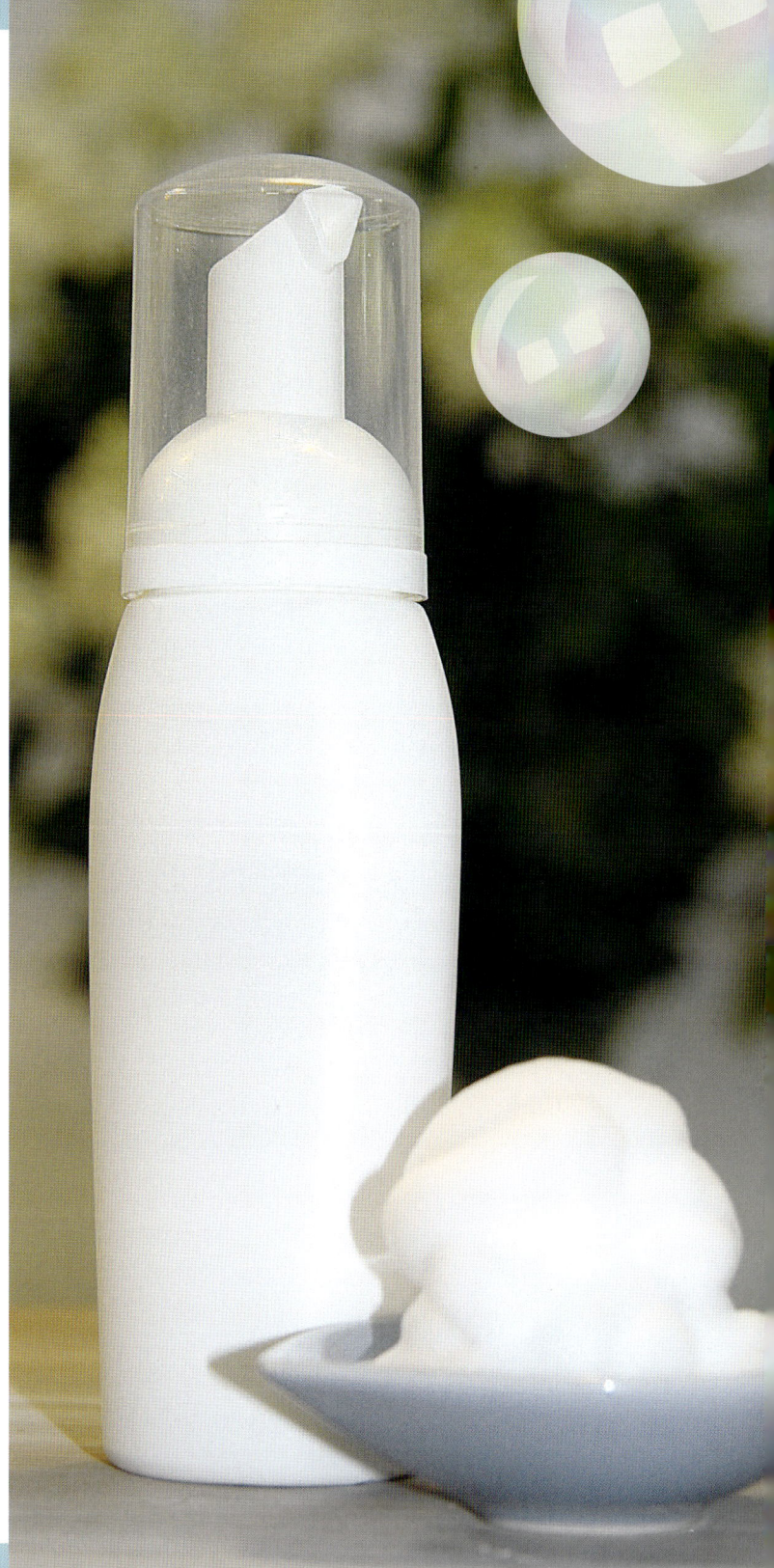

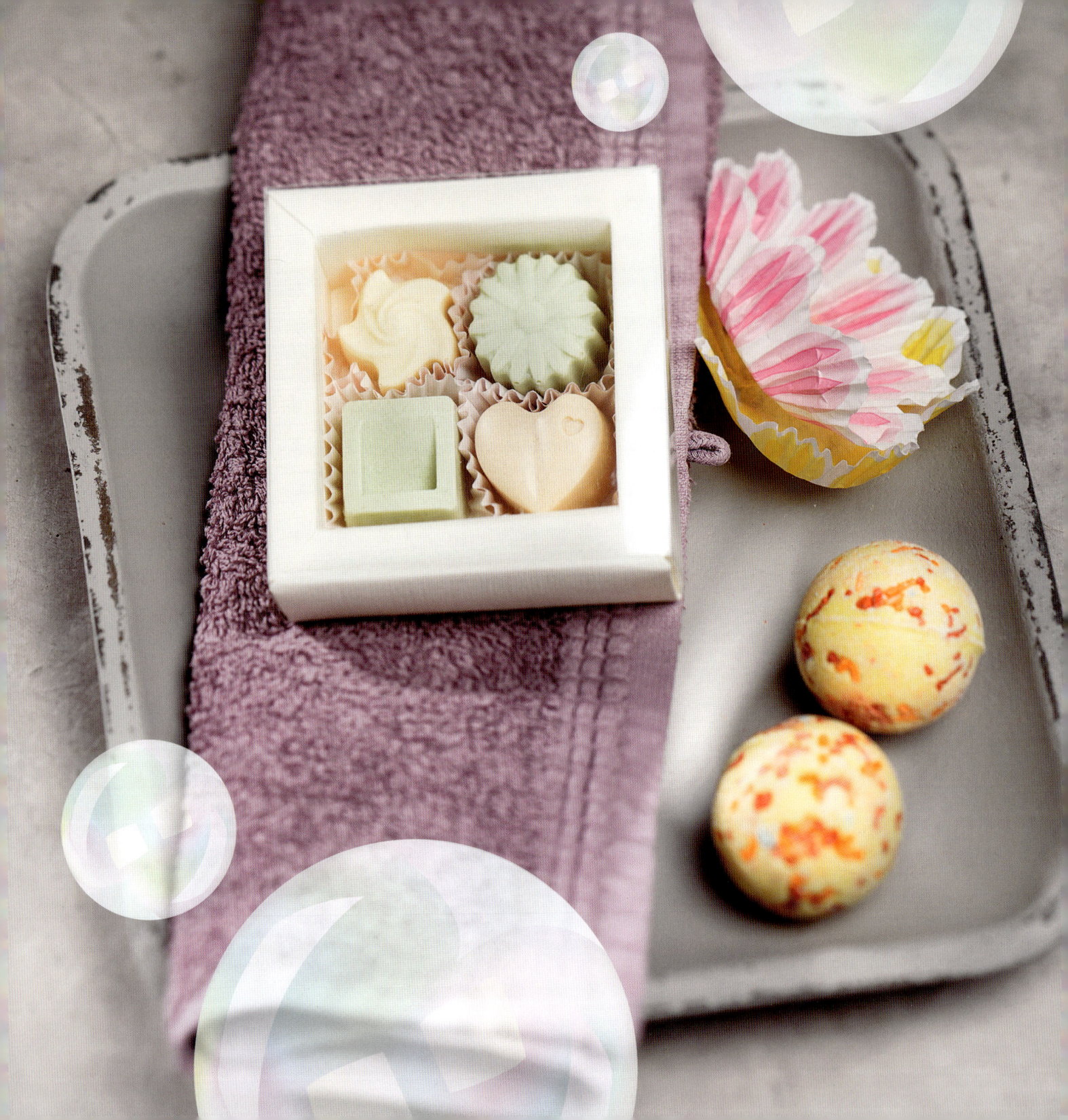

PFLEGENDE BÄDER

ROMANTISCHES ROSENBLÜTEN-MOLKEBAD

25 ml ROSENWASSER

2 EL MAGERMILCHPULVER (ODER 500 ml FRISCHE MOLKE)

500 ml WASSER ZUM AUFLÖSEN DES PULVERS

- Molke kann den Selbstschutz der Haut aktivieren und macht die Haut herrlich geschmeidig.
- Das Magermilchpulver in warmem destilliertem Wasser auflösen und das Rosenwasser dazugeben. Fertig ist das Molkebad!
- Ganz romantisch wird es, wenn Sie eine Handvoll Rosenblütenblätter (entweder frisch aus dem Garten oder getrocknet) mit ins Badewasser geben.

LAVENDELMILCH

**KLEOPATRAS ZIEGENMILCHBAD
ENTSPANNEND MIT LAVENDEL –
FREI VON DUFTÖLEN
DIE G'SCHMACKIGE MISCHUNG
FÜRS BADESÄCKCHEN**

BADESÄCKCHEN (ENTWEDER LEINENSÄCKCHEN ODER NOCH EINFACHER SELBST BEFÜLLBARE TEE-SÄCKCHEN, DIE SIE NACH GEBRAUCH EINFACH AM KOMPOST ENTSORGEN KÖNNEN)

15 g ZIEGENMILCHPULVER • 25 g GROBES MEERSALZ

3 EL LAVENDELBLÜTEN, GETROCKNET

1 KLEINE ZIMTSTANGE • 1 KLEINES STÜCKCHEN VANILLESCHOTE

- Am besten heben Sie die Vanilleschote, wenn Sie das kostbare Innenmark zum Kochen/Backen rausgeschabt haben, in gut verschließbaren Gläsern auf, um diese dann z. B. für Bäder zu verwenden.
- Alle Zutaten gut vermischen, die Vanilleschote in kleine Stücke schneiden und dazugeben. Alles zusammen (inkl. Zimtstange) in ein dicht schließendes Glas geben und 1–2 Wochen durchziehen lassen.
- Nach Bedarf das Bademilchpulver löffelweise in die Badesäckchen füllen und dann unter den Wasserstrahl des laufenden Badewassers hängen. Oder das Badesäckchen einfach ins warme Badewasser hineinlegen und die feine Wirkung der Zutaten genießen, so wie einst Kleopatra ihr Milchbad.

FEINES MILCHBAD IN FEINER PULVERFORM

100 g MILCHPULVER

20 g ERDÄPFELSTÄRKE

15 g NATRON

BIS ZU 13 TROPFEN DUFTÖLE

- Alle Zutaten in ein verschließbares Gefäß geben und gut miteinander verschütteln, bis sich alle Pulverzutaten gut vermischt haben.
- Entweder ein 150–200 ml fassendes Marmeladenglas mit Schraub- oder Schnappdeckel oder eine 150 ml fassende PET-Dose, je nach Verfügbarkeit, verwenden.
- Die Bademilchpulvermischung 1–2 Tage zusammen in der Dose oder dem Glas belassen, bis sich der Duft gut in der Pulvermischung gefestigt hat, und dann pro Wannenbad 1–3 EL duftendes Bademilchpulver beim Einlassen in das Badewasser geben. Legen Sie sich in die Badewanne und genießen Sie.
- Für welche Verpackung auch immer Sie sich entscheiden – wir haben uns bei uns zuhause wieder für PET und Kunststoff im Badezimmer als Verpackung entschieden. Nachdem wir gleich 2 zersprungene Fliesen in der Dusche und ein zersprungenes Waschbecken durch heruntergefallene Glastiegelchen hatten, ist bei uns jetzt Schluss mit Glas im Bad.

MILCHBAD ROSENGARTEN IN FEINER PULVERFORM

100 g MILCHPULVER

20 g ERDÄPFELSTÄRKE

15 g NATRON

8 TROPFEN ROSENGERANIUM

4 TROPFEN ROSENHOLZ

2 TROPFEN PARFUMÖL ROSE

- Alle Zutaten in ein verschließbares Gefäß geben und gut miteinander verschütteln, bis sich alle Pulverzutaten gut vermischt haben.
- Entweder ein 150–200 ml fassendes Marmeladenglas mit Schraub- oder Schnappdeckel oder eine 150 ml fassende PET-Dose, je nach Verfügbarkeit und eigener Vorliebe, verwenden.
- Die Bademilchpulvermischung 1–2 Tage zusammen in der Dose oder dem Glas belassen, bis sich der Duft gut in der Pulvermischung gefestigt hat, und dann pro Wannenbad 1–3 EL duftendes Bademilchpulver beim Einlassen in das Badewasser geben. In die Wanne legen und genießen.

MILCHBAD VANILIA IN FEINER PULVERFORM

100 g MILCHPULVER

20 g ERDÄPFELSTÄRKE

15 g NATRON

EINE AUSGEKRATZTE VANILLESCHOTE

5 TROPFEN PARFUMÖL VANILLE

- Alle Zutaten in ein verschließbares Gefäß geben und gut miteinander verschütteln, bis sich alle Pulverzutaten gut vermischt haben.
- Entweder ein 150–200 ml fassendes Marmeladenglas mit Schraub- oder Schnappdeckel oder eine 150 ml fassende PET-Dose, je nach Verfügbarkeit, verwenden.
- Die Bademilchpulvermischung 1–2 Tage zusammen in der Dose oder dem Glas belassen, bis sich der Duft gut in der Pulvermischung gefestigt hat. Dann die Vanilleschote herausholen und das Bademilchpulver in einen 150 ml fassenden Tiegel abfüllen. Pro Badewanne 1–3 EL nach Vanille duftendes Bademilchpulver beim Einlassen in das Badewasser geben. In die Wanne legen und genießen.
- Das Aroma von feiner Vanille kann auch den Heißhunger auf Süßes ein wenig besänftigen.

KOMPAKTE BADE-/ DUSCHCREME
DAS CREMIGE BADEVERGNÜGEN

90 g MANDELÖL

50 g BETAIN

10 g JOJOBAÖL

5 g VITAMIN E (TOCOPHEROL)

10 g ZIEGENMILCHPULVER

15 TROPFEN ROKONSAL

BIS ZU 20 TROPFEN DUFTÖL NACH LUST, LAUNE UND VERFÜGBARKEIT

- Alle Zutaten gut miteinander vermengen und mit einem Zauberstab kräftig miteinander vermixen. Die Badecreme, die dabei entsteht, kann in Dosen abgefüllt werden. Für ein Bad ca. 2–3 EL Badecreme beim Einlassen kurz in das Badewasser einrühren, bis sie sich auflöst.
- Unter der Dusche einfach 1 kleine Handvoll aus der Dose entnehmen und damit über die Haut streichen.
- Ein cremiges Vergnügen.

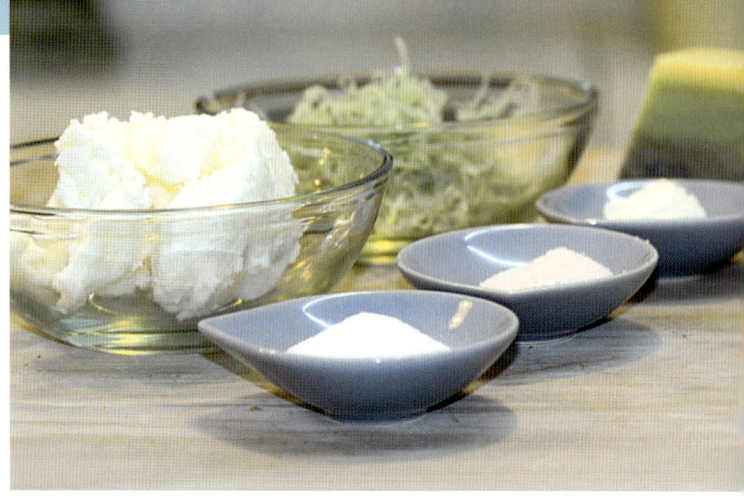

MILCH-BADEPULVER

100 g MAGERMILCHPULVER

40 g NATURSEIFE, FEINST GERASPELT

30 g SHEABUTTER
(GLEICH IN DIE TIEFKÜHLTRUHE GEBEN!)

20 g NATRON (KAISERNATRON)

20 g SLSA

20 g SALZ (JE NACH VERFÜGBARKEIT MEERSALZ
ODER HIMALAYASALZ)

DUFTÖLE NACH LUST, LAUNE UND VERFÜGBARKEIT

- Das Magermilchpulver mit Natron, SLSA und Salz in einer nicht zu kleinen Schüssel gut miteinander vermischen. Die Seifenraspel mit in die Schüssel geben und unterrühren.
- Die gefrorene Sheabutter ebenso fein raspeln, zur Pulver-Seifen-Mischung dazugeben und gut unterrühren.
- Nach Lust, Laune und Verfügbarkeit können Sie der trockenen Mischung noch Duftöle (entweder echte ätherische Öle oder Parfumöle) hinzufügen und zügig unterrühren. Wie bei einem Mürbeteig kühl arbeiten.
- Das Milchbadepulver in gut verschließbare Gläser abfüllen und nach und nach in das Badewasser streuen, wenn Sie es einlassen.
- Verführerisch zarte Haut ist damit garantiert.

DAS (ERDÄPFEL-) STÄRKEBAD

- Hervorragender hautberuhigender Badezusatz bei gereizter, trockener und auch von Neurodermitis geplagter Haut mit der Stärke der tollen Knolle.
- Für ein Vollbad ca. 500 g Erdäpfelstärke in kaltem Wasser auflösen (einfach mit einem Schneebesen kräftig einrühren). Diese Erdäpfelstärke in gut 1 Liter kochendes Wasser gießen und unter Rühren mit einem Schneebesen so lange kochen lassen, bis die Masse eine gelförmige Konsistenz bekommt.
- Das Erdäpfelstärke-Gel dann ins Badewasser hineingeben und gut umrühren! Die Erdäpfel halten die Hitze sehr gut, und wenn man dieses Gel, das sich gerne am Boden absetzt, nicht gut unterrührt (z. B. mit dem Schneebesen kurz ins Badewasser einrühren), kann man sich schnell das Hinterteil verbrühen!
- Die wertvollen Inhaltsstoffe des Erdapfels legen sich wie ein Schutzfilm auf die Haut, die nach dem Bad nur noch leicht abgetupft werden muss.

ÖLBÄDER

Nichts geht über eine ruhige Zeit in der warmen Badewanne mit fein abgestimmten Badeölen. Die Auswahl der unterschiedlichen Zutaten und Düfte kann Körper und Geist erfrischen, regenerieren und sanft verjüngen.

Badeöle zu fertigen, geht sehr flott und Sie werden sehen, wie rasch Sie sich Ihre feinen Badeöle für Ihre Wellnessoase individuell selbst gemischt haben. Für sich selbst oder als Geschenk für ganz liebe Menschen.

100 ml Ölbad reichen ca. für 4–6 Bäder.

BADEÖL
DIE EINFACHSTE VARIANTE

100 ml Z. B. RAPSÖL ODER OLIVENÖL

20 g HONIG

25 g SAHNE (ALS CO-EMULGATOR)

CA. 15 TROPFEN ECHTES ÄTHERISCHES ÖL
(Z. B. LAVENDEL ZUM ENTSPANNEN ODER BLUTORANGE, WENN SIE ETWAS SOMMERFEELING INS BAD BRINGEN WOLLEN)

- Alle Zutaten zusammenrühren und in das Badewasser geben. Gibt ein herrlich zartes Ölbad – „zum Anknabbern".

FRUCHTIG-FRISCHES
SCHÄUMENDES BADEÖL

50 g BETAIN • 50 g MANDELÖL • 30 g MULSIFAN

20 g ROSENWASSER • 20 g SALZ

15 TROPFEN PARFUMÖL FRUITY
(EINE FRUCHTIGE AROMANOTE)

10 TROPFEN PARFUMÖL LINDENBLÜTE

- Alle Zutaten mit einem Schneebesen vorsichtig miteinander verrühren und in eine Badeöl-Flasche gießen. Fertig ist das Badeöl. Vor Gebrauch gut schütteln.

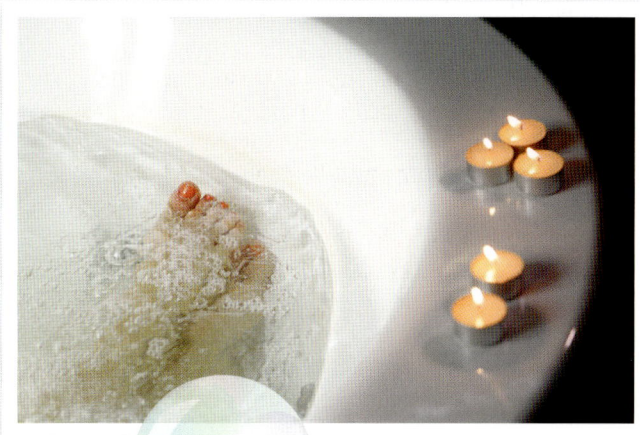

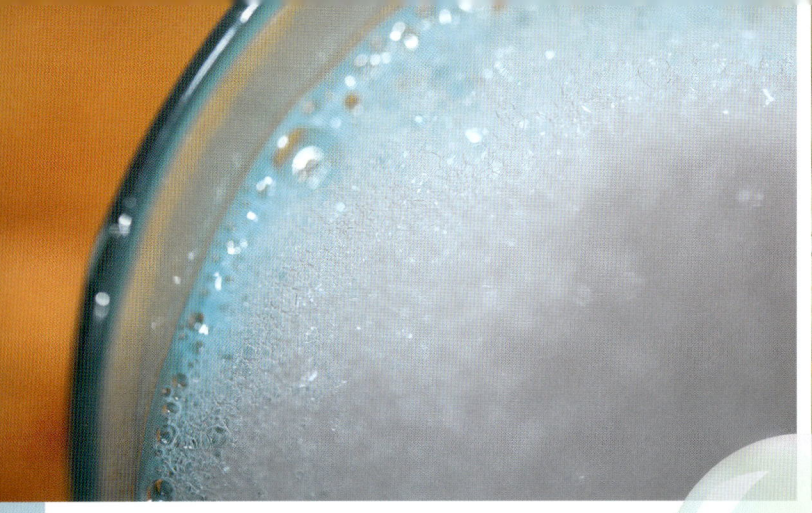
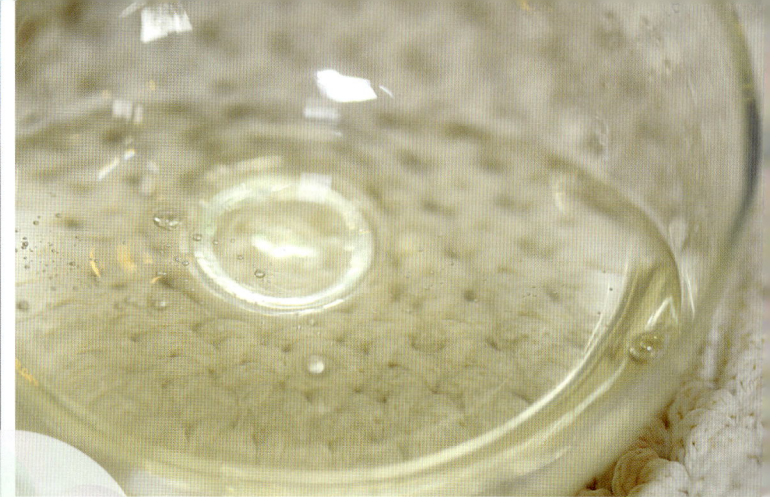

LEICHT SCHÄUMENDES RELAXING-ÖLBAD

70 ml MANDELÖL • 10 ml JOJOBAÖL

10 ml MULSIFAN

15 TROPFEN SANDELHOLZ

10 TROPFEN ÄTHERISCHES LAVENDELÖL

3 TROPFEN ZEDERNHOLZ

- Alle Zutaten zusammenmischen und abfüllen. Das Badeöl kann sofort verwendet werden.
- Die ätherische Öle-Mischung kann sehr beruhigend wirken.

ÖLBAD SEXY-HEXI

KANN APHRODISIEREND WIRKEN

60 ml MANDELÖL • 20 ml VANILLE-JOJOBAÖL

10 ml MULSIFAN • 10 TROPFEN SANDELHOLZ

10 TROPFEN YLANG YLANG • 3 TROPFEN PATCHOULI

- Das Jojobaöl ein paar Tage vor der Verwendung mit einer ausgekratzten Vanilleschote in einem geschlossenen Marmeladenglas ansetzen. Das Vanille-Jojobaöl kann man auch ganz wunderbar in Cremen oder als Geschmackszusatz in Lippenpflege einbauen. Verwendet wird dann das abgeseihte, aromatische Vanille-Jojobaöl.
- Alle Zutaten zusammenmischen und in ein 100 ml fassendes Gefäß abfüllen. Reicht für 4–6 Vollbäder.

SCHLICHTES BADEÖL

MIT EMULGATOR

90 ml FEINES PFLANZENÖL (Z. B. MANDELÖL)

12 g FLUIDLECITHIN BE

CA. 15 TROPFEN PARFUMÖL ODER ÄTHERISCHE ÖLE NACH WAHL

- Alle Zutaten gut zusammenmischen. Vor der Verwendung nochmals gut schütteln und ab damit in die Badewanne. Das Fluidlecithin BE setzt sich immer am Boden ab, deshalb vor Gebrauch schütteln.

FRUCHTIGES BADEÖL

MIT EMULGATOR

90 ml PFIRSICHKERNÖL

12 g FLUIDLECITHIN BE

10 TROPFEN PARFUMÖL FRUITY

5 TROPFEN PARFUMÖL ANANAS

- Das Pfirsichkernöl mit dem Fluidlecithin BE und den Duftölen gut zusammenmischen. Fertig ist das fruchtige Badeöl. Vor Gebrauch kurz schütteln, da sich das Fluidlecithin BE am Boden absetzt.

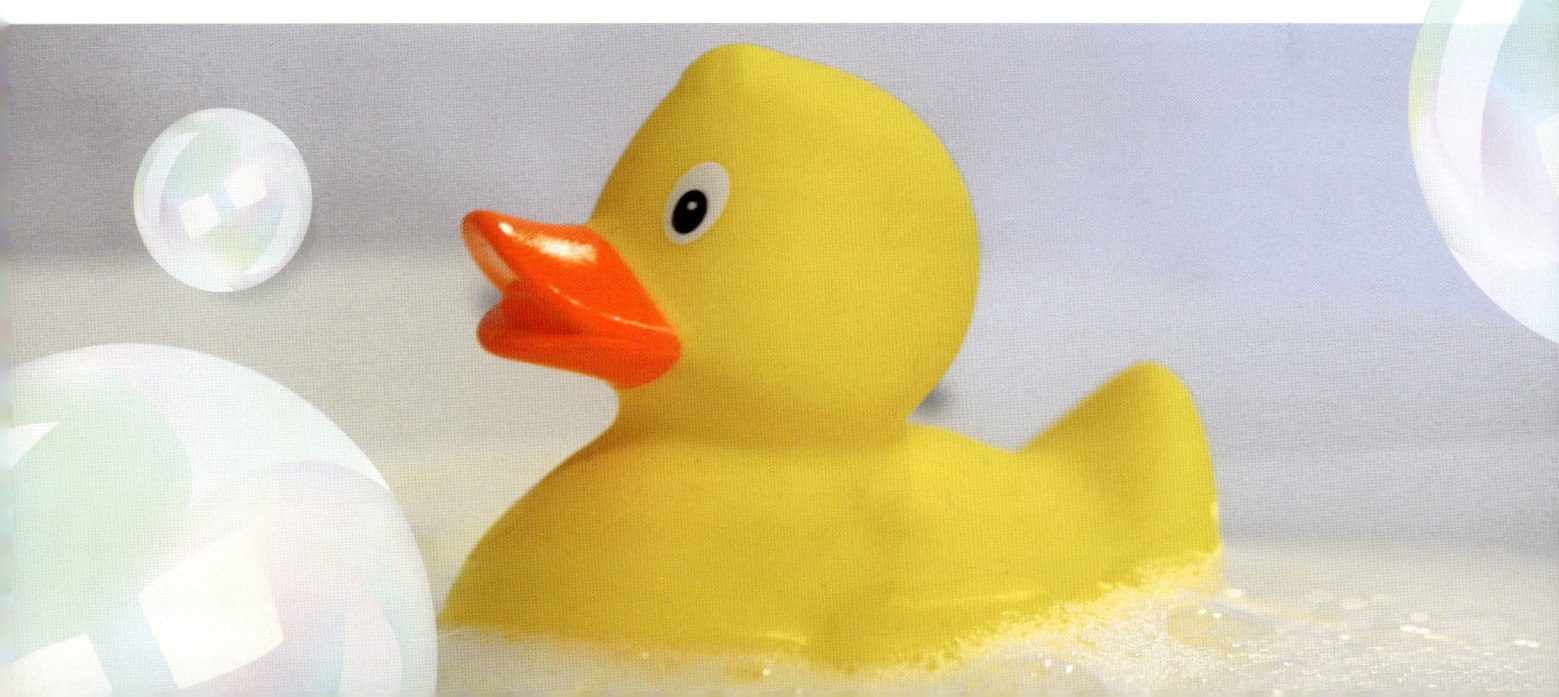

ERKÄLTUNGS-ÖLBAD

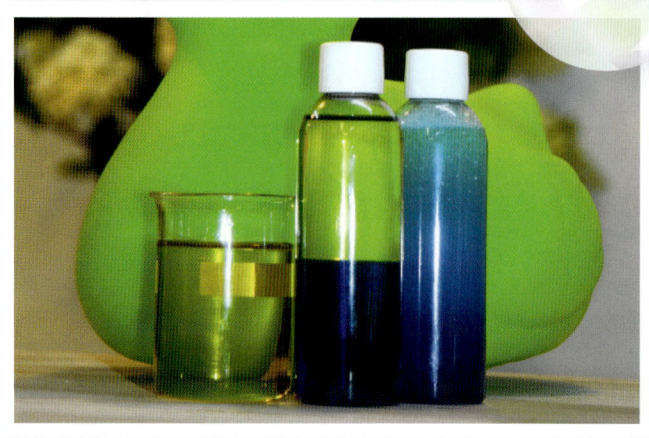

ÖLBÄDER

90 ml PFLANZENÖL,
Z. B. MANDELÖL ODER OLIVENÖL

10 TROPFEN ÄTHERISCHES MELISSENÖL

10 TROPFEN ÄTHERISCHES ROSMARINÖL

5 TROPFEN LATSCHENKIEFERÖL

2 EL HONIG

- Gerade in der kalten Jahreszeit spürt man Erkältungen schon, wenn Sie im Anmarsch sind. Wenn man dies früh genug bemerkt (vor den Fieberattacken!), kann in manchen Fällen die körpereigene Abwehrkraft durch ein Erkältungsbad durchaus unterstützt werden.
- Gerade beim Erkältungsbad sollte die Wassertemperatur zwischen ca. 37 und maximal 39 °C liegen, weil ein zu heißes Wannenbad den Kreislauf zu sehr belasten würde.
- Das Pflanzenöl, z. B. Mandelöl oder Olivenöl, mit dem ätherischen Melissenöl, dem ätherischen Rosmarinöl und dem Latschenkieferöl anrühren.
- Den Honig einrühren und dann diese Mischung ins einlaufende Badewasser einfließen lassen. So verteilt sich das Ölbad auch immer am besten.

FRAUENSACHE

80 ml FEINES PFLANZENÖL (Z. B. MANDELÖL)

10 ml WILDROSENÖL • 9 g FLUIDLECITHIN BE

10 TROPFEN LAVENDELÖL • 4 TROPFEN GERANIUM

4 TROPFEN MUSKATELLERSALBEI • 3 TROPFEN ZYPRESSE

- Dieses Ölbad kann bei PMS und auch während der Menopause hilfreich sein.
- Alle Zutaten gut zusammenmischen. Vor der Verwendung nochmals gut schütteln und ins Badewasser gießen.
- Die echten ätherischen Öle Geranium, Muskatellersalbei, Zypresse und natürlich auch der Lavendel stabilisieren den Hormonhaushalt. Lavendel ist überdies auch weithin bekannt für seine beruhigende Wirkung.
- Fluidlecithin Super ist zusätzlich auch eine feine Pflegezutat für die Haut.

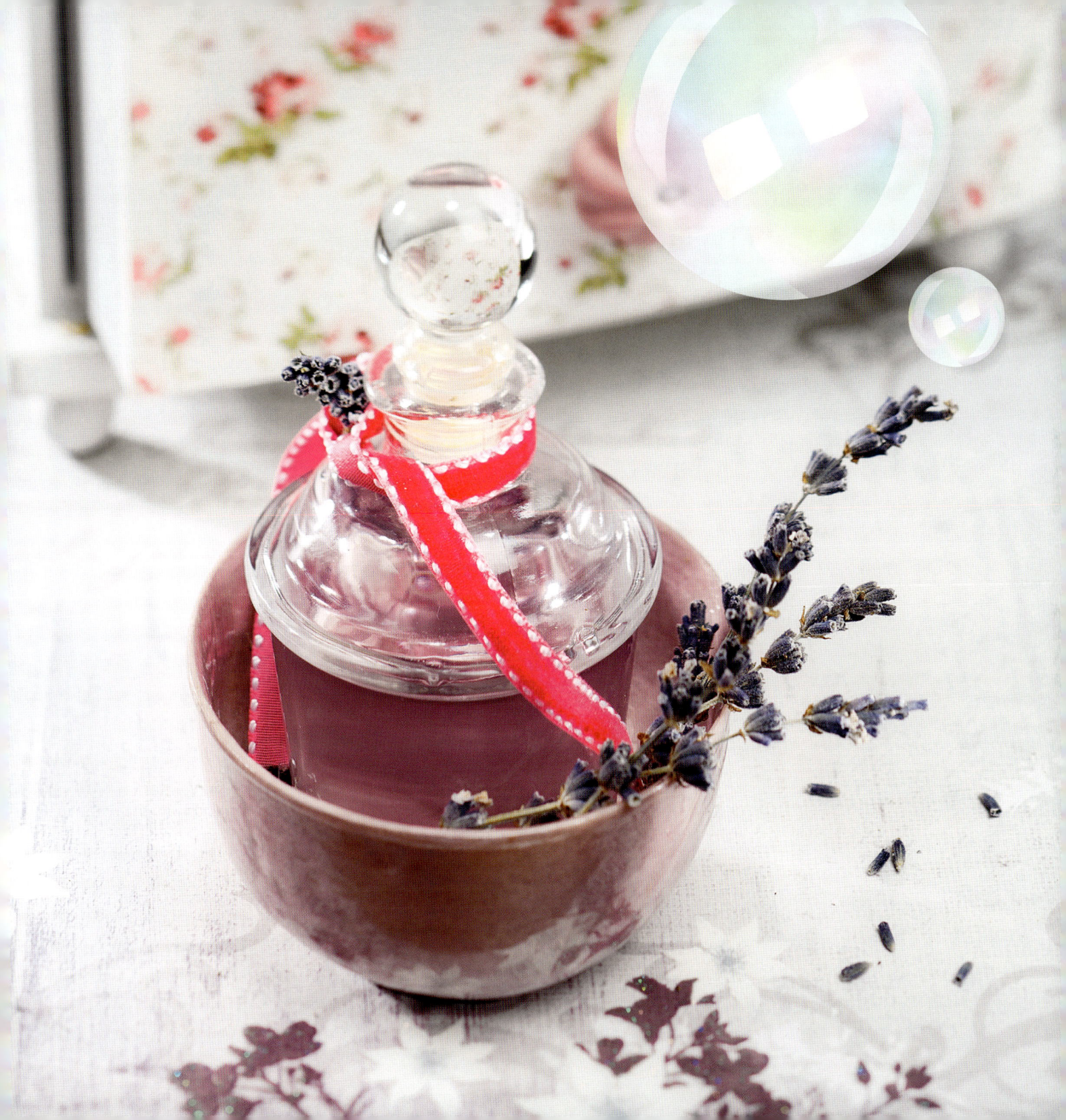

ZWEIFÄRBIGES BADEÖL

IMMER EIN HINGUCKER

DIESES ÖLBAD BESTEHT AUS 2 TEILEN:

WASSERANTEIL: 25 ml BETAIN • 20 ml „WASSER"
(DESTILLIERTES WASSER ODER Z. B. ROSENWASSER)

3–5 TROPFEN LEBENSMITTELFARBE

CA. 5 TROPFEN PARABEN K ODER 10 TROPFEN ROKONSAL

ÖLANTEIL: CA. 45 ml DISTEL- ODER MANDELÖL

20–30 TROPFEN PARFUMÖL

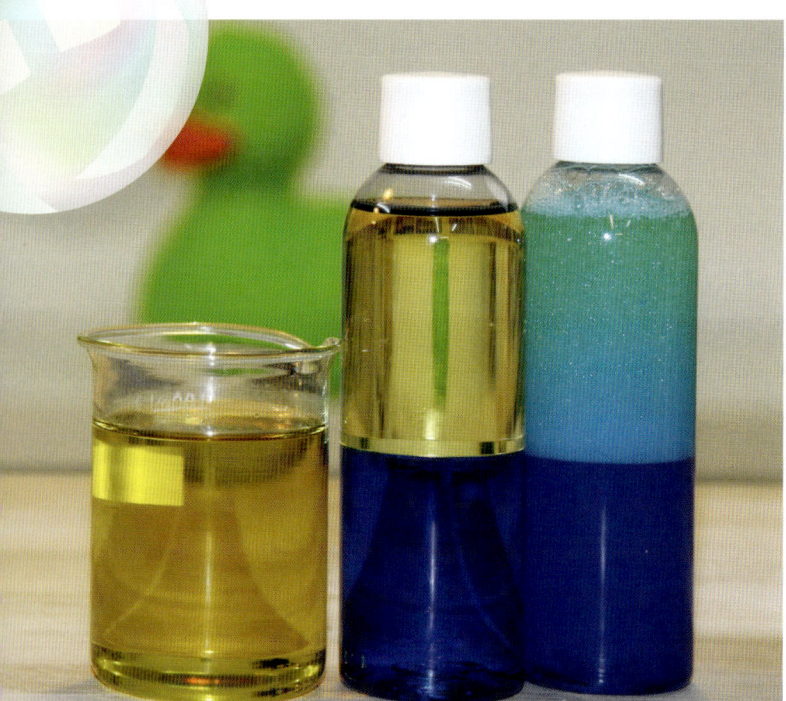

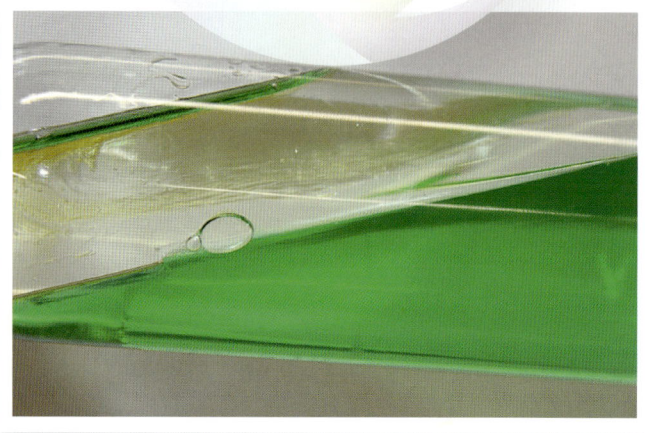

AUCH MIT GRÜNER LEBENSMITTELFARBE MÖGLICH

- Alle „Wasseranteil-Zutaten" inkl. Farbe und Konservierer miteinander vermischen und in eine 100 ml fassende Spritzflasche gießen (da hier die Optik toll ist, empfehlen wir glasklare PET-Lotion-Flaschen).
- Dann mit dem Pflanzenöl auffüllen und 20–30 Tropfen Parfumöl nach Wunsch hineingießen (Pflanzen-Öl zu Duft-Öl). Die Spritzflasche verschließen und gut schütteln.
- Das Öl und die Wasserbasis vermischen sich zuerst und trennen sich später wieder, wenn man es stehenlässt. Das Öl wird einen helleren Farbanteil bekommen als die vorab eingefärbte Wasserbasis und dies kann zu sehr schönen Farbgebungen führen.
- Ein Teil zwischen dem Öl und dem „Wasser" wird immer emulgiert bleiben (verbindet sich), was wiederum eine spannende schwimmende Zwischenlage in der Flasche ergibt.
- Vor Gebrauch kurz schütteln. Da ja hier kein Emulgator mit dabei ist, damit Wasser und Öl in der Flasche getrennt bleiben, wird empfohlen, ein wenig Milch oder Sahne in die Wanne hineinzugeben, damit das Öl nicht an der Wasseroberfläche schwimmt und am Wannenrand kleben bleibt.

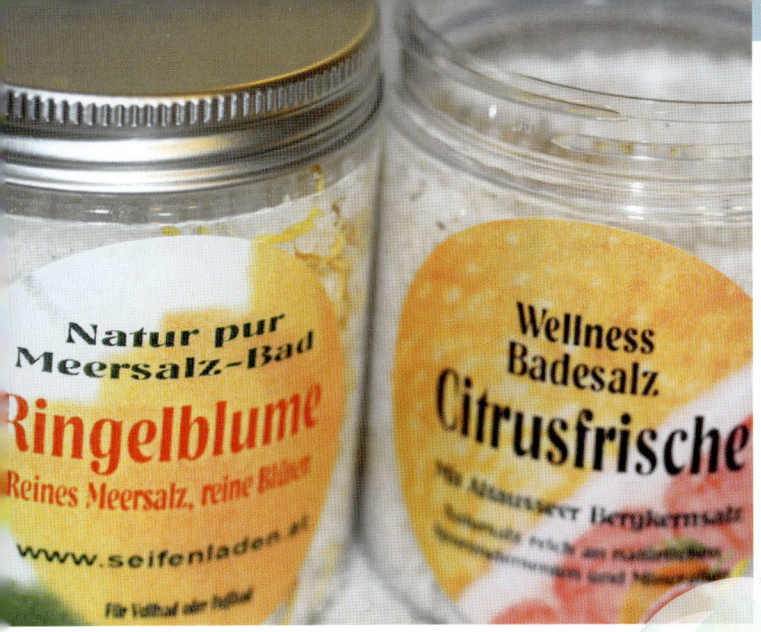
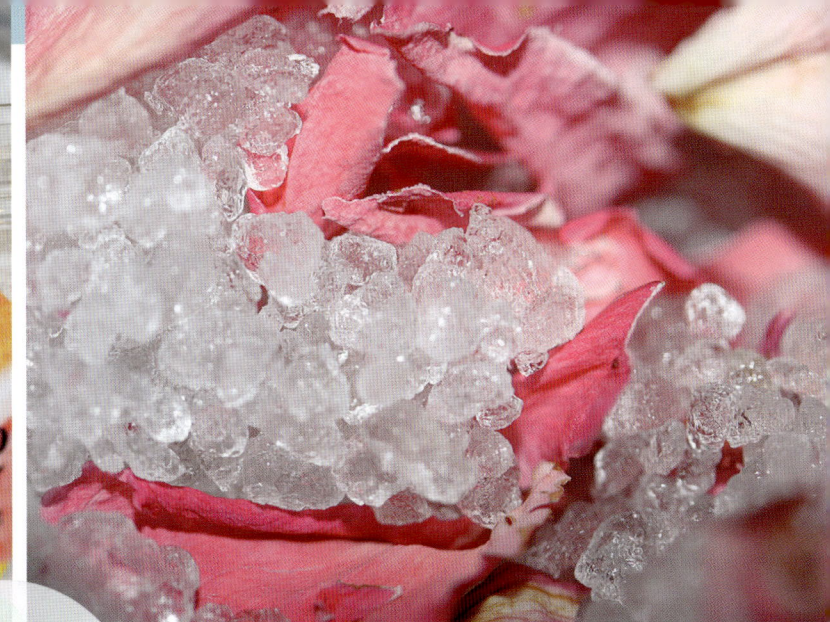

BADESALZE

Badesalze sind immer eine feine Sache für die Badewanne. Egal ob man sie als tolle selbstgemachte Geschenke an liebe Menschen verschenkt oder als Deko gerne im eigenen Badezimmer stehen hat – Badesalze sind immer pflegende Hingucker.

BADESALZ
EINFACHE VARIANTE

REINES MEERSALZ • REINE KRÄUTER

- Einfach grobes Meersalz und reine getrocknete Blütenkräuter (Lavendelblüten oder Rosenblüten) zusammenmischen und in ein dicht schließendes Glas geben. Diese Badesalzmischung 1–2 Wochen ziehen lassen und dann löffelweise in das Badewasser geben.
- Vorsicht! Die Blüten sehen toll aus in der Badewanne, können aber, wenn Sie kein Sieb eingelegt haben, beim Ablassen des Wassers durchaus den Abfluss verlegen!

TIPP

Man kann die Blütenkräuter im Glas ganz unten ca. 1–2 cm hoch einfüllen und das Meersalz darauf leeren. Die herrlichen Duftstoffe z. B. von reinen Lavendelblüten verteilen sich im Salz und Sie können dann einfach die oberen Salzschichten für die Badewanne verwenden – je nach Lust und Laune.

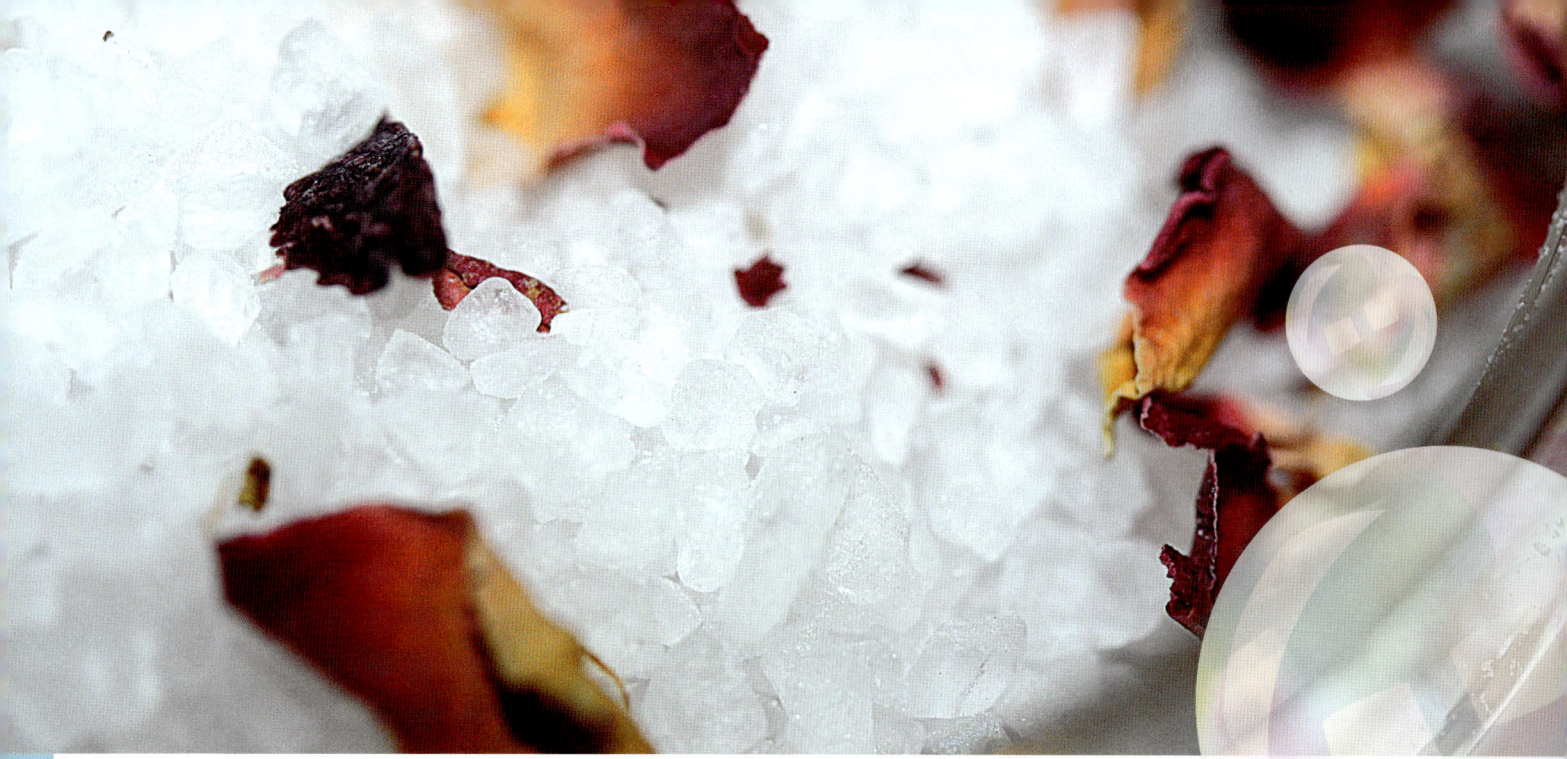

ROMANTISCHES ROSENBLÜTEN-BADESALZ

400 g GROBES MEERSALZ • 40 g JOJOBAÖL • 5 g MULSIFAN
20 TROPFEN PARFUMÖL ROSE • 2 GEHÄUFTE EL ROSA ROSENBLÜTENBLÄTTER

- Alle Zutaten gut miteinander vermischen und in ein dicht schließendes Glas füllen. Dann ca. 1 Woche geduldig warten und fertig ist das romantische Rosenblätter-Badesalz

- Wenn Sie die Möglichkeit dazu haben, können Sie auch noch ein paar frische Rosenblütenblätter aus dem Garten mit ins Badewasser hineinlegen, was Romantik und Entspannung pur verheißt.

BADESALZSCHÄUME – BADESALZTRÄUME

LEICHT SCHÄUMENDES BADESALZ

100 g GROBES MEERSALZ • 20 g SLSA

10 g MILCHPULVER

BIS ZU 15 TROPFEN DUFT NACH LUST, LAUNE UND VERFÜGBARKEIT

- Einfach alle Zutaten gut miteinander vermischen und dann in das Badewasser hineingeben (reicht für ca. 2 Vollbäder). Dieses Badesalz schäumt leicht beim Auflösen im Wasser.

GROBES SALZ

LAVENDERWOODS-BADESALZSCHÄUME

100 g GROBES MEERSALZ • 20 g SLSA

10 g MILCHPULVER

10 TROPFEN ÄTHERISCHES LAVENDELÖL

3 TROPFEN SANDELHOLZ • 2 TROPFEN ROSMARINÖL

- Einfach alle Zutaten gut miteinander vermischen und dann in das Badewasser hineingeben (reicht für ca. 2 Vollbäder). Dieses Badesalz schäumt leicht beim Auflösen im Wasser.
- Lavendel, Holz und Rosmarin sind Aromen, die man in den Wäldern der Provence finden kann. Machen Sie die Augen zu und träumen Sie in der Wanne.

BADESALZTRÄUME

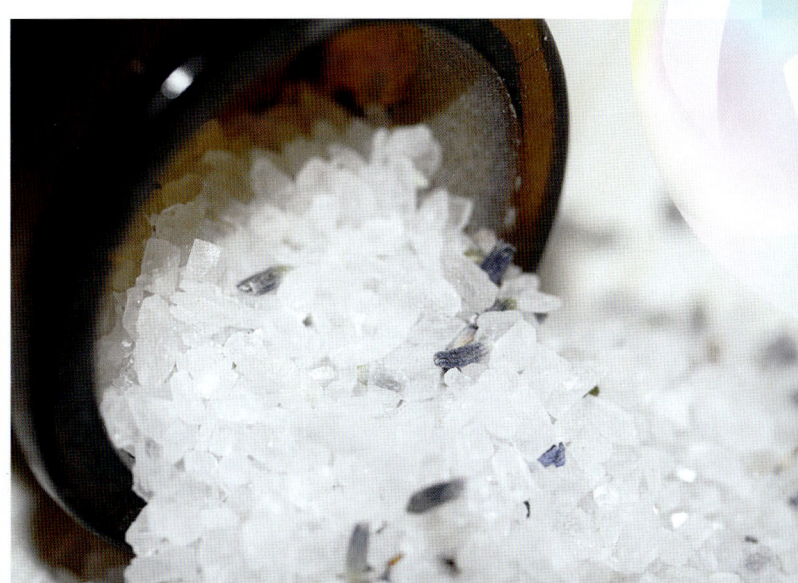

PICASSO-BADESALZ WIR TREIBEN ES BUNT

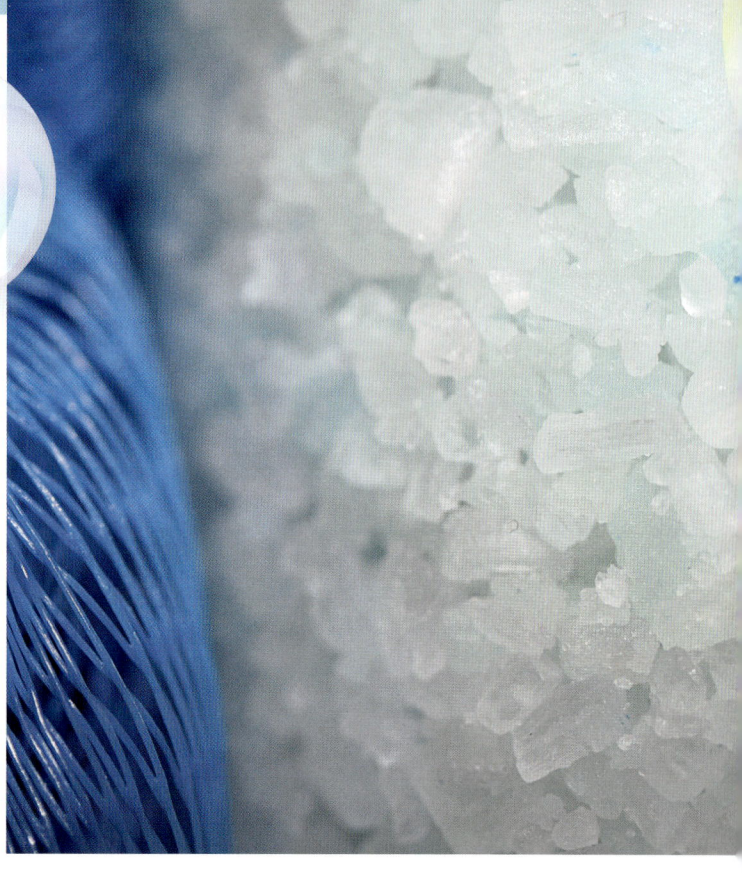

GROBES MEERSALZ

EINIGE TROPFEN LEBENSMITTELFARBE

ÄTHERISCHE ÖLE ODER PARFUMÖLE

- Einfach grobes Meersalz (z. B. aus dem Toten Meer) und ein paar Tropfen Lebensmittelfarbe zusammenmischen. Am besten vermischen Sie gleich 2–3 unterschiedliche Farbtöne in unterschiedlichen Gefäßen, welche man verschließen kann. Gut eignen sich auch PET-Dosen mit Deckel oder Gläser, wie man sie für Marmelade und Co. kennt – da sie in ein dicht schließendes Gefäß gegeben werden sollen.
- Diese bunten Badesalzmischungen können Sie noch mit ätherischen Ölen oder Parfumölen beträufeln (bitte denken Sie dran, dass Sie sich bei allen Mischungen für einen Duft entscheiden) und diese Mischungen dann ein paar Tage ziehen lassen, bis sich der Duft gleichmäßig im gesamten Salz verteilt hat.

- Dann einfach die unterschiedlichen Salzmischungen in ein attraktives am besten durchsichtiges Gefäß nacheinander hineingießen, also hineinschichten, und fertig ist ein buntes Kunstwerk, das auch noch sehr gut nutzbar ist – bunt wie ein Salz-Picasso. Sie sind hier der Künstler. Das Badesalz kann löffelweise in die Badewanne gegeben werden, wo sich das Salz langsam auflöst und sein Aroma fein verteilt.

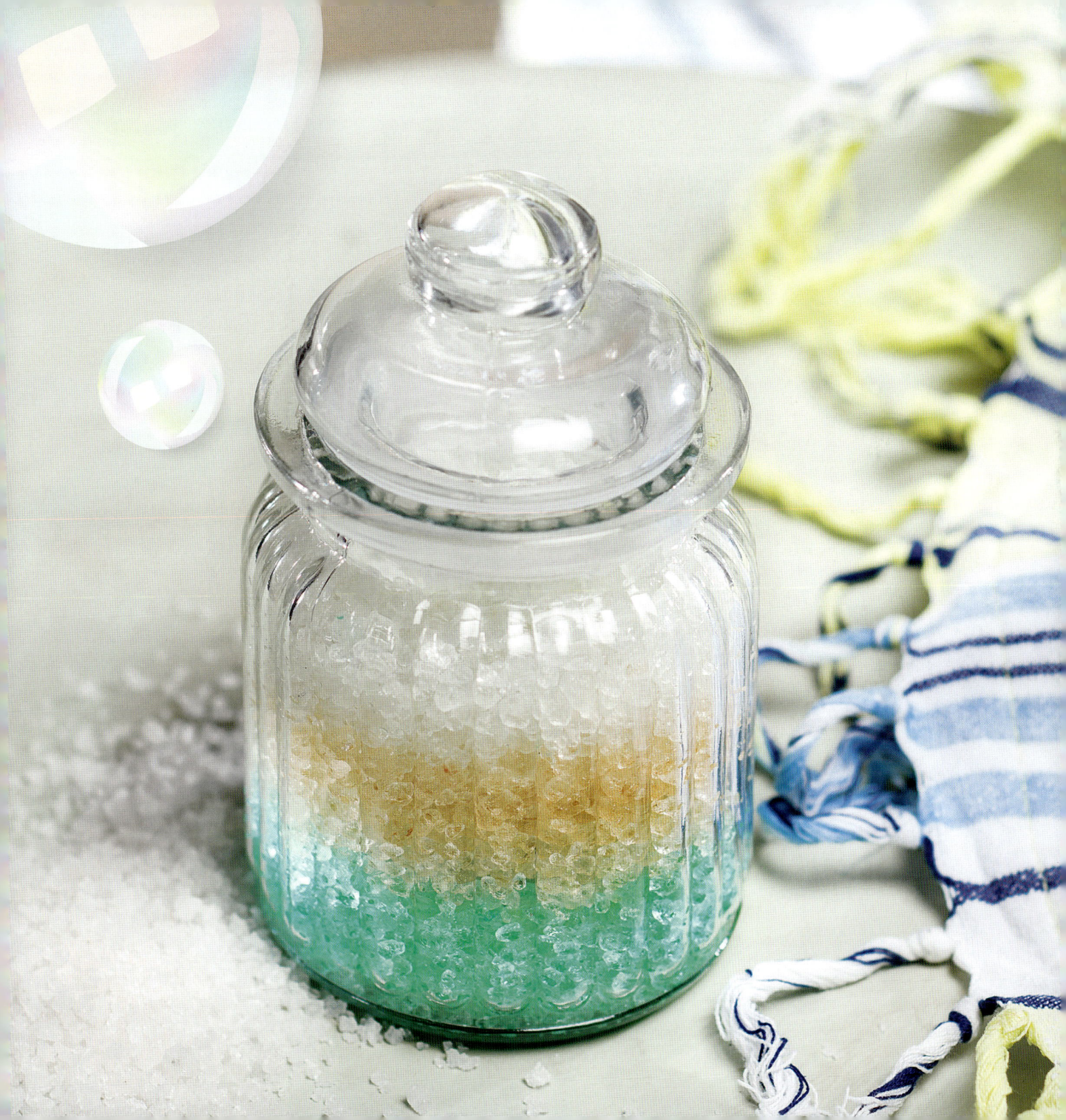

FEINES SWEET-DREAMS-BADESALZ

500 g MEERSALZ • 100 g NATRON

10 TROPFEN BERGAMOTTE

5 TROPFEN ORANGENÖL, SÜSS

2 TROPFEN LAVENDELÖL

- Alle Zutaten gut vermischen, in ein gut schlie-ßendes Glas füllen und ca. 24 Stunden gemeinsam ruhen lassen, damit sich alle Aromen gleichmäßig verteilen können.
- Reicht für ca. 3–4 Wannenbäder.

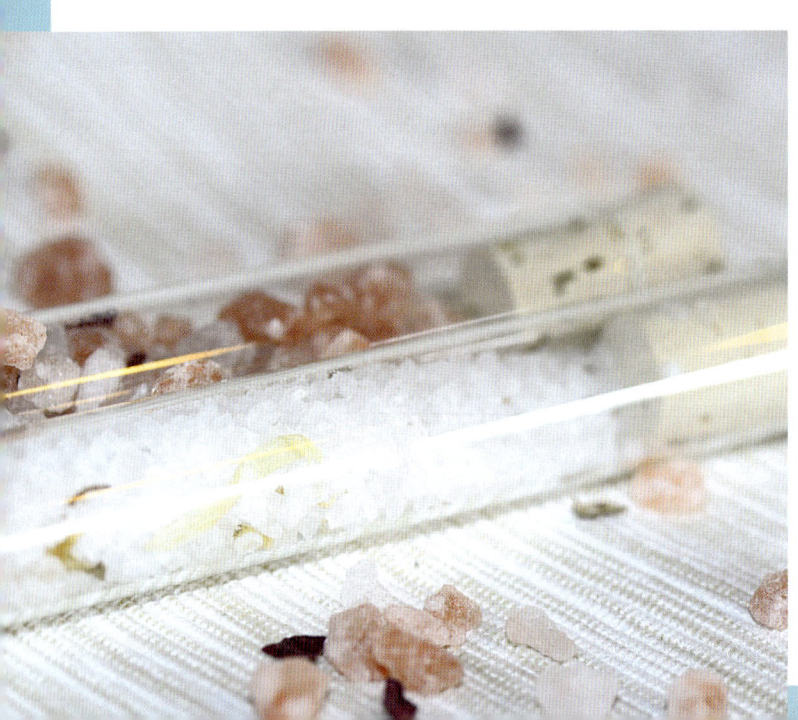

ÜBERSCHÄUMEND VOR FREUDE

DUFTES RELAXING-BADESALZ MIT SCHAUMVERGNÜGEN

400 g TOTES-MEER-SALZ • 35 g BETAIN

1 KL PUDERZUCKER • 10 TROPFEN ALPHA-BISABOLOL

10 TROPFEN ÄTHERISCHES LAVENDELÖL

5 TROPFEN GERANIUM

2 TROPFEN MUSKATELLERSALBEI

3 TROPFEN LEBENSMITTELFARBE, BLAU

2 TROPFEN LEBENSMITTELFARBE, ROT

- Dieses dufte Relaxing-Badesalz soll Verspannungen lösen, die Muskeln lockern und die Nerven wieder zur Ruhe bringen. Eingehüllt in die feinen Schaum-blasen kann man sich nur wohlfühlen und lächeln.
- Das Salz in eine ausreichend große Schüssel, die man auch gut verschließen kann, einwiegen. Den Zucker dazumischen und dann mit Betain gut anrühren. Das ergibt eine zähe Salzmasse. Das Alpha-Bisabolol und die Düfte wie auch die Lebens-mittelfarben in die Salzmasse hineingeben und das Ganze kräftig zusammenrühren.
- Die Schüssel mit einem Deckel verschließen, dann ca. 1 Tag gemeinsam ruhen lassen, damit sich die Aromen in der ganzen Masse gut verteilen können.
- Diese Menge reicht für ca. 3 reichhaltige Salz-Wannenbäder.

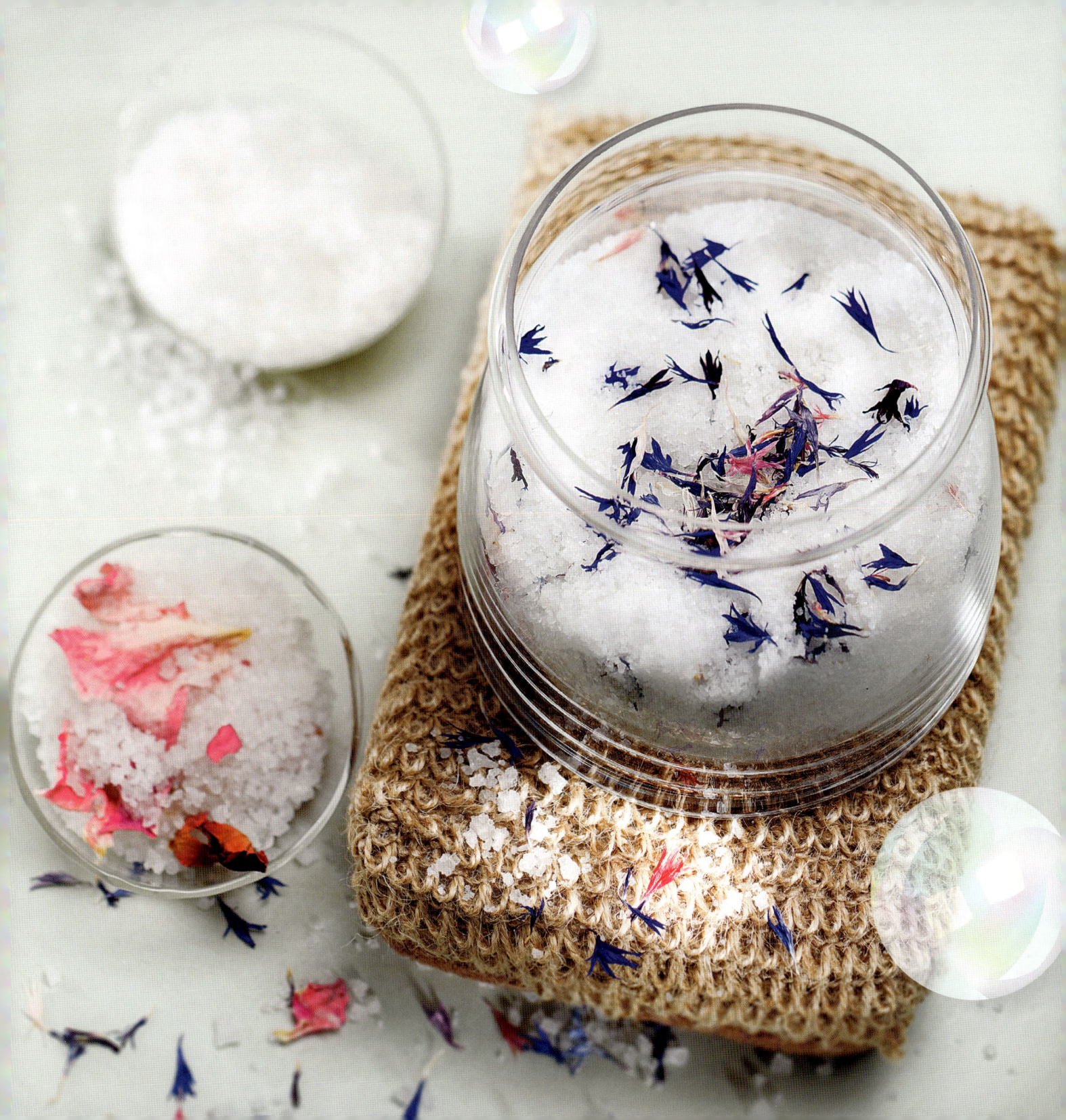

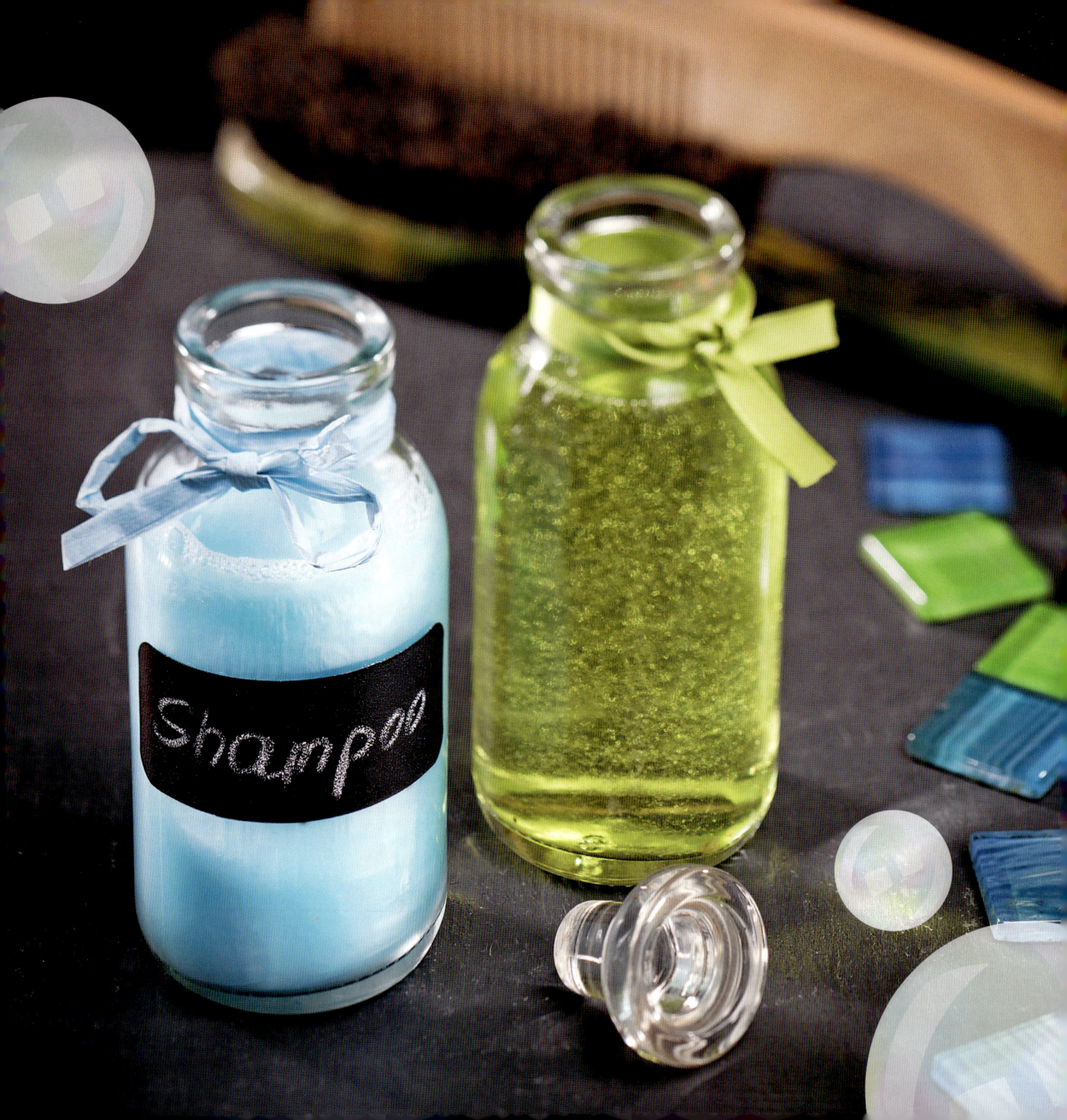

Haarpflege

EIN SEHR KOMPLEXES THEMA

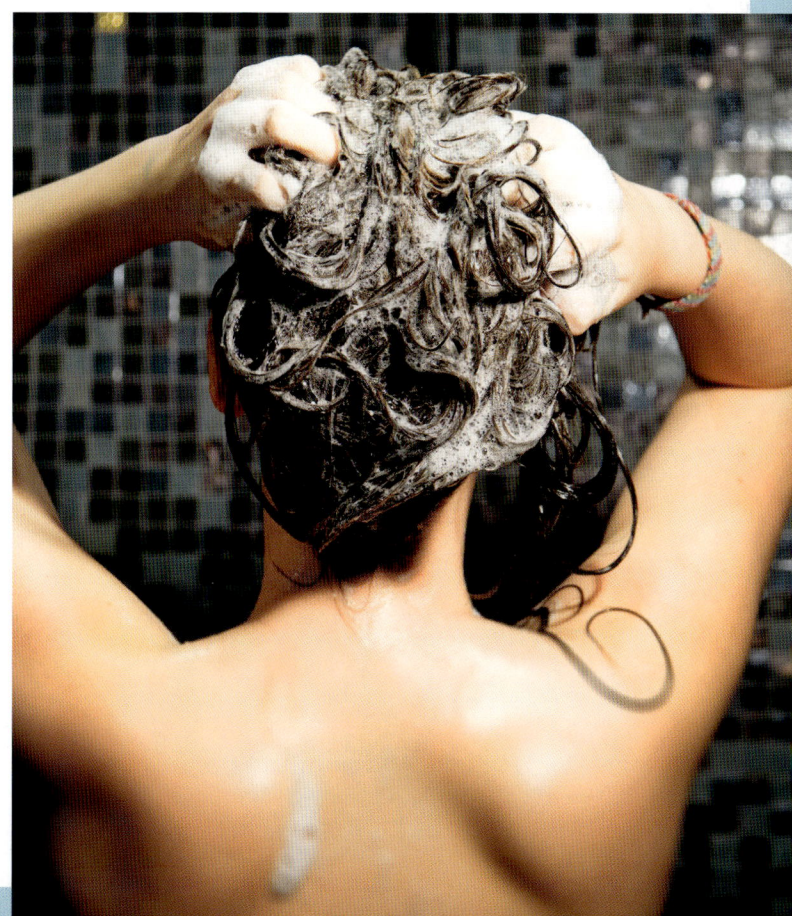

Jede Haut und damit jedes Haar ist unterschiedlich wie auch jede Haut im Laufe der Jahre und auch innerhalb nur eines Jahres unterschiedliche Anforderungen an ihre Pflege hat. So kann man sich gut vorstellen, dass bei der Haarpflege zur jeweils richtigen Pflege der Kopfhaut auch noch die jeweils optimale Pflege der Haare wichtig ist.

Rund um die Haarpflege gibt es sehr viele Tipps und Tricks. Bei der Herrstellung von Haarpflege kann man sich ein wenig an den verschiedenen Zutatenempfehlungen orientieren – was allerdings die ultimative Pflege für einen jeden Einzelnen betrifft, wird man sich immer wieder neu an die gerade geeignetsten Ingredienzien herantasten müssen.

Die Umstellung von industriell gefertigter Haarpflege zu selbstgemachter ist ein langer Prozess. Es kann bis zu einigen Monaten dauern, bis man die zumeist sehr gut an Haar und Kopfhaut haftenden, oft auch synthetischen Zusatzstoffe wieder entfernt hat und sich die Kopfhaut wieder auf eine normale Talgproduktion eingestellt hat.

Das Fetten von Haaren hat mehrere Ursachen. Auf alle Fälle sind dabei der Zustand der Kopfhaut, die

Ernährung und auch die jeweiligen Lebensumstände mitverantwortlich.

Selbst gefertigte Haarpflege wird auf alle Fälle ihr Haar und ihre Kopfhaut wieder reinigen, pflegen und in den optimalen Zustand (keine Schuppen, nicht zu schnell fettend) zurückführen. Es kann auch sein, dass Sie ein paar Wochen nach der Umstellung auf selbstgemachte Haarpflege feststellen, dass sich Ihre Haarspitzen splissen. Das könnte daran liegen, dass diese Haare bereits vorher geschädigt waren, sie es aber vorher nicht bemerkt haben, da noch eine ganze Menge „Klebe-Pflege-Zutaten" auf dem Haar (und auch der Kopfhaut) waren und Sie diese mittlerweile abgewaschen haben. So kommt der tatsächliche Zustand des Haares unter Umständen hervor, wenn Sie sich und Ihre Haut nun auf eine normale silikonfreie Haarpflege eingelassen haben.

Und das ist ein gutes Zeichen, da sie nun endlich die natürliche Haarpflege auch wirklich auf ihrem Haupt fühlen können.

Ein positiver Nebeneffekt kann sein, dass sich die Tage zwischen den Haarwäschen mit der Zeit verlängern, da sich auch die natürliche Talg-Eigenproduktion der Kopfhaut wieder normalisiert.

Gehen Sie einmal in aller Ruhe durch einen Drogeriemarkt und sehen Sie sich die dort angebotenen Produkte für die unterschiedlichen Haarherausforderungen an – Sie werden immer wieder dieselben Zutaten sehen, die oft plakativ im Namen des Produktes enthalten sind oder auch als „mit der Kraft der ..." angepriesen werden. Dass dann nur ein Mini-Anteil im Mikro-Prozentbereich tatsächlich davon enthalten ist, ist eine andere Sache.

WIR SIND SELBST ...

... sehr schnell auf selbst hergestellte Haarpflegeprodukte umgestiegen, nachdem wir uns einige Fragen gestellt hatten:

- Will ich Shampoo nutzen, welches nicht in den Augen brennt, weil ein Lokalanästhetikum miteingearbeitet ist?

- Will ich Duschgel oder Shampoo verwenden, in dem Mikroplastik-Kügelchen eingearbeitet sind, die einerseits, wenn man sie über die Schleimhaut aufnimmt, in den Körper gehen und andererseits über den Gully abgeschwemmt in die Kläranlagen gelangen, wo sie nicht gefiltert werden können. Dann werden sie als Mikro-Plastik-Teile auf die Felder und Wiesen als Dünger gelangen und auch von den darauf weidenden Tieren aufgenommen werden (übrigens wurden diese Teile mittlerweile auch u. a. in Milch nachgewiesen)?

- Lasse ich mich durch bunte Werbeversprechungen auf den diversen Pflege-Fläschchen irritieren, dass doch auch feine Zutaten, wie Frucht, Vitamine und Co., in den Produkten enthalten sind – ein Blick auf die Rückseite der Produkte ernüchtert, wenn man sieht, an welcher Stelle diese stehen (zumeist ganz hinten, also ist am wenigsten davon enthalten).

- Warum nicht Shampoo, Duschpflege und Co einfach selbst machen, wenn es mir ausgegangen ist – z. B. auch sonntags oder zwischendurch? Es dauert ja nur ein paar Minuten – und da weiß ich, was drin ist.

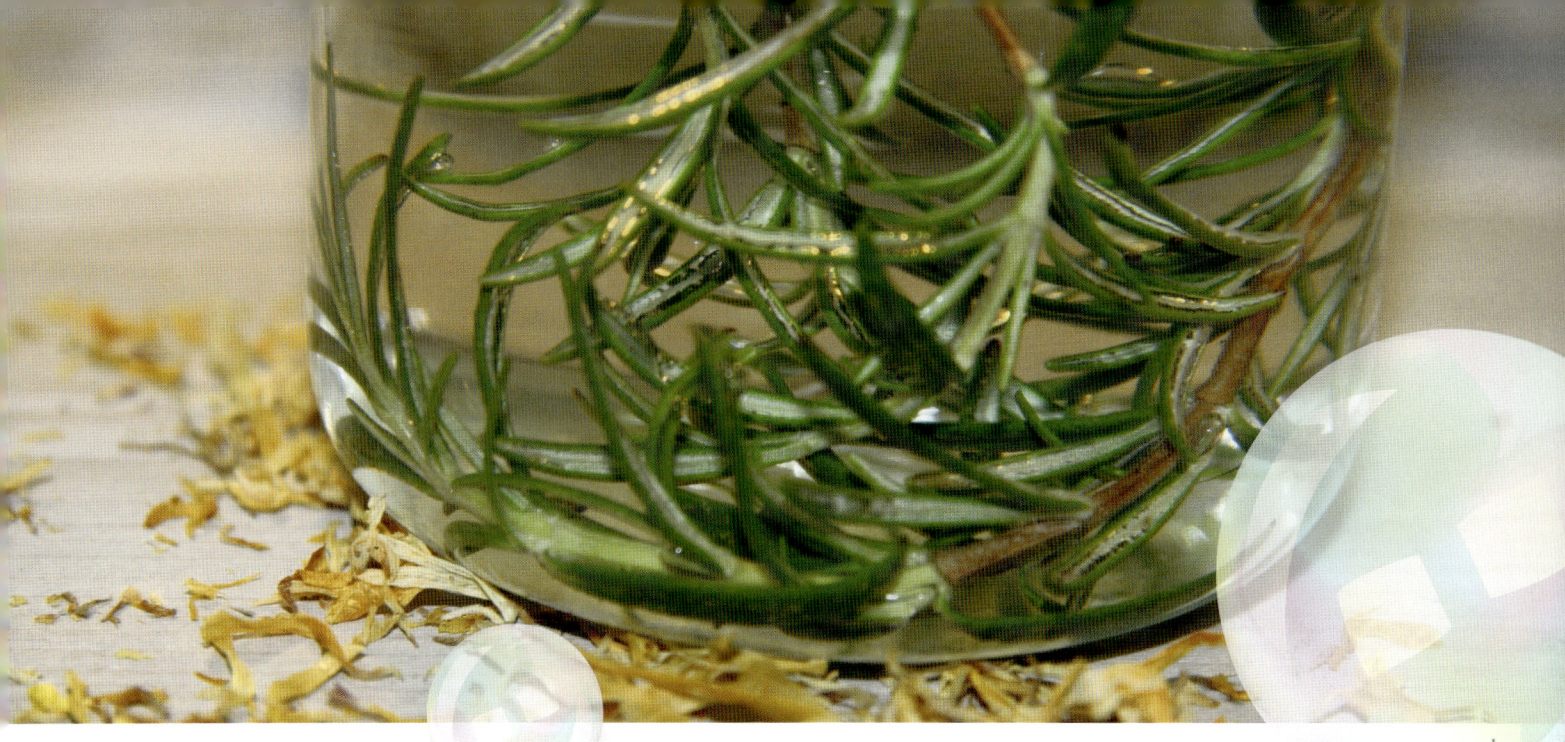

KRÄUTER-HAARSPÜLUNGEN

Mit natürlichen Zutaten lassen sich Haarspülungen für die unterschiedlichen Haarfarben sehr rasch und einfach selbst herstellen.

Bringen Sie ca. 100 ml Wasser zum Kochen und legen sie dann die entsprechenden Kräuter mit hinein. Wir empfehlen ca. 1 EL pro Kraut. Zur Zusatzpflege 1 KL Honig mit einrühren. Dann lassen Sie die Kräuter ca. ½ Stunde im Wasser ziehen.

Die Kräuter aus dem mittlerweile ausgekühlten Haar-Tonic abseihen und dann entweder als Spülung flüssig über das Haar gießen und ein paar Minuten einwirken lassen oder mit einem Gelbildner – z. B. einem kleinen Messlöffel Haarguar – gemeinsam zu einer dickflüssigen Gel-Kräuter-Spülung ansetzen.

KRÄUTERMISCHUNG FÜR

blondes Haar:	Kamille, Ringelblume
dunkles Haar:	schwarzer Tee, Rosmarin, Walnuss-Schalen
graues Haar:	Thymian, Rosmarin, Salbei
rötliches Haar:	Hibiskus, Ringelblume

Diese Kräuter-Haar-Tonics können auch gleich als saurer Abschluss nach dem Haarewaschen gefertigt werden. Einfach in die Kräuter-Haar-Tonics 2 EL Apfelessig einrühren, mit Wasser auf ca. 1 Liter auffüllen und nach der Haarwäsche über die Haare gießen.

DER SAURE ABSCHLUSS – DIE RINSE

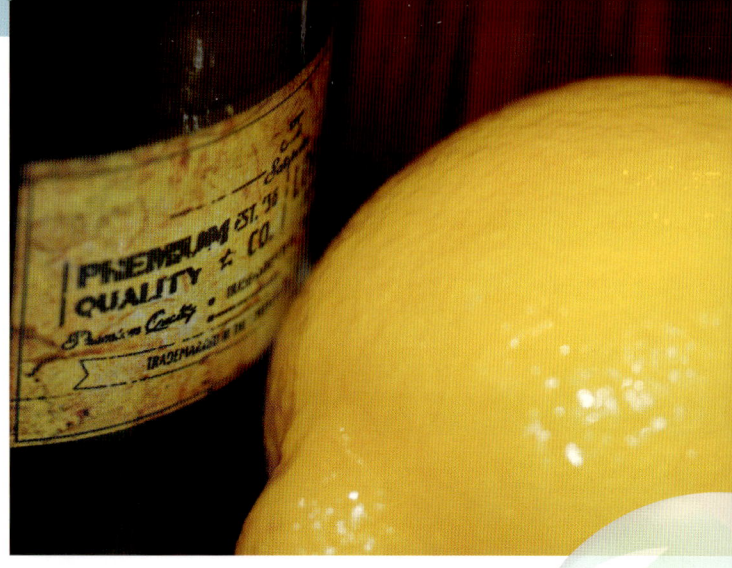

Für die optimale Pflege ist es sehr empfehlenswert, nach der Haarwäsche eine Spülung zu machen – die so genannte Rinse. Die Rinse bewirkt, dass die Haaroberfläche sich wieder glättet. Das Haar erhält durch die glatte Oberfläche mehr Glanz und wird auch besser vor Umwelteinflüssen geschützt ist. Und obendrein ist es leichter kämmbar.

Das Haar ist von Natur aus mit einer rauen Oberfläche ausgestattet – vergleichbar mit den Schuppen wie bei einem Tannenzapfen, nur eben feiner in der Struktur. Diese Oberfläche lässt es oft matt und struppig erscheinen. Deshalb ist die schuppenanlegende Pflege-Rinse-Spülung nach der Haarwäsche sehr empfehlenswert.

Die Rinse ist im Grunde genommen eine vom pH-Wert sauer eingestellte Flüssigkeit, die einerseits den basischen pH-Wert von Shampoo oder Shampooseifen neutralisiert und andererseits auch den Kalk-Seifen-Effekten entgegenwirkt (die bei der Verwendung von Shampooseifen auftreten, wenn man härteres Wasser hat, und dann ein raues Gefühl auf den Haaren hinterlassen).

Rinse ist somit, einfach gesprochen, der sinnvolle saure Abschluss nach der Haarwäsche.
Das Prinzip ist denkbar einfach – wie auch die unterschiedlichen Rezeptideen!

IN 1 LITER KÜHLES WASSER GEBEN SIE:

den Saft 1 Zitrone

2 EL (Apfel-)Essig

1 Prise aufgelöste Zitronensäure

Die Rinse wird am einfachsten in einen Krug oder in eine Flasche gegossen und das Haar nach der Haarwäsche damit gespült. Einfacher geht's nicht.

pH-neutrale Produkte werden zwar auch am Markt angeboten, was allerdings nicht zwingend bedeuten muss, dass sie deshalb empfehlenswert sind. Die Zusammenstellung der Zutaten ist im Endeffekt entscheidend für eine gute und für jeden individuell passende Haarpflege. Ist ein Shampoo z. B. bereits etwas sauer eingestellt, zieht es die Haarstruktur etwas mehr glatt und somit glänzt das Haar mehr. Das ist dasselbe Prinzip wie das der sauren Rinse-Spülung.

Bei der Herstellung von Haarpflege haben wir ja den großen Vorteil, sehr milde Tenside (also Waschsubstanzen) mit den jeweiligen Pflegezusatzstoffen zusammenstellen zu können. Das macht eine gute Haarpflege aus – frei von unnötigen chemischen Keulen.

CONDITIONER

Auch Ihren geliebten Conditioner können Sie einfach selbst machen. Ein Conditioner gibt Extra-Pflege für das Haar, ähnlich wie Haarspülungen. Die Leave-in-Conditioner müssen nicht mehr ausgespült werden und können im Haar bleiben – die feine Pflege merkt man spätestens beim Kämmen der Haare.

LEAVE-IN-CONDITIONER
FÜR TROCKENES HAAR AUF ÖL-BASIS

45 g MANDELÖL ODER OLIVENÖL

20 g ROSENWASSER • 7 g JOJOBAÖL

5 g LYSOLECITHIN (LEICHTER KARAMELL-EIGENGERUCH UND DUNKLE FARBE) ODER FLUIDLECITHIN SUPER (GLAS-KLARER DUFT – NEUTRALER EMULGATOR), DAS BEI BLONDEM/HELLEM HAAR EMPFEHLENSWERTER IST

2 g HONIG

- Den Honig im Rosenwasser gut auflösen.
- Die Öle und das Lysolecithin dazugeben und alles zusammen gut vermischen.
- In eine Sprühflasche einfüllen und rasch verbrauchen.

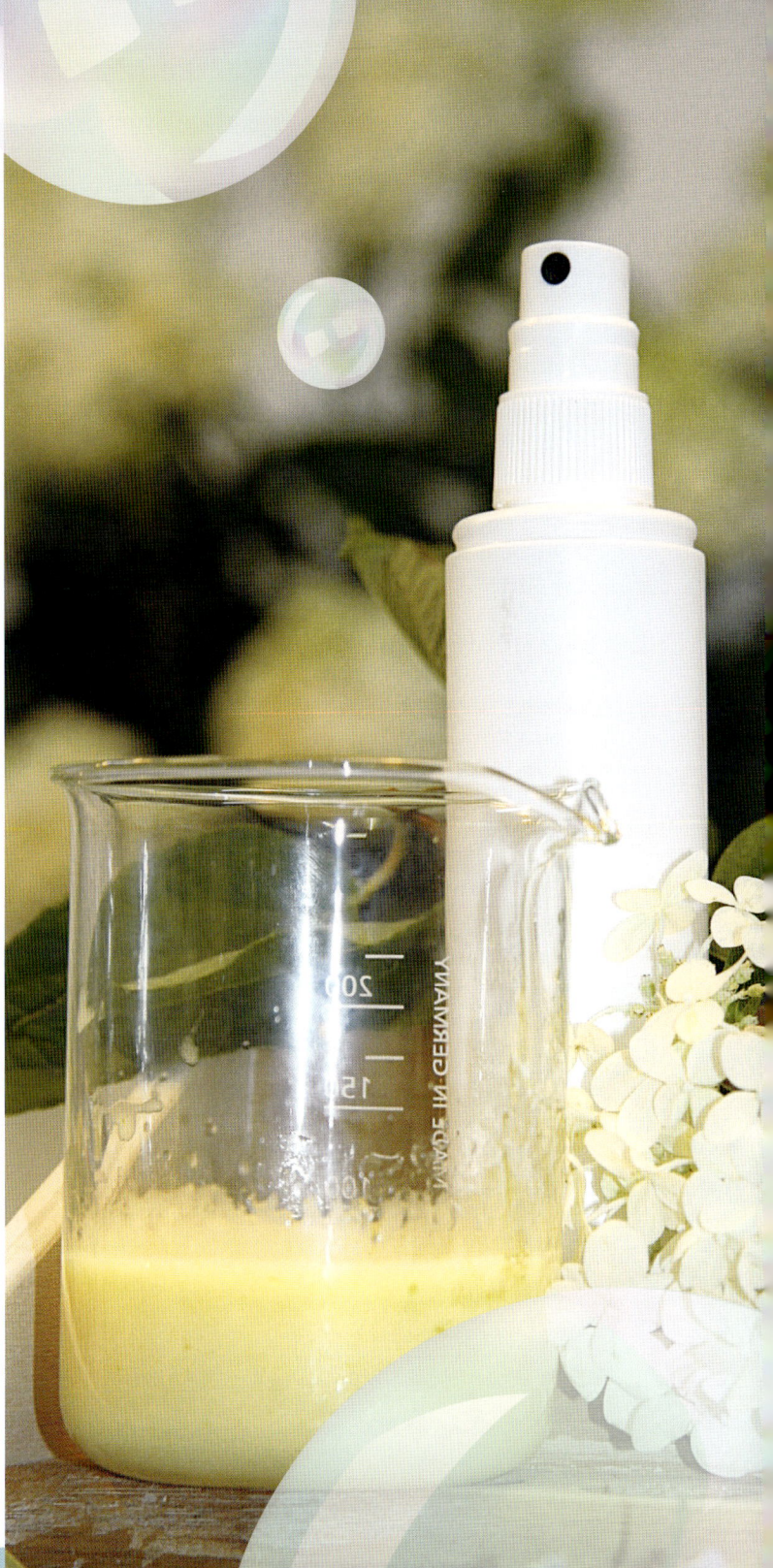

LEAVE-IN-CONDITIONER
FÜR JEDEN HAARTYP

2 g NURATIN (FLÜSSIGE WEIZENPROTEINE)
0,2 g HAARGUAR (MINIPRISE) • 1 g HAARSOFT

70 g KAMILLENWASSER • 8 TROPFEN ROKONSAL ODER
7 TROPFEN PARABEN K ALS KONSERVIERUNG

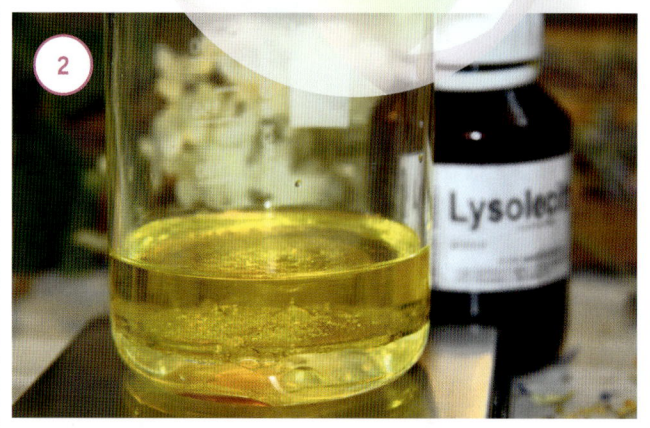

- Alle Zutaten gut miteinander vermischen. Die Konservierung nicht vergessen, da das Wasser ansonsten rasch „bricht". Das Haarguar ergibt ein pflegendes flüssiges Gel (es dauert ein bisschen, bis es sich zu Gel gelöst hat), das man sehr gut in eine Sprühflasche geben und damit direkt auf das Haar auftragen kann. Dieser Conditioner macht das Haar spürbar leichter kämmbar (1–4).

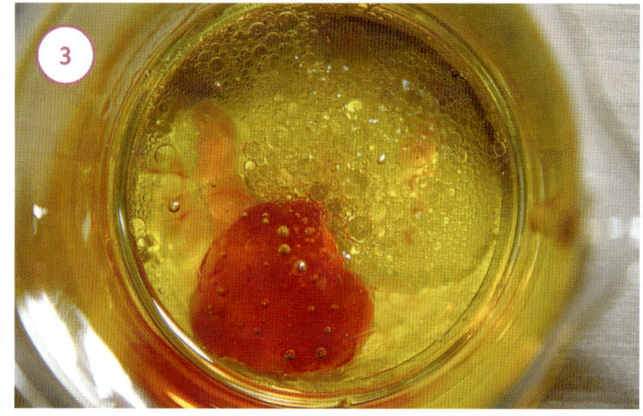

TIPP
Ist das Gel zu fest, können Sie Wasser dazugeben.

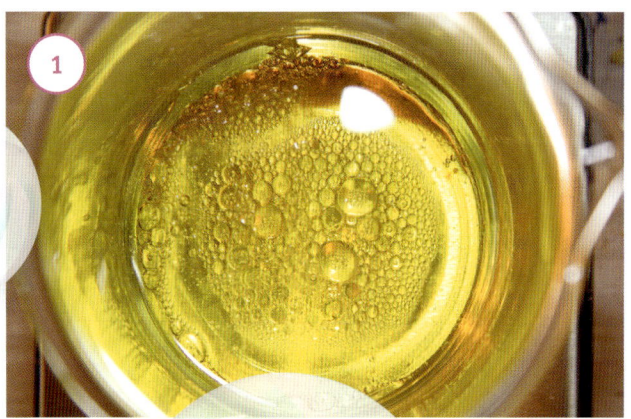

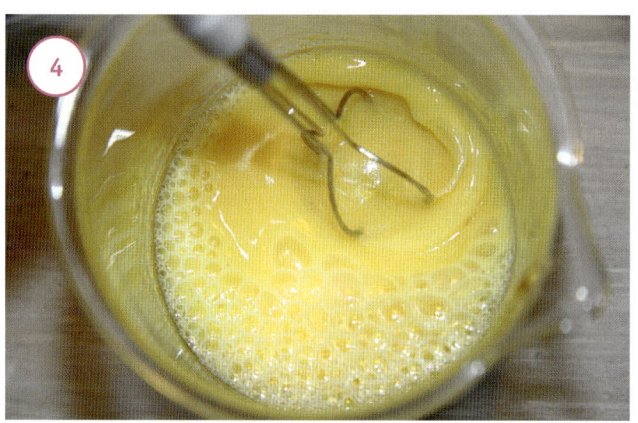

ÄTHERISCHE ÖLE IN DER HAARPFLEGE

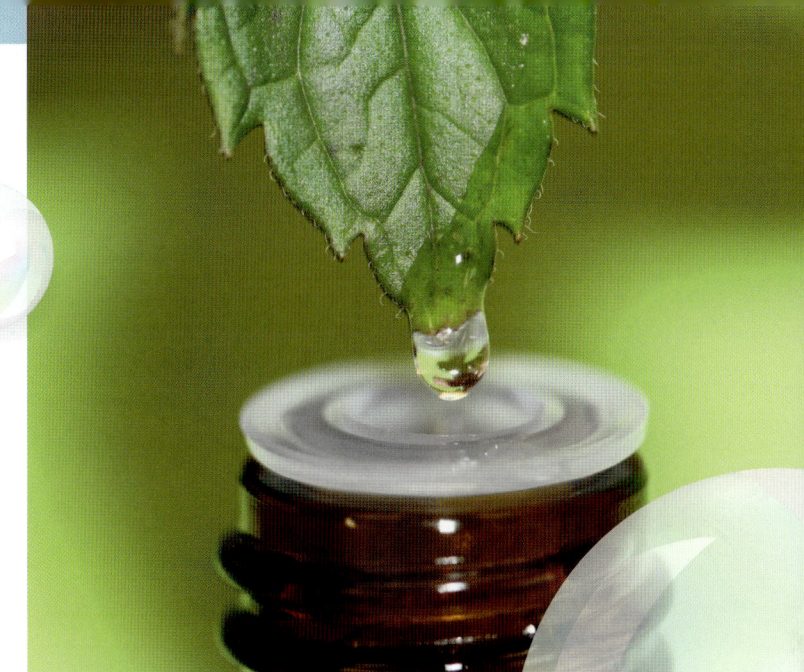

Sinnvolle ätherische Öle für die unterschiedlichen Haar-Herausforderungen
Bei fettem Haar: Rosmarin, Wacholder, Lavendel, Zedernholz, Zitrone, Teebaumöl
Bei trockenem Haar: Geranium, Lavendel, Muska-tellersalbei, Ylang Ylang
Bei zu Schuppen neigendem Haar: Teebaumöl, Lavendel, Rosmarin
Bei dünnem Haar und bei zu Haarausfall neigendem: Rosmarin, Pfefferminze, Lavendel, Ylang Ylang

HILFREICHE REZEPTUREN BEI „HAARPROBLEMEN"

Mit den äußerlichen Anwendungen kann man bei Haarproblemen ein bisschen helfend eingreifen. Die eigentlichen Probleme, die man mit Haar und Haut hat, sind viel komplexer zusammengestellt. Die Ernährung (oft gibt es einen Mangel an manchen Mineralstoffen und Spurenelementen), der Lebenswandel (Sonne, Meerwasser), die Lebensumstände (Stress, Druck, emotionale Herausforderungen, welche auch oft am Hautbild sichtbar werden), die Jahreszeiten (Sommer und Winter haben unterschiedliche Einflüsse) und auch das Lebensalter (jugendliche Haut/Haar hat andere Anforderungen als reiferes). Dennoch gibt es hilfreiche Tipps und Tricks, die man gut auch äußerlich anwenden kann. Zumeist sind das Kopfhaut beruhigende Zutaten in Verbindung mit Kräutern und den daraus gewonnenen ätherischen Ölen sowie mit hochwertigen Ölen und Wässern, ohne auf synthetische Mittel zurückgreifen zu müssen. Es kann allerdings bis zu mehrere Monate dauern, bis Sie die ersten positiven Ergebnisse sehen – also müssen Sie Geduld bewahren und durchhalten!

ACHTUNG!
Diese Rezepturen und Anregungen rund um „Haarprobleme" ersetzen dennoch in keinster Weise den Besuch bei dem Arzt Ihres Vertrauens!

HAARWUCHSFÖRDERNDE ANWENDUNGEN

Es ist ganz normal, dass einem Menschen bis zu 100 Haare pro Tag ausfallen – das spürt man mehr oder weniger stark, je nach Haarlänge. Von Haarausfall spricht man eigentlich erst, wenn die Haare zwar wachsen, aber schon wieder ausfallen, wenn sie noch ganz kurz sind, und wenn man bereits erste lichte Stellen sieht.

Die Ursachen dafür können vielfältig sein. Deshalb bringen wir hier lieber Tipps zum Thema Haarwuchsförderung. Bei richtigem Haarausfall müssen Sie bitte sowieso zuerst mit Ihrem Arzt sprechen. Und sollten Sie schon gar keine Haare mehr auf dem Kopf haben, dürfen Sie bitte keine Wunder erwarten.

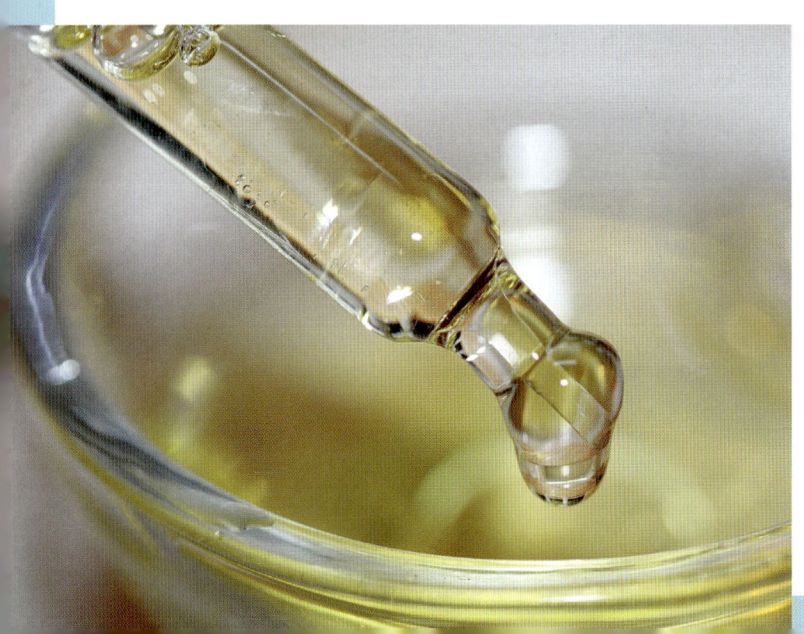

KOPFHAUTMASSAGE-ÖL

Vor dem Haarewaschen kann eine Kopfhautmassage für die bessere Durchblutung der Kopfhaut hilfreich sein.

2 EL BIO-KOKOSÖL (WEGEN SEINER WERTVOLLEN BESTANDTEILE, DIE IN DIESER MISCHUNG NICHT VERLOREN GEHEN) • ½ EL TRAUBENKERNÖL

½ EL JOJOBAÖL • 1 AUSGEPRESSTE ZITRONE

JE 1 BIS MAXIMAL 2 TROPFEN ÄTHERISCHE ÖLE: LAVENDELÖL, ZEDERNHOLZÖL, ROSMARINÖL (VORSICHT, BEI BLUTHOCHDRUCK NICHT VERWENDEN, SIEHE SEITE 24), ZITRONE, LEMONGRAS

- Das Kokosöl leicht im Wasserbad anschmelzen oder bei warmer Zimmertemperatur leicht temperieren (nicht ganz flüssig werden lassen, aber es sollte ein wenig weicher in der Konsistenz sein). Die Öle und Duftöle dazugeben und gut miteinander vermischen.
- Diese Öl-Massage-Mischung auf die Kopfhaut auftragen (am besten das Haar ein paar Mal scheiteln, um an die Kopfhaut zu gelangen) und sanft ein paar Minuten einmassieren. Vermeiden sie zu starkes Schrubbeln – es sollte die Kopfhaut leicht anregen. Also nur sanft massieren. Danach wie gewohnt (natürlich am besten mit einem selbstgemachten milden Shampoo) die Haare waschen und das Öl wieder auswaschen. Alle 2–3 Wäschen anwenden.

JOGHURT-HAARPACKUNG

1 EL BIO-KOKOSÖL

1 EL KOKOSNUSSMILCH (ZUMEIST IST EIN FESTERER UND FLÜSSIGERER ANTEIL IN DER DOSE ENTHALTEN – FÜR DIE HAARPACKUNG, WENN MÖGLICH, 1 EL DES FESTEREN ANTEILES ENTNEHMEN)

2 KL HONIG

2 KL NATURJOGHURT

3 TROPFEN ÄTHERISCHES LEMONGRASÖL

3 TROPFEN ÄTHERISCHES PFEFFERMINZÖL

2 TROPFEN ÄTHERISCHES ROSMARINÖL

10 TROPFEN ALOE VERA 10-FACH

- Alle Zutaten miteinander vermischen und auf das trockene Haar und die Kopfhaut auftragen (bei langem Haar entsprechend mehr Menge anrühren). Leicht in die Kopfhaut einmassieren (nicht zu fest rubbeln, sondern leicht massieren) und mit einem schmutz-unempfindlichen Handtuch abdecken (eine Art Turban auf dem Kopf machen).
- Noch effektiver ist es, die Haare mit einer Dusch-haube abzudecken – dann bleibt die Packung eher am Kopf als im Handtuch. Diese Haarpackung ca. 20 Minuten einwirken lassen und danach ganz nor-mal im Zuge einer Haarwäsche auswaschen. Zuletzt die Rinse nicht vergessen!
- 1 Mal pro Woche anwenden.

MASSAGE-TONIC FÜR ZWISCHENDURCH

1 EL ALOE-VERA-GEL

½ KL JOJOBAÖL

1 MINIMENGE (CA. ⅛ GESTRICHENER KL) HONIG

JE 1 TROPFEN ÄTHERISCHES LAVENDELÖL UND ÄTHERISCHES ZEDERNHOLZÖL

- Alle Zutaten gut miteinander vermischen und mit dem Finger sanft in die Kopfhaut „einklopfen". Aloe Vera kann die Haut sanft beruhigen. Honig und die ätherischen Öle pflegen obendrein und regen die Kopfhaut ein wenig an.
- 10 Minten vor der Haarwäsche auftragen und leicht einmassieren.

PFLEGEANWENDUNGEN FÜR ZWISCHENDURCH FÜR JEDES HAAR GEEIGNET

OLIVEN-ÖL-PACKUNG

- Feines Olivenöl leicht anwärmen (ein wenig über Zimmertemperatur, aber auch nicht zu heiß) und großzügig auf das Haar verteilen. Mit einer Duschhaube abdecken und mit einem Handtuch umwickeln.
- Nach ca. 20 Minuten das Haar gründlich waschen. Diese Oliven-Pflege ist auch sehr hilfreich im Urlaub am Meer, wenn das Haar durch das salzige Meerwasser und die Sonne stark strapaziert wird.

DAS GELBE VOM EI
HAARKRÄFTIGENDE EI-PACKUNG

2 FRISCHE EIDOTTER • 1 EL WEIZENKEIMÖL • 1 EL HONIG

- Alle Zutaten gut miteinander vermischen und auf das Haar auftragen. Ca. 10 Minuten einwirken lassen und danach das Haar gründlich waschen.

TIPP

Um dem Haar zusätzlich einen seidigen Glanz zu verleihen, können Sie als glänzendes Finish Borretschöl in einen Zerstäuber füllen, eine Minimenge über die Haarbürste sprühen und flott mit der Bürste das Haar bürsten. Borretschöl gibt Glanz, ohne zu befetten.

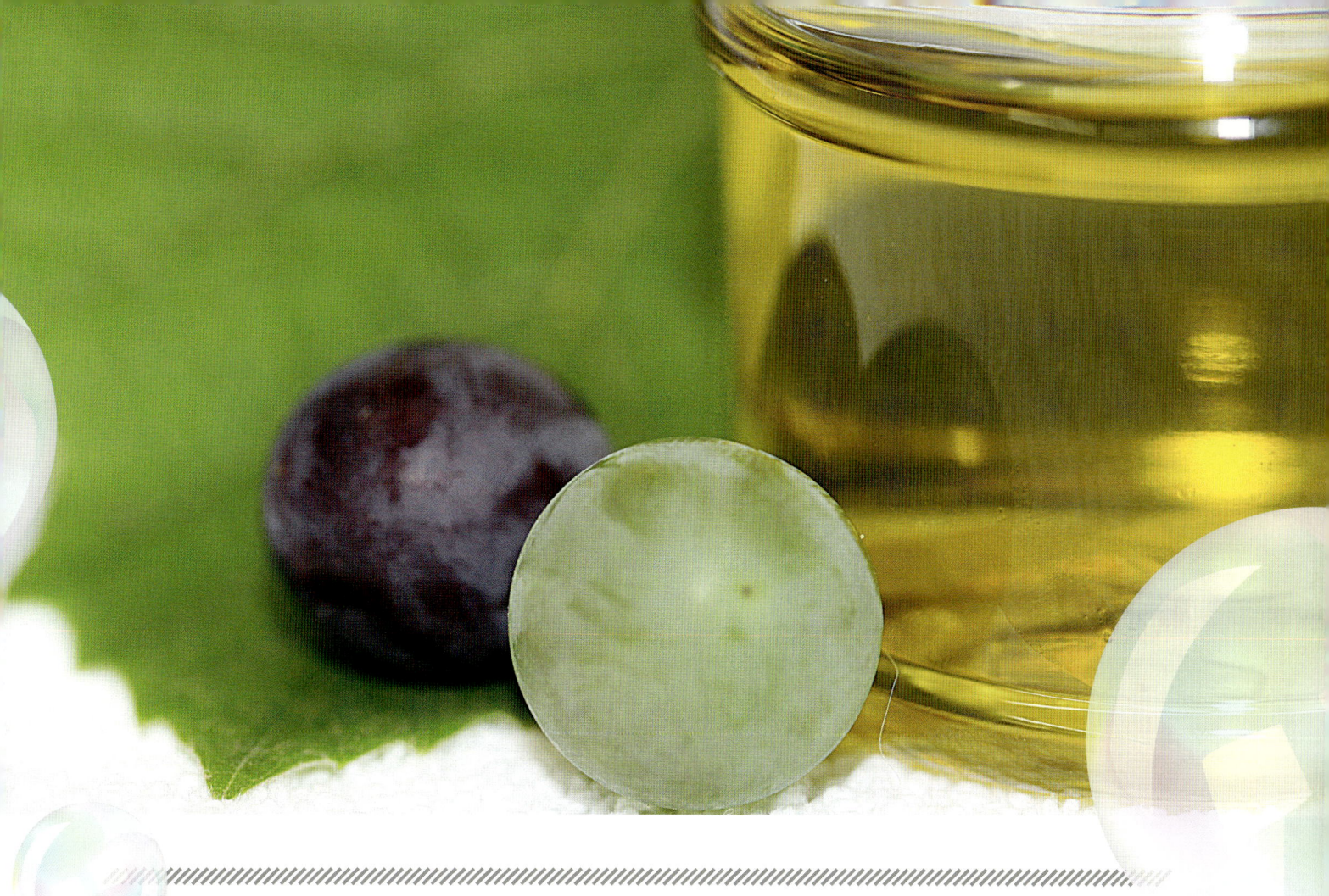

MANDEL-TRAUBENKERNÖL-PACKUNG

- Mandelöl und Traubenkernöl zu gleichen Teilen zusammenmischen. Leicht anwärmen und mit 2 Tropfen ätherischem Lavendelöl vermischt großzügig am Kopf verteilen.

- Mit einer Duschhaube abdecken, mit einem Handtuch umwickelt ca. 20 Minuten einwirken lassen und danach gründlich die Haare waschen.

BEI FETTEM HAAR

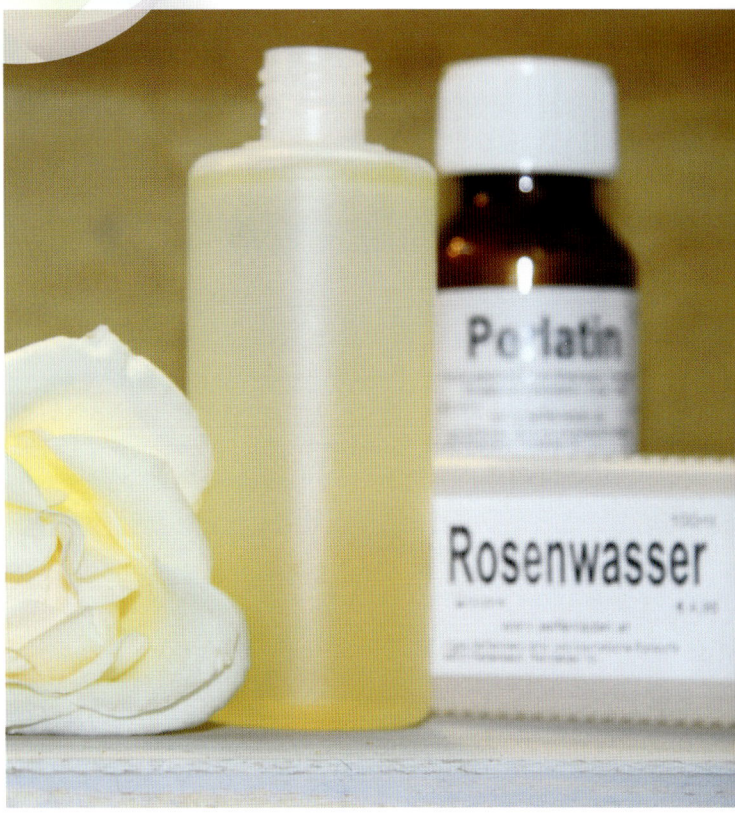

Fettes Haar entsteht nicht direkt am Haar, sondern an der Kopfhaut und an ihren Talgdrüsen. Die Produktion des Talgs ist dafür verantwortlich, dass Haare auch zu rasch nachfetten, als „normal" sein sollte. Auch hier wieder sind die Ursachen sehr komplex (Alter, Lebensumstände, Ernährung …).

Die Kopfhaut und die Talgproduktion sollten wieder auf „Normalbetrieb" gebracht werden. Zumeist ist die Kopfhaut durch zu scharfe Produkte irritiert und wehrt sich durch diese unerwünschten Auswirkungen auf das Haar. Wenn man die Haarprobleme offensichtlich sieht, wie z. B. täglich fettes Haar, ist die Kopfhaut schon lange beleidigt und hat die Talgproduktion schon massiv angeregt und umgestellt. Bei richtig fettem Haar gilt also: So mild wie möglich Haar und Kopfhaut pflegen, um den Eigenregulierungsmodus der Kopfhaut wieder zu erlangen. Es ist normal, dass Haar auch fetten kann – aber nicht jeden Tag! Also verwenden Sie milde Tenside.

Bei der Haarwäsche, wenn nötig, das Haar auch zweimal hintereinander waschen und länger waschen als üblich, da bei einer Haarwäsche unter Umständen nicht das ganze Fett rausgewaschen werden kann. Also am besten nach dem Ausspülen nochmals das Haar mit Shampoo waschen, gut ausspülen und danach die Rinse nicht vergessen. Gerade bei fettem Haar sollten Sie nicht hudeln, sondern sehr gründlich waschen Das Shampoo so mild wie möglich halten und ein paar wenige Zutaten hinzufügen, die Haut und Haar beruhigen und aufgrund ihrer Eigenschaften dem schnellen Nachfetten und der übereifrigen Talgproduktion entgegenwirken.

SPEZIALFALL FETTES HAAR, TROCKENE HAARSPITZEN

Bei fettem Haar sollten Sie eine Zeitlang auf Conditioner verzichten, bis sich die Kopfhaut und die Talgproduktion wieder normalisiert haben. Das dauert ein paar Wochen bis mehrere Monate!

Sollten Sie dennoch trockene Spitzen haben, können Sie mit den Fingerspitzen eine geringe Menge von einer 1:1-Mischung aus Jojobaöl und Borretschöl auf die Spitzen auftragen. Minimengen natürlich – ansonsten wird es schnell zu fettig!

Diese Pflegeölmischung können Sie sich gut in einem Minitiegel zusammenmischen und im Kühlschrank aufbewahren. Diese Mischung hält sehr lange und man braucht ja nur sehr kleine Mengen (ca. ½ KL Jojobaöl und ½ KL Borretschöl).

HAAR-TONIC-SPÜLUNG-RINSE
BEI FETTEM HAAR – 3 IN 1

- Bringen Sie ca. 100 ml Wasser zum Kochen und legen Sie dann ca. 1 EL Pfefferminzeblätter und getrockneten Rosmarin hinein. Dann lassen Sie die Kräuter ca. ½ Stunde im Wasser ziehen.
- Die Kräuter abseihen und 2 EL Apfelessig oder den Saft von 1 Zitrone dazugeben. Am Schluss das Tonic mit klarem Wasser auf ca. 1 Liter aufgießen und nach der Haarwäsche als sauren Abschluss verwenden.
- Diese Spülung kann ruhig im Haar bleiben und ist also eine „Leave-in-Rinse".

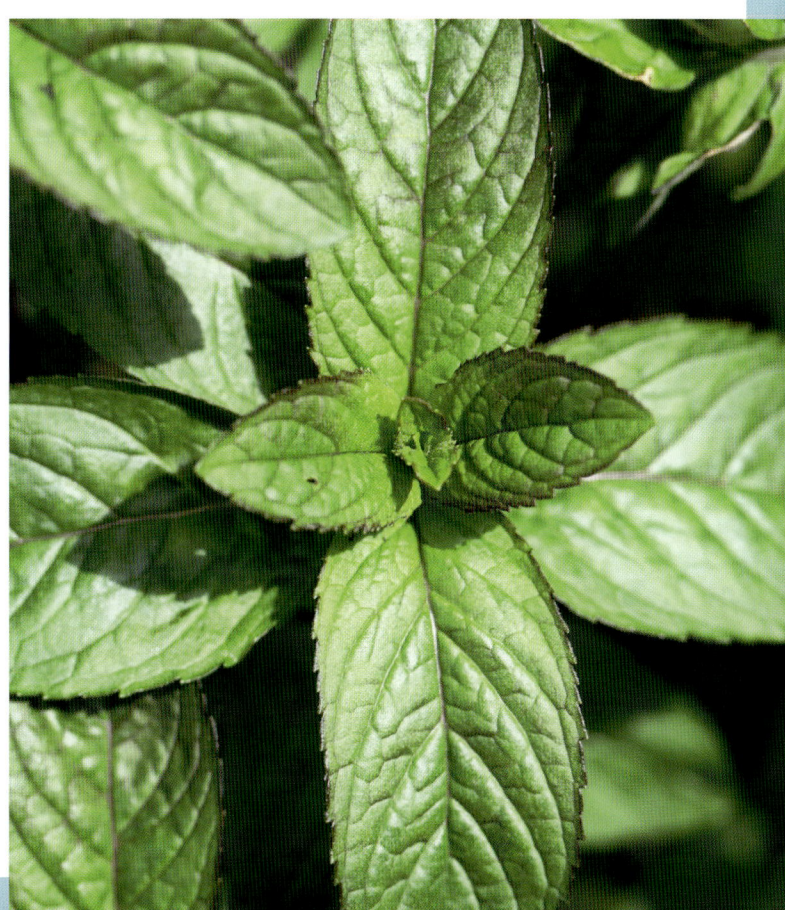

SCHUPPEN –
LÄSTIGES HAARPROBLEM

Ein jeder Mensch verliert täglich Millionnen von Zellen von der Kopfhaut, die man aber kaum sieht. Schlimm wird es, wenn sie als große trockene Schuppen sichtbar werden. Zumeist geht dieses Problem mit einer sehr trockenen Kopfhaut überein.

Bei zu Schuppen neigendem Haar (oder besser gesagt Kopfhaut) empfiehlt es sich, sehr viel Pflege zu verwenden. Conditioners auftragen, reichhaltige Öl-Packungen zwischendurch verwenden und so selten wie möglich die Haare waschen, um der Kopfhaut die Chance zu geben, sich so rasch wie möglich zu regenerieren.

Klingt leichter, als in der Praxis umsetzbar? Natürlich können Sie nicht mit ungewaschenen Haaren und Schuppen zur Arbeit gehen. Dennoch gibt es Möglichkeiten: z. B. über das Wochenende oder die Haare im Urlaub mal lieber nicht zu waschen und so weiter.

Die Werbung empfiehlt Produkte gegen Schuppen, die sehr gut wirken – solange man sie auch andauernd nutzt. Es sind auf alle Fälle Zutaten darin, die die Kopfhaut so weit versorgen, dass sie für 1 Tag oder maximal 2 kaum sichtbare Schuppen rieseln lässt. Und dann? Das Ziel der Herstellung von Pflege ist ja auch, die Haut (und auch die Kopfhaut) soweit wieder regenerieren zu lassen, dass sie ganz normal und ohne Irritationen wieder arbeitet. Das kann nicht von heute auf morgen geschehen. Bleiben Sie dennoch dran und Sie werden langfristig von den Ergebnissen positiv überrascht sein.

PFLEGENDES
KOPFHAUT-ZUCKERPEELING

- Vor dem Haarewaschen kann ein pflegendes Zuckerpeeling hilfreich sein.
- Den Leave-in-Conditioner von Seite 101 zu einem Gel anrühren. 1 gehäuften EL Zucker und 1 KL Sesamöl unterrühren und dieses Zucker-Pflegegel ganz sanft in die Kopfhaut einmassieren. Mit ganz wenig Druck kreisend einmassieren, aber auf keinen Fall fest rubbeln! Nach ein paar Minuten Einmassieren die Haare ausspülen und danach mit einem sehr milden Shampoo waschen und einen sauren Abschluss in Form einer Rinse machen.
- Einmal pro Woche vor der Wäsche anwenden, solange noch massive Schuppen sichtbar sind. Dann die Abstände verlängern.
- Das Anti-Schuppen-Zuckerpeeling ist eine sehr reichhaltige Formulierung, die die Kopfhaut mit vielen feinen Zutaten versorgt – also eine Extrapflege. Auch bei zu Schuppen neigender Kopfhaut sollten Sie das Haarewaschen lange zelebrieren, damit auch alle Pflegezutaten gut einwirken können. Da geht nichts mit huschhusch. Beim Waschen danach sanft das Shampoo lange am Kopf einmassieren und lieber ein paar Minuten länger warten, bis Sie es ausspülen.

TIPP

Bei zu Schuppen neigender Kopfhaut kann Hamameliswasser sehr gut abends und zwischendurch in die Kopfhaut einmassiert werden. Ca. 30 ml Hamameliswasser mit 3 Tropfen ätherischem Teebaumöl und einer Minimenge Honig miteinander vermischen. Die Haare scheiteln und die Hamameliswassermischung mit den Fingerspitzen auf die Kopfhaut tupfen.

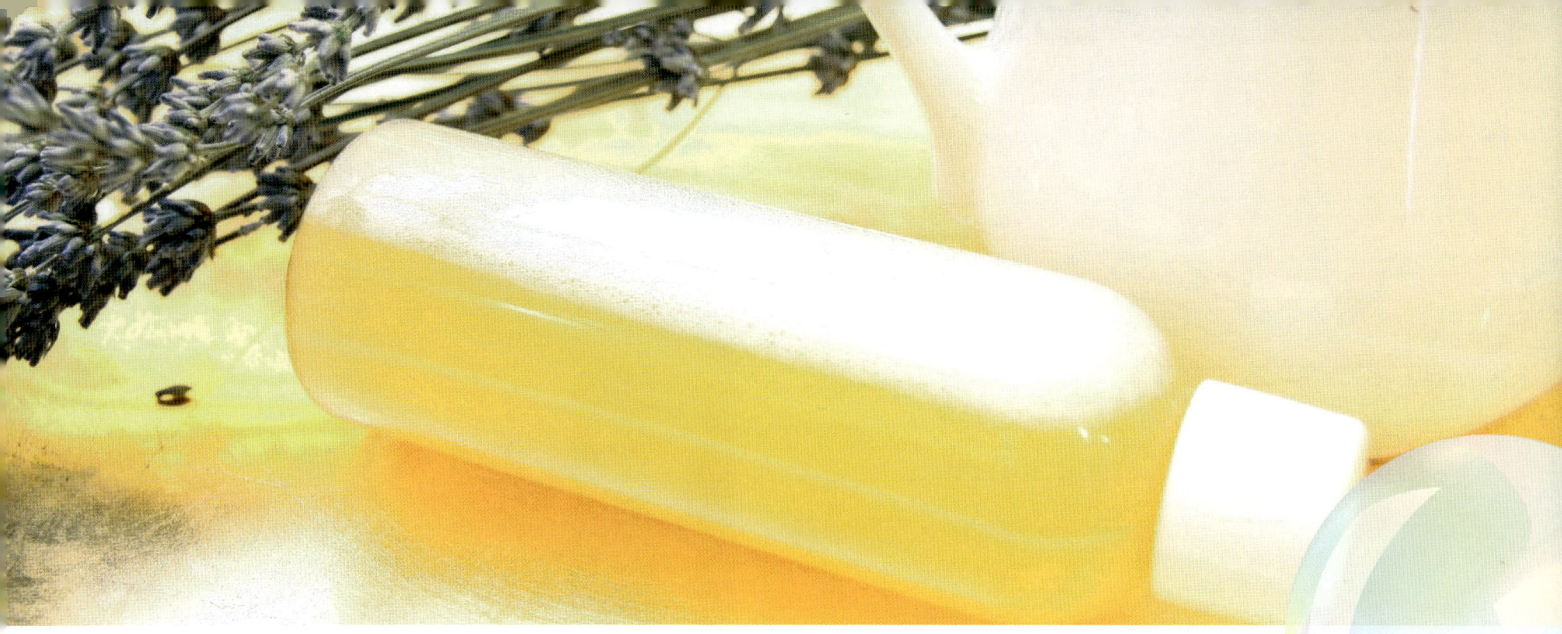

SHAMPOO SELBST GEMACHT

FLÜSSIGES SHAMPOO

EINE BASIS-REZEPTUR FÜR EIN 100-ml-FLÄSCHCHEN

CA. 40 % DES LOTIONFLÄSCHCHENS MIT PLANTAPON AN-FÜLLEN. • 1 KL HAARSOFT MIT ETWAS BLÜTENWASSER GUT VERMISCHEN UND IN DIE SHAMPOOFLASCHE GIESSEN.

MIT BLÜTENWASSER BIS CA. 2 CM UNTER DEN RAND ANFÜLLEN, DIE SHAMPOOFLASCHE SCHLIESSEN UND FERTIG IST DIE SHAMPOO-BASIS.

- Nun geht es natürlich an das individuelle Verfeinern. So können Sie pflegende feine Zutaten hinzufügen, die Konsistenz an Ihre persönlichen Vorlieben anpassen und natürlich Duft und Aroma ergänzen.
- Den Blütenwasseranteil kann man auch sehr hilfreich durch selbstangesetzten Tee ersetzen:
  bei blondem Haar: Ringelblume, Zitronenschale, Kamille
  bei rotem Haar: Hibiskus, Ringelblume und Zimtrinde
  bei dunklem Haar: Schwarzer Tee, Gewürznelken und Rosmarin

TIPP

Das Shampoo in kleineren Mengen (z. B. in 100 ml fassende Shampoofläschchen) herstellen, dann verbraucht man es innerhalb der nächsten 10 Tage auf und benötigt keine zusätzliche Konservierung!

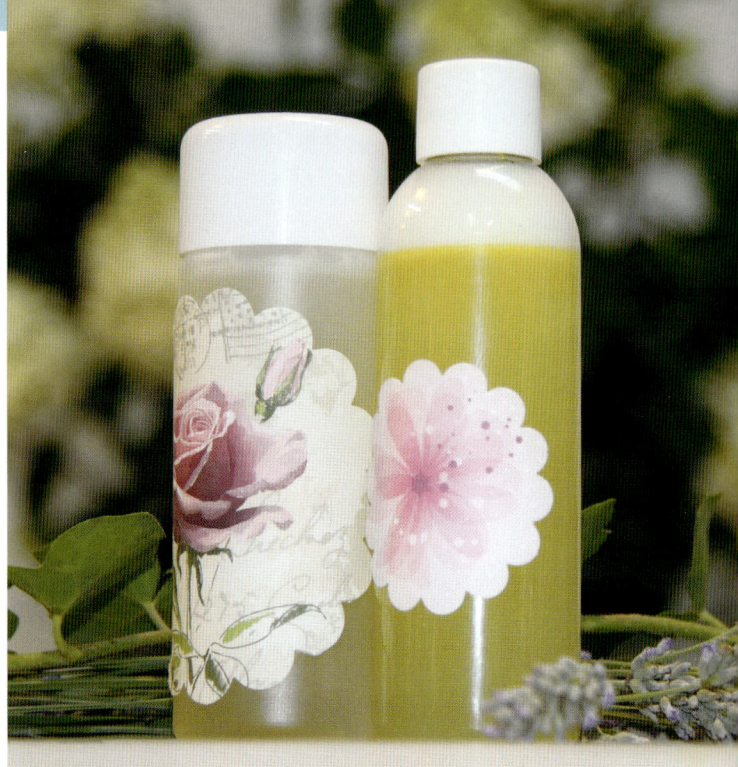

SHAMPOO
MENGE FÜR 100 ml

CA. ⅓ DER FLASCHE MIT PLANTAPON BEFÜLLEN
(NATÜRLICHE SHAMPOOBASIS)

20–30 g HAARSOFT (TENSID AUF ZUCKERBASIS)

10 g SEIDENPROTEINE

5 g VITHAAR (SPEZIALEXTRAKT AUS BIOTIN)

1 PRISE GUARKERNMEHL

CA. 10 TROPFEN DUFT NACH LUST UND LAUNE

BEI BEDARF 10–15 TROPFEN PARABEN K ALS
KONSERVIERUNG

- Das Plantapon in die Shampooflasche füllen, das Haarsoft entweder mit Wasser oder mit Blütenwasser (z. B. Rosenwasser oder Neroliwasser) gemeinsam mit der Prise Guarkernmehl unter Rühren auflösen.
- Die Wasser-Mischung in die Shampooflasche mit hineingießen. Die Wirkstoffe dazugeben und ganz zum Schluss den Duft und den Konservierer hinzufügen. Normalerweise verbraucht man das Shampoo recht rasch und es ist keine Konservierung notwendig.
- Schließen und schütteln – fertig ist das Shampoo!

SIE KÖNNEN NOCH HINZUFÜGEN:

- D-Panthenol
- diverse Kräuterextrakte (Brennesselextrakt bei fetten Haaren, Calendulaextrakt, um die Kopfhaut zu beruhigen ...)
- bei sehr trockenem Haar auch ein hochwertiges Öl (z. B. Wildrosenöl)
- Lebensmittelfarbe (max. 1 Tropfen auf 100 ml) und Perlatin macht einen tollen Perlmuttschimmer

STÄRKENDES BIERSHAMPOO

MIT HOPFEN UND MALZ

ETWAS WENIGER ALS DIE HÄLFTE DES
LOTIONFLÄSCHCHENS MIT PLANTAPON BEFÜLLEN

2 KL HAARSOFT

½ KL HONIG

20 TROPFEN SEIDENPROTEINE

10 TROPFEN VITHAAR

10 TROPFEN HOPFENEXTRAKT

15 TROPFEN DUFT (Z. B. 10 TROPFEN BENZOE,
5 TROPFEN PARFUMÖL VANILLE)

1 FLASCHE DUNKLES STARK-BIER

- Das Plantapon in die Shampooflasche füllen.
  Das Haarsoft und den Honig in einer kleinen Menge
  Bier auflösen.
- Alle Zutaten in die Shampooflasche füllen. Mit
  dunklem starkem Bier bis ca. 2 cm unter den Rand
  auffüllen. Das Shampoo hält durch den Alkoholge-
  halt im Bier gut und stärkt das Haar. Es gibt ihm
  Fülle und eine kräftigere Haarstruktur.
- Bei sehr trockenem Haar kann man auch noch zusätzlich einen Minischuss hochwertiges Öl
  (z. B. Wildrosenöl oder auch Squalan) hinzugeben.

MÄNNER-SHAMPOO

DAS HERBE

CA. ⅓ DER FLASCHE MIT PLANTAPON BEFÜLLEN

1 KL HAARSOFT UND EINE PRISE HAARGUAR MIT
ETWAS LAVENDELWASSER GUT VERRÜHREN, BIS SICH
DAS HAARSOFT AUFGELÖST UND ZU GEL GEWANDELT
HAT. ½ KL SALZ UND EINE PRISE ZITRONENSÄURE
DAZUGEBEN UND RÜHREN, BIS SICH DIESE AUFGE-
LÖST HABEN. ALLES ZUSAMMEN EBENFALLS IN DAS
LOTIONFLÄSCHCHEN FÜLLEN.

ZUSÄTZLICH IN DAS LOTIONFLÄSCHCHEN FÜLLEN:

1 MINISCHUSS D-PANTHENOL

1 MINISCHUSS PFLANZLICHES GLYCERIN

5 TROPFEN VITAMIN E (TOCOPHEROL)

10 TROPFEN SEIDENPROTEINE

5 TROPFEN NURATIN

10 TROPFEN PARFUMÖL AZUR

7 TROPFEN LEMONGRASÖL

5 TROPFEN ZEDERNHOLZÖL

- Alle Zutaten in das Lotionfläschchen füllen
  und mit Lavendelwasser bis ca. 2 cm unter den
  Rand auffüllen.
- Das Lotionfläschchen verschließen und gut
  schütteln.

SEIFE-HONIG-SHAMPOO

10 g NATURSEIFE, FEIN GERASPELT

70 ml DESTILLIERTES WASSER

1 PRISE ZITRONENSÄURE

1 MINISCHUSS (CA ½ KL) KLETTENWURZELÖL

1 MINISCHUSS HONIG

5 TROPFEN PROPOLISLÖSUNG

10 TROPFEN PARFUMÖL HONIG

- Die feinen Seifenraspel gemeinsam mit dem destillierten Wasser in einem Topf erwärmen und unter stetem Rühren die Naturseife im Wasser auflösen. Es kann schon ein bisschen dauern, bis alles vollständig im Wasser gelöst ist. Geduldig bleiben! Dann die Zitronensäure in das Seifenwasser geben und ebenso auflösen.
- Die restlichen Zutaten, also das Klettenwurzelöl, den Honig, die Propolislösung und den Duft, in das Seifenwasser einrühren. Die ganze feine Honig-Mischung gut vermischen.
- In ein geeignetes (ca. 100 ml) Gefäß abfülllen und ganz normal wie Shampoo verwenden.
- Das Seife-Honig-Shampoo rasch verbrauchen oder entsprechend konservieren.

ANTI-SCHUPPEN-SHAMPOO

MENGE FÜR 100 ml SHAMPOO

CA. ⅓ DER FLASCHE MIT PLANTAPON BEFÜLLEN

2 KL HAARSOFT UND EINE PRISE HAARGUAR MIT ETWAS HAMAMELISWASSER GUT VERRÜHREN, BIS SICH DAS HAARSOFT AUFGELÖST UND ZU GEL GEWANDELT HAT, UND EBENFALLS IN DAS LOTIONFLÄSCHCHEN FÜLLEN

ZUSÄTZLICH IN DAS LOTIONFLÄSCHCHEN FÜLLEN:

10 TROPFEN ALOE VERA 10-FACH

5 TROPFEN NURATIN • 5 TROPFEN VITHAAR

10 TROPFEN SEIDENPROTEINE

1 MINISCHUSS BORRETSCHÖL

5 TROPFEN CALENDULAEXTRAKT

5 TROPFEN KLETTENWURZELEXTRAKT

5 TROPFEN MERISTEM-EICHENWURZELEXTRAKT

5 TROPFEN TEEBAUMÖLFLUID

1 MINISCHUSS PFLANZLICHES GLYCERIN

5 TROPFEN ÄTHERISCHES LEMONGRASÖL

3 TROPFEN TEEBAUMÖL

- Am Schluss mit Hamameliswasser bis ca. 2 cm unter den Rand aufgießen, verschließen und gut schütteln.
- Vor Gebrauch immer kurz schütteln.

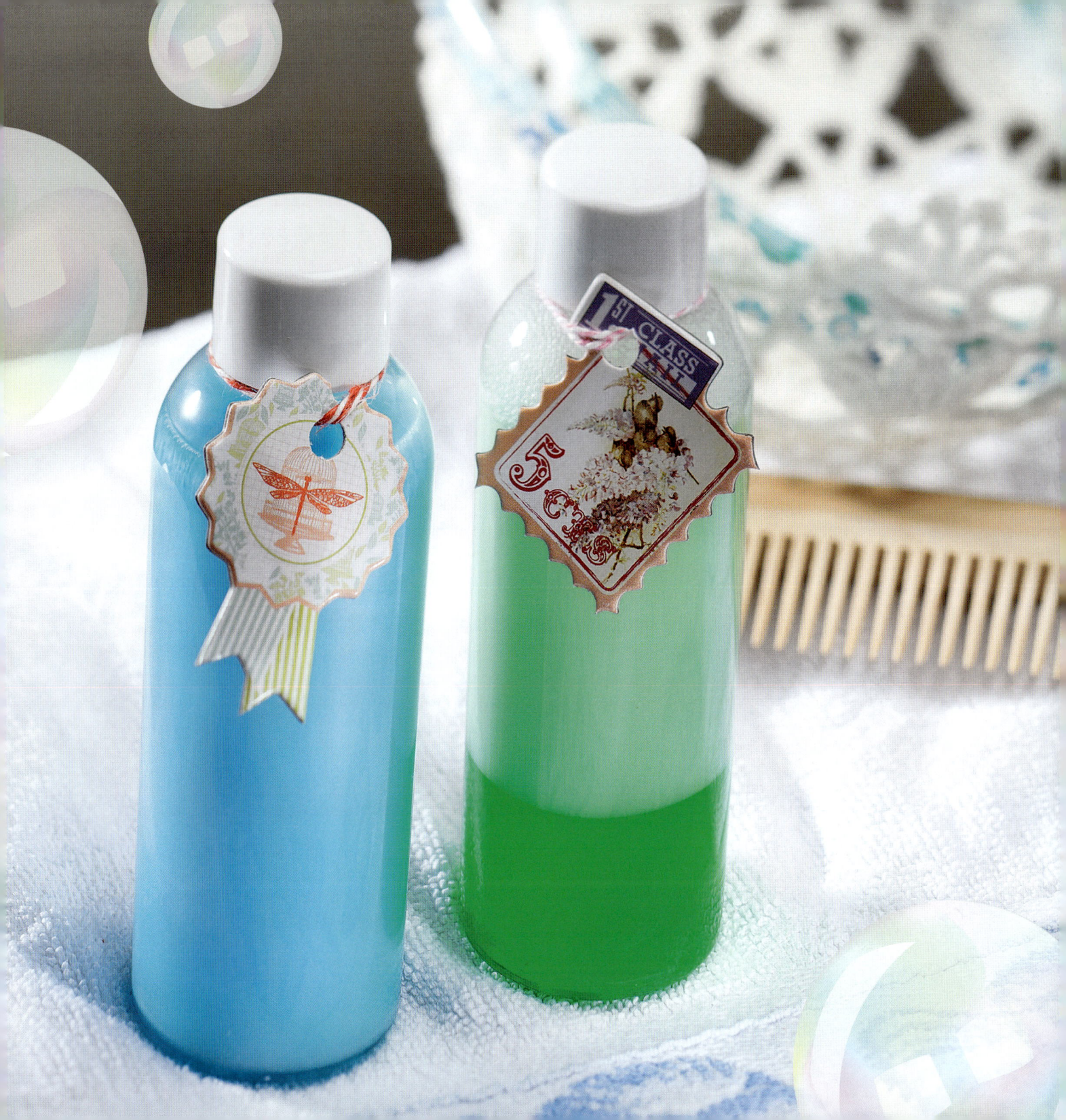

ROSIGES SHAMPOO

CA. ⅓ DER FLASCHE MIT PLANTAPON BEFÜLLEN

1 KL HAARSOFT UND EINE PRISE HAARGUAR MIT ETWAS ROSENWASSER GUT VERRÜHREN, BIS SICH DAS HAARSOFT AUFGELÖST UND ZU GEL GEWANDELT HAT, UND EBENFALLS IN DAS LOTIONFLÄSCHCHEN FÜLLEN

ZUSÄTZLICH IN DAS LOTIONFLÄSCHCHEN FÜLLEN:

1 SCHUSS (IST SEHR DICKFLÜSSIG) PERLATIN (GIBT EINEN LEICHTEN PERLMUTTSCHIMMER)

3 TROPFEN LEBENSMITTELFARBE, ROT

1 MINISCHUSS WILDROSENÖL

5 TROPFEN VITAMIN E (TOCOPHEROL)

10 TROPFEN SEIDENPROTEINE

5 TROPFEN NURATIN

5 TROPFEN ALOE VERA 10-FACH

10 TROPFEN ÄTHERISCHES YLANG YLANG

7 TROPFEN GERANIUM

7 TROPFEN ROSENPARFUMÖL

- Alle Zutaten in das Lotionfläschchen füllen und mit Rosenwasser bis ca. 2 cm unter den Rand auffüllen. Das Lotionfläschchen verschließen und gut schütteln.

MILDES KINDERSHAMPOO

MENGE FÜR 100 ml

Gerade bei Kindern ist weniger mehr.

Außerdem ist es empfehlenswert, dass Kindershampoos sehr mild sind und die Haare gut kämmbar machen, um Krokodilstränen zu vermeiden, wenn es an den Haaren zieht.

20 ml BETAIN

10 ml PLANTAPON

60 ml DESTILLIERTES WASSER

CA. 0,5 g GUARKERNMEHL

CA. 0,5 g HAARGUAR

1 MINISCHUSS LYSOLECITHIN

- Betain und Plantapon in das Shampoofläschen füllen.
- Das Guarkernmehl und eine gute Prise Haarguar gemeinsam mit ein paar Tropfen kosmetischem Basiswasser benetzen und dann mit dem destillierten Wasser zu einem Gel anrühren.
- Den Minischuss Lysolecithin einrühren und die Wassermischung in das Shampoofläschchen füllen.
- Das Fläschchen verschließen und gut schütteln.

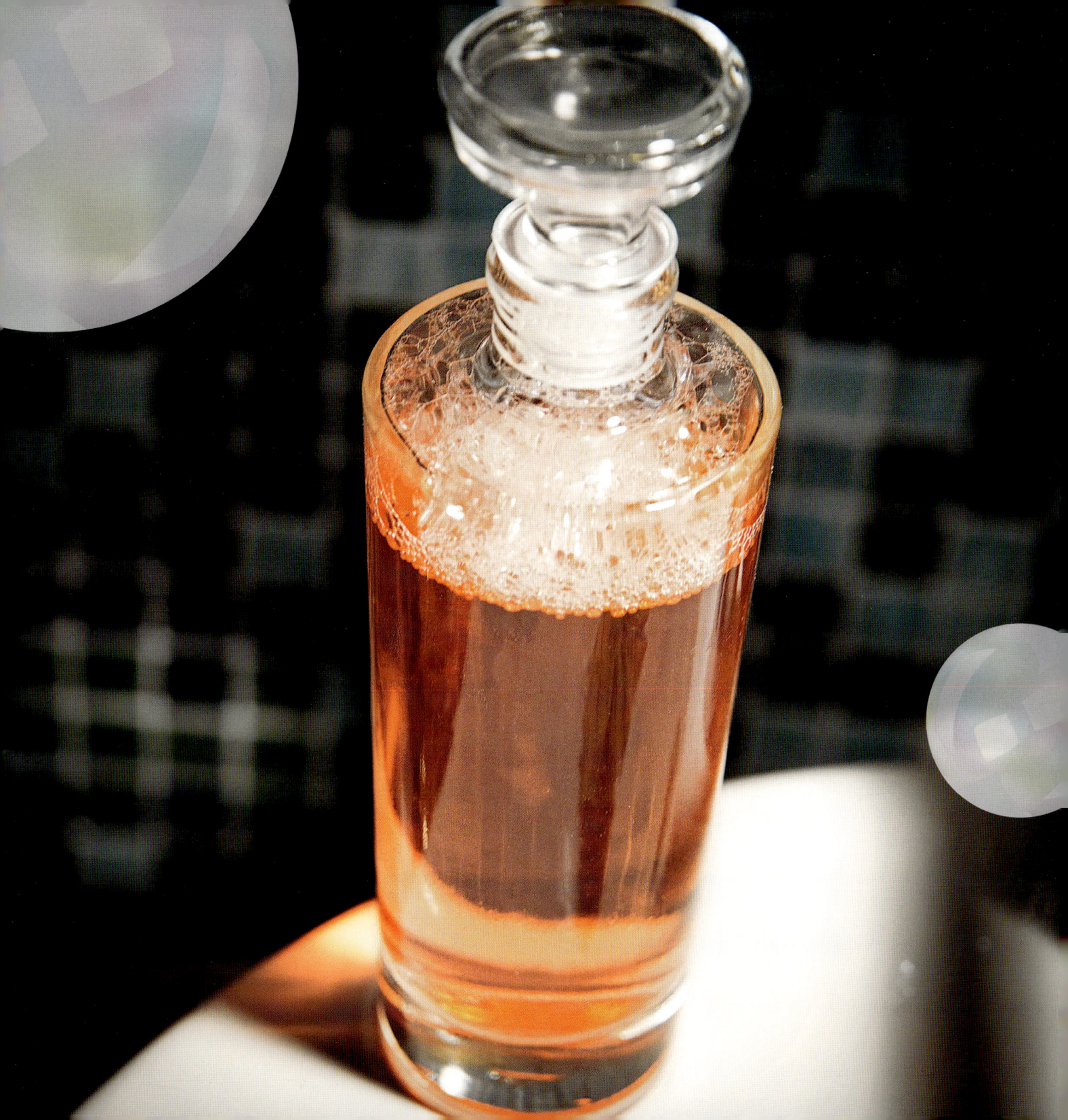

ANTI-LÄUSE-SHAMPOO

MENGE FÜR 100 ml

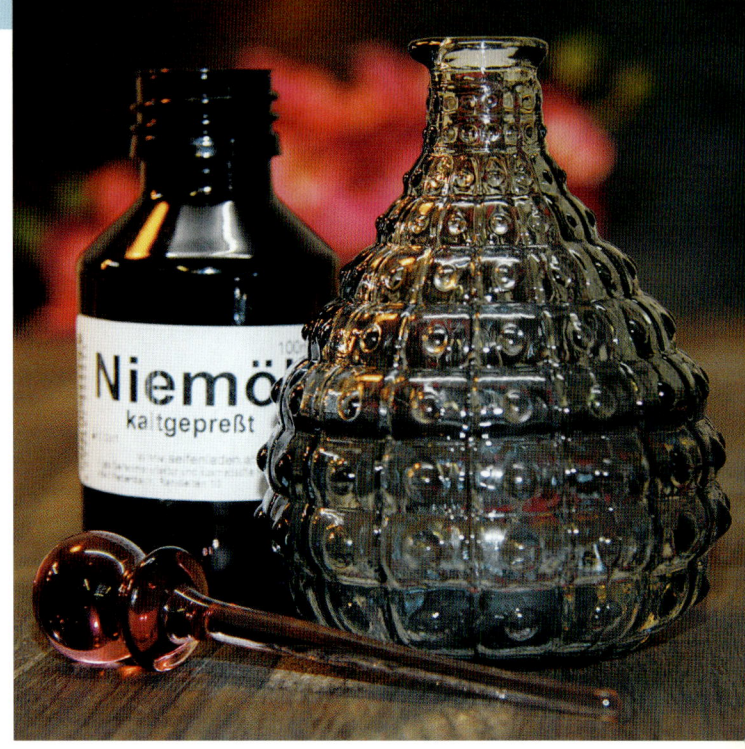

ANTI-LÄUSE-SHAMPOO

20 ml BETAIN

10 ml PLANTAPON

60 ml DESTILLIERTES WASSER

CA. 0,5 g GUARKERNMEHL

CA. 0,5 g HAARGUAR

EIN PAAR TROPFEN KOSMETISCHES BASISWASSER ODER
SONSTIGEN HOCHPROZENTIGEN ALKOHOL

EINEN GUTEN SCHUSS LYSOLECITHIN

10 ml NIEMÖL

3 TROPFEN ÄTHERISCHES TEEBAUMÖL

- Immer wieder gibt es zumeist in Kindergarten und Volksschule „Lausalarm". Es gibt im Handel so genannte Läuseshampoos – doch können Sie auch selbst ganz einfach ein Anti-Läuse-Shampoo rühren und danach mit einem handelsüblichen Nissenkamm die Lästlinge und deren Nachkommen vom Haupt entfernen. Wichtig ist auch, Kopfpolster, Bettwäsche, auch die Lieblingskuscheltiere und getragene Kleidung gleichzeitig mit der Kopfbehandlung einer vernünftigen Reinigung zu unterziehen!
- Betain und Plantapon in das Shampoofläschen füllen.
- Das Guarkernmehl und das Haarguar gemeinsam mit ein paar Tropfen kosmetischem Basiswasser benetzen und dann mit dem destillierten Wasser zu einem Gel anrühren.
- Den Minischuss Lysolecithin sowie das Teebaumöl und das Niemöl einrühren. Dann die eher streng duftende Wassermischung in das Shampoofläschchen füllen.
- Das Fläschchen verschließen und gut schütteln.
- Die Haare damit gut einshampoonieren und das Shampoo auch einwirken lassen. Danach ausspülen, das Haar abtrocknen und durchkämmen. Das Haar scheiteln und eine Strähne nach der anderen mit einem handelsüblichen Nissenkamm gründlich auskämmen. Nach jedem Auskämmen einer Strähne den Nissenkamm auf einem Tuch, Das Sie danach entsorgen können, abstreichen.
- Bei Bedarf nach ein paar Tagen wiederholen.

SHAMPOO-BARREN

SHAMPOO IN FESTER FORM (GANZ TOLL FÜR REISEN – DIESES SHAMPOO KANN NICHT AUSRINNEN)

200 g SLSA • 10 g JOJOBAÖL • 5 g MANDELÖL

2 g LYSOLECITHIN • 10 g GLYCERIN

5 g ROSENWASSER • 25 TROPFEN ÄTHERISCHES ÖL ODER 30 TROPFEN PARFUMÖL NACH WAHL

- Alle Zutaten gut vermengen, in Förmchen gießen.

ACHTUNG!

SLSA-Pulver staubt mikrofein, daher benutzen Sie beim Einwiegen bitte einen Mundschutz!

- Dann brauchen Sie viel Geduld! Die Barren sollten genügend Zeit zum Austrocknen bekommen, bevor sie aus den Förmchen geholt werden. Ansonsten können sie zerbröckeln. Die Wartezeit kann einige Tage dauern.
- Dann können Sie die Shampoo-Barren dafür sofort verwenden – einfach ein paar Mal mit dem Barren übers angefeuchtete Haar rubbeln und die milde Pflege genießen. Ganz wesentlich für die Haltbarkeit ist, die Shampoo-Barren gleich wieder trocken aufzubewahren, damit sie sich nicht vorschnell auflösen. Ein Shampoo-Barren ist überdies auch noch sehr ergiebig!

SHAMPOO-BARREN „MILK & HONEY WASH"

FREI VON DUFT

50 g SLSA

15 g MAGERMILCHPULVER

1 g HAARGUAR

10 g MANDELÖL

5 g BORRETSCHÖL

5 g RIZINUSÖL

5 g HONIG

3 g LYSOLECITHIN

- Die Pulverzutaten gut miteinander vermischen.
- Die restlichen Zutaten ebenfalls gut miteinander vermischen und dann mit den Pulverzutaten gemeinsam in einer Schüssel zu einer Masse verrühren. Diese dann in Silikonformen abfüllen und trocknen lassen.

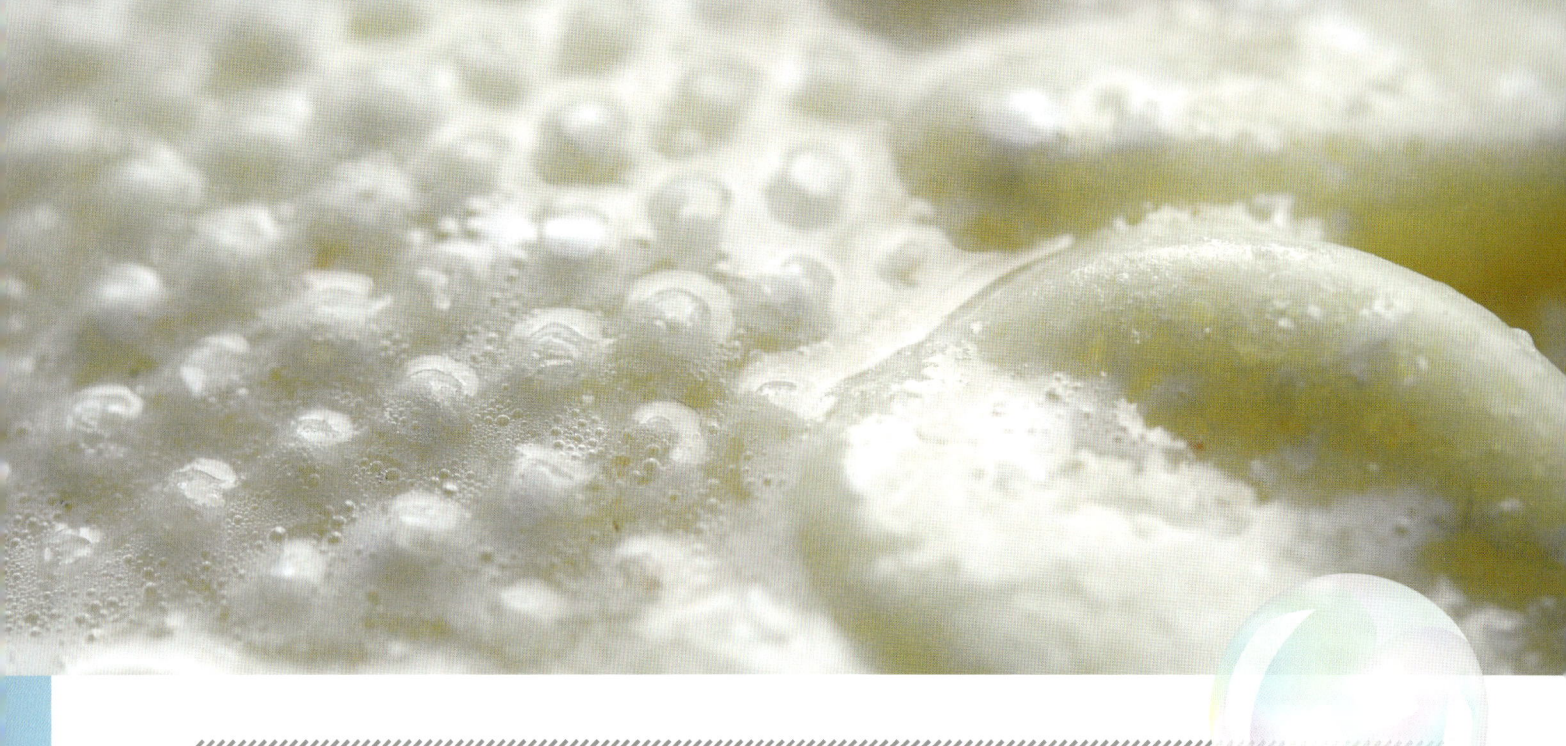

SHAMPOO-BARREN

MEINE NUMMER 1

70 g SLSA • 25 g ZIEGENMILCHPULVER • 1 g HAARGUAR

14 g BABASSUÖL • 14 g KAKAOBUTTER • 5 g RIZINUSÖL • 5 g TRAUBENKERNÖL • 5 g BIO-KOKOSÖL, DUFTEND

10 g FLUIDLECITHIN SUPER • 5 g SEIDENPROTEIN, FLÜSSIG • 5 g NURATIN

1 MINISCHUSS D-PANTHENOL • 5 TROPFEN ÄTHERISCHES ORANGENÖL, 7 FACH

5 TROPFEN ÄTHERISCHES ROSMARINÖL • 5 TROPFEN LAVENDELÖL • 3 TROPFEN LEMONGRASÖL

- Die Pulveranteile SLSA, Zigenmilchpulver und Haarguar gut miteinander vermengen.
- Die festen Fette vorsichtig einschmelzen und gemeinsam mit den übrigen Zutaten mit der Pulvermischung vermischen.

- Die Masse, welche sich ein wenig wie nasser Sand anfühlt, in kleine Silikonförmchen geben und gut 1 Woche trocknen lassen.
- Wenn die Shampoo-Barren fest und trocken sind, ausformen und als Shampoo, Duschgel oder Rasierschaum verwenden – wie Sie möchten!

PFLEGE-SHAMPOO-BARREN

50 g SLSA • 10 g ERDÄPFELSTÄRKE

5 g BORRETSCHÖL • 5 g JOJOBAÖL • 8 g KOKOSÖL

15 TROPFEN NURATIN

10 TROPFEN KLETTENWURZELEXTRAKT • 1 KL HONIG

4 g LYSOLECITHIN • BIS ZU 10 TROPFEN DUFT
(ÄTHERISCHES ÖL ODER PARFUMÖL)

- Das SLSA gut mit der Erdäpfelstärke vermischen.
  Dann die restlichen Zutaten mit in die Schüssel
  geben und gut unterrühren. Die Masse in Förmchen
  geben und ca. 10 Tage trocknen lassen. Erst aus
  den Formen nehmen, wenn die Barren fest sind.

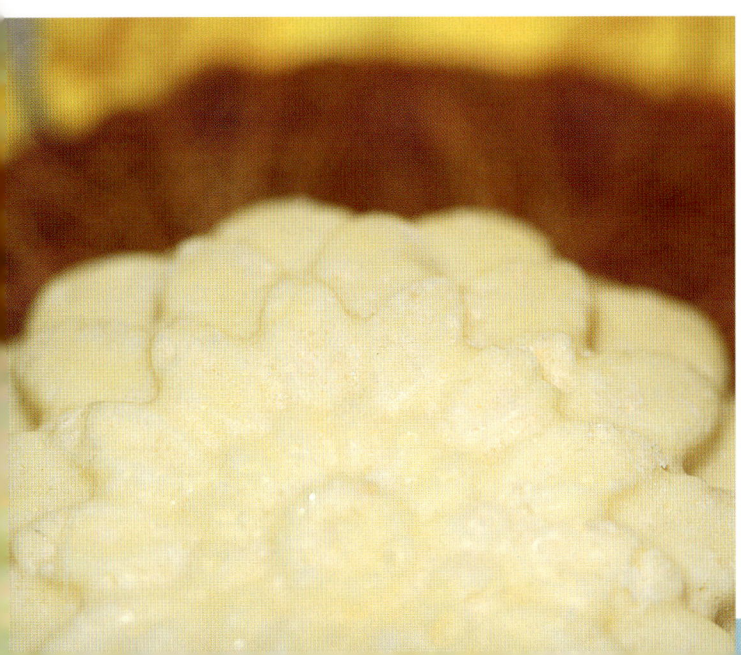

SHAMPOO-BARREN
FÜR ZU SCHUPPEN NEIGENDE KOPFHAUT

50 g SLSA • 5 g MAGERMILCHPULVER

5 g ERDÄPFELSTÄRKE

10 g KOKOSÖL • 5 g RIZINUSÖL

5 g RINGELBLUMENÖL

5 g BORRETSCHÖL

1 MINISCHUSS D-PANTHENOL

1 KL HONIG • 1 PRISE SALZ

5 g LYSOLECITHIN

5 g HAMAMELISWASSER

10 TROPFEN NURATIN

5 TROPFEN VITHAAR

10 TROPFEN ÄTHERISCHES MELISSENÖL

3 TROPFEN TEEBAUMÖL

3 TROPFEN ROSMARINÖL

- Die Pulverzutaten SLSA, Magermilchpulver und
  Erdäpfelstärke gut miteinander vermischen.
- Das Kokosöl sanft einschmelzen und gemeinsam
  mit den übrigen Zutaten zum Pulver dazugeben
  und gut miteinander verrühren.
- Die Shampoo-Barren-Masse in Silikonförmchen
  aufteilen und mindestens 10 Tage trocknen lassen.
  Wenn die Barren trocken und fest sind, vorsichtig
  ausformen und wie Shampoo verwenden.

SHAMPOO-BARREN

FÜR FLUFFIGES HAAR

50 g SLSA • 10 g ERDÄPFELSTÄRKE
1 KL ZITRONENSÄURE • 5 g PFIRSICHKERNÖL
3 g KOKOSÖL • 1 g KLETTENWURZELÖL
4 EL LAVENDELWASSER • 1 KL SEIDENPROTEIN, FLÜSSIG
10 TROPFEN LAVENDELÖL • 5 TROPFEN LEMONGRASÖL
2 TROPFEN PATCHOULI

- SLSA, Erdäpfelstärke und Zitronensäure gut miteinander vermischen.
- Das Kokosöl sanft einschmelzen und gemeinsam
  mit den übrigen Zutaten mit der Pulver-Mischung
  gut vermengen.
- Die Masse in Silikonförmchen geben und ca.
  14 Tage trocknen lassen.

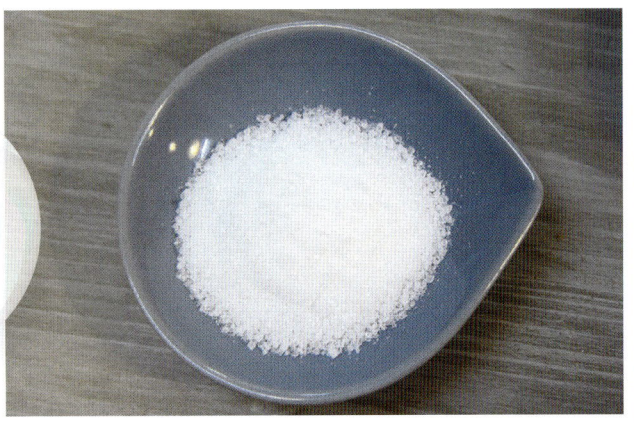

SHAMPOO-BARREN

GEGEN TROCKENES HAAR

10 g SLSA
50 g ERDÄPFELSTÄRKE
15 g ZIEGENMILCHPULVER
½ KL HAARGUAR

20 g MANDELÖL
20 g JOJOBAÖL
10 g MANGOBUTTER

10 ML LINDENBLÜTENWASSER
1 MINISCHUSS PFLANZLICHES GLYZERIN
10 TROPFEN ALOE VERA 10-FACH
10 TROPFEN SEIDENPROTEINE
12 TROPFEN DUFT NACH LUST, LAUNE UND
VERFÜGBARKEIT

- Alle Zutaten gut miteinander vermischen und in
  Silikonförmchen aufteilen. Die Barren ca. 1 Woche
  trocknen lassen und dann ausformen.

ZITRONENSÄURE

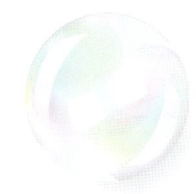

NATUR-PUR-HAARFARBEN-AUFFRISCHUNG

Die Natur schenkt Ihnen eine feine Möglichkeit, Ihre natürlich Haarfarbe aufzufrischen. Es ist eher eine Form von Naturtönung als von Färben. Um auch eine sichtbare Wirkung damit zu erzielen, sollten Sie diese Anwendungen öfters machen. Nach nur einer Anwendung ist noch kein Erfolg zu sehen.

> ### TIPP
> Wenn Sie mit Hilfe von Naturmitteln Ihre Haarfarbe auffrischen möchten, sollten Sie vorab NICHT mit chemischen Mitteln ihr Haar gefärbt oder behandelt haben. Sonst kann ganz schnell eine giftgrüne Haarfarbe auf ihrem Haupt erstrahlen, da sich viele chemische Produkte mit den Naturfarbstoffen beißen, also zu unerwünschten Reaktionen führen können!

AUFFRISCHUNG FÜR BLONDES HAAR

Um die Higlights von naturblondem Haar wieder zum Strahlen zu bringen, wird die Kraft von Kamille, Zitrone und Ringelblume genutzt.

Zuerst wird ca. ½ Liter Wasser mit jeweils 1 Esslöffel getrocknete Kamillenblüten, getrocknete Ringelblumenblüten und der geraspelten Schale von 1 Zitrone zum Kochen gebracht.

Diesen blumigen Blondinen-Kräutertee lassen Sie dann gut 1 Stunde ziehen.

Danach einfach abseihen und gemeinsam mit 1 EL Apfelessig als saure Beigabe verfeinern. Diesen Blondtee nach der Haarwäsche als Abschluss über das Haar gießen und nicht ausspülen.

SAFRAN MACHT DAS HAAR GOLDEN

Safran produziert schöne Effekte bei blondem Haar, das bereits ein paar weiße Strähnchen hat.

Dafür ½ Liter Wasser zum Kochen bringen und 1 Kaffeelöffel Safranfäden dazugeben. Diesen edlen Safran-Tee ca. 15 Minuten ziehen lassen. Danach abseihen und mit dem Saft einer Zitrone versetzen.

Diesen Safran-Tee nach der Haarwäsche über das Haar gießen und für ca. 15 Minuten mit Hilfe einer Duschhaube, damit nichts tropft, im Haar belassen.

Danach einfach mit klarem Wasser ausspülen.

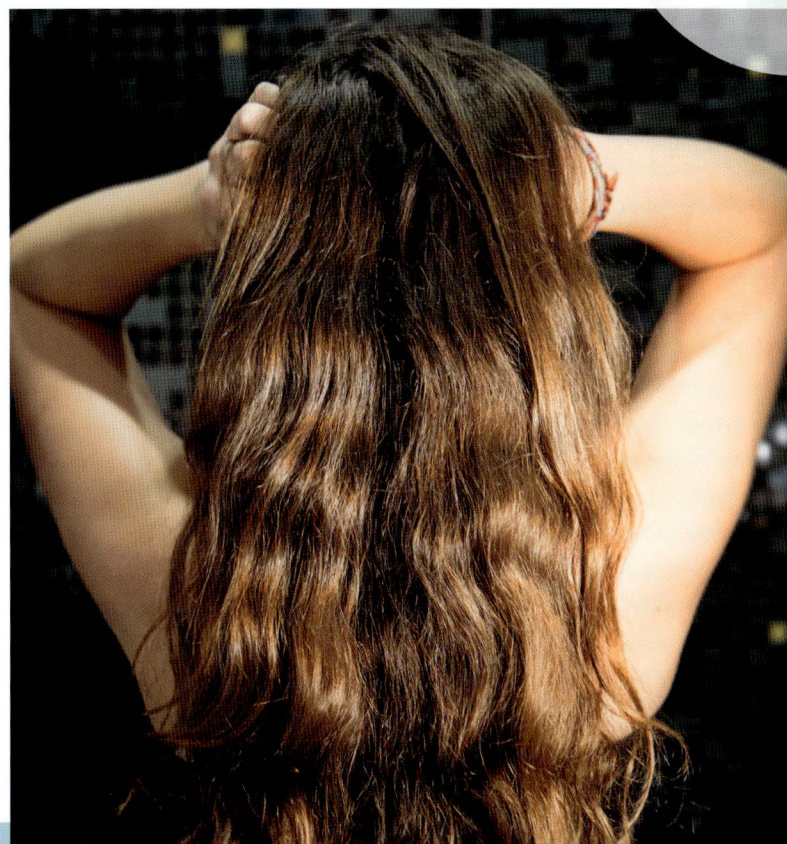

AUFFRISCHUNG FÜR ROTES HAAR

Rotes Haar kann mit Hibiskus und Ringelblume wieder Farbglanz bekommen.

Zuerst wird ca. ½ Liter Wasser mit jeweils 1 Esslöffel getrockneter Ringelblumenblüten und getrockneter Hibiskusblüten zum Kochen gebracht.

Diesen Hibiskus-Calendula-Kräutertee lassen Sie dann ca. 1 Stunde ziehen.

Danach einfach abseihen und gemeinsam mit 1 EL Apfelessig als saure Beigabe verfeinern. Diesen Rot-Tönungs-Tee nach der Haarwäsche als Abschluss über das Haar gießen und nicht ausspülen.

FARBAUFFRISCHUNG FÜR DUNKLES HAAR

Je 1 EL gemahlene Walnussschalen und Gewürznelken mit ca. ½ Liter Wasser zum Kochen bringen und gut 1 Stunde ziehen lassen.

Danach einfach abseihen und gemeinsam mit 1 EL Apfelessig als saure Beigabe verfeinern. Nach der Haarwäsche die nussig-würzige Rinse über das Haar gießen und das Haar am besten lufttrocknen lassen.

HENNA-FARBE

Henna ist ein sehr intensives Pflegemittel. Es gibt aber auch neutrales Henna, das als Haarmaske richtig viel Glanz in das Haar bringt.

> **Wichtig auch bei Henna-Anwendungen: Auf keinen Fall bei Haar anwenden, das chemisch behandelt wurde (gefärbt, getönt, aufgehellt ...), ansonsten hat man sehr rasch (im besten Falle) grünes Haar!!!**

Rotes Henna kann einen sehr roten bis kupferfarbenen Farbton ergeben. Henna ist und bleibt eine Naturhaarfarbe und das Ergebnis sieht bei den unterschiedlichen Haaren immer anders aus.

2 EL HENNAPULVER • 2 EL HONIG

- Beide Zutaten gut miteinander vermengen (Schutz-Handschuhe anziehen! Henna haftet auch gut auf der Haut!)
- Dann etwas Wasser in die Henna-Honig-Mischung geben, bis Sie durch Unterrühren eine pastöse Konsistenz vor sich haben.
- Diese wird auf das zuvor gewaschene und handtuchtrockene Haar aufgetragen und je nach gewünschter Intensität bis zu 1 Stunde dort belassen.
- Danach wie gewohnt Haare waschen.

Ganz besonders flott kann rotes Henna aussehen, wenn Sie dunkles Haar mit ein paar grauen Strähnen haben. Dann werden die grauen Strähnchen orangerötlich und das sieht gemeinsam mit dem dunklen Haar besonders hübsch aus! Noch intensivere Farbergebnisse können Sie erzielen, wenn Sie anstatt des Wassers ganz stark eingekochten schwarzen Tee zum Verdünnen der Henna-Honig-Mischung verwenden.

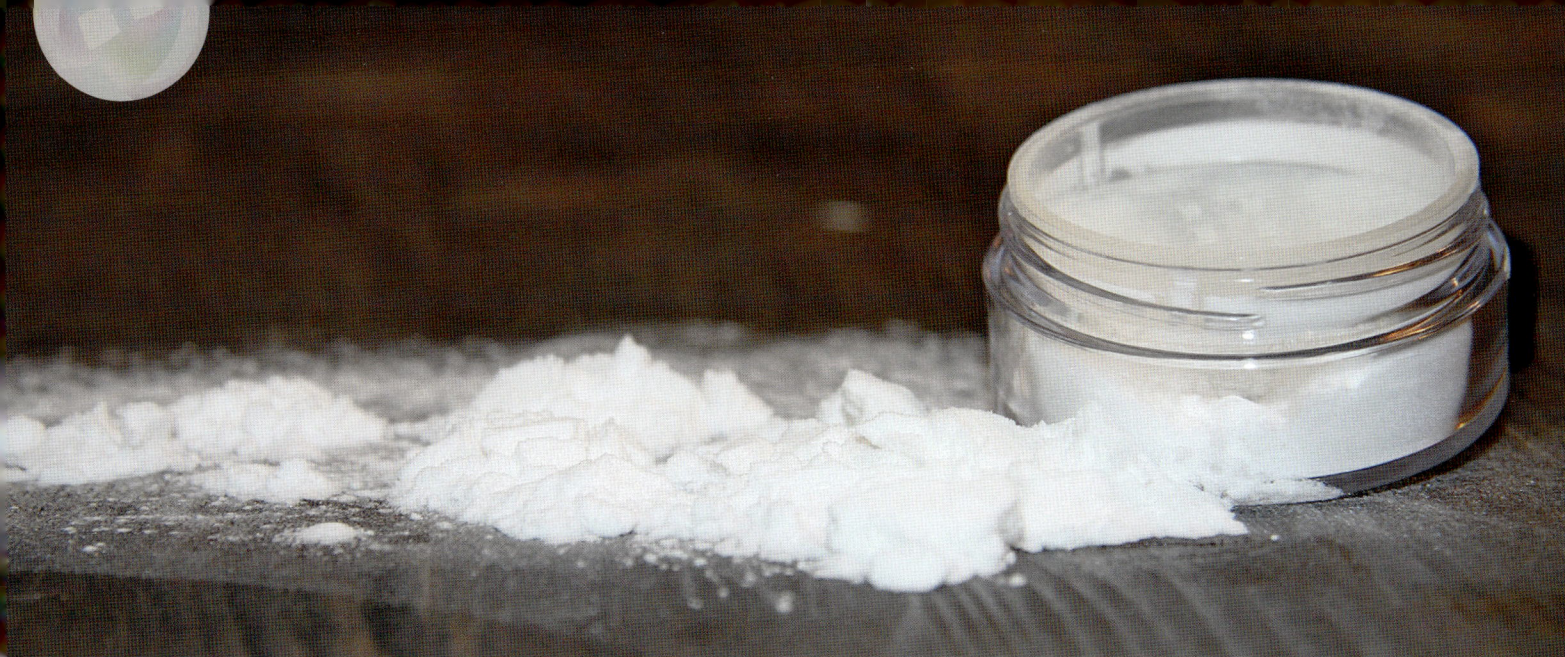

WEITERE HAARPFLEGEPRODUKTE

TROCKENSHAMPOO
NATUR PUR UND EINFACH SELBST GEMACHT

1 EL ERDÄPFELSTÄRKE • 1 KL NATRON

- Es kann vorkommen, dass Sie fettiges Haar haben und nicht sofort Zeit zum Waschen finden. Trockenshampoo ist da ein hilfreiches Mittel, um schnell sauber auszusehen.
- Beide Zutaten gut miteinander vermischen und das Pulver prisenweise auf die Kopfhaut des zuvor gescheitelten Haares aufstreuen. Mit beiden Händen gut einmassieren. Dazu beide Hände mit dem Pulver anstauben und mit beiden Händen großzügig das Haar massieren. Danach gründlich ausbürsten.

HAARGEL

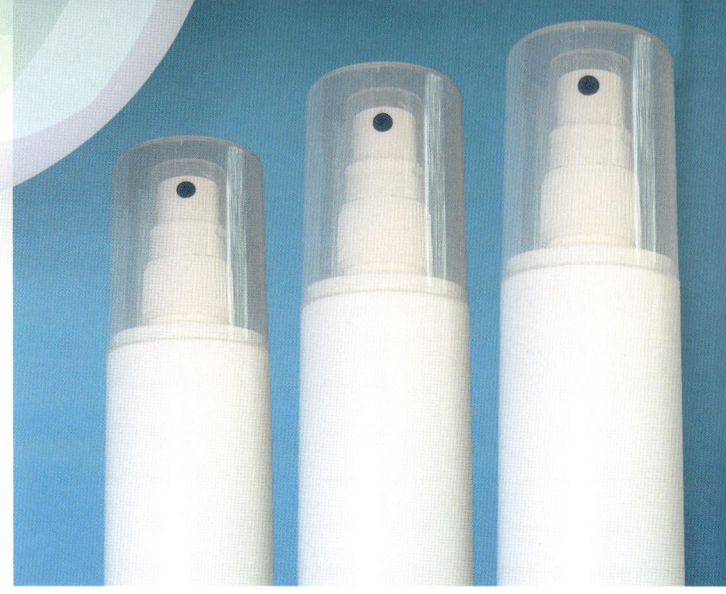

30 ml ROSENWASSER

1 MESSERSPITZE XANTHAN TRANSPARENT

ETWAS KOSMETISCHES BASISWASSER

FÜR STARKEN HALT 1 GESTRICHENEN KL HF64

FÜR LEICHTEN HALT ½ GESTRICHENEN KL HF64

1 MINISCHUSS D-PANTHENOL

5 TROPFEN PARFUMÖL BABYWONDER

ROKONSAL ODER PARABEN K ZUM KONSERVIEREN

- Das Xanthan transparent mit etwas kosmetischem Basiswasser benetzen, dann mit dem Rosenwasser aufgießen und unter Rühren zu einem Gel verarbeiten.
- Je nach gewünschter Stärke für den Halt HF64 einarbeiten und am Schluss D-Panthenol und den Duft beimengen.
- Die Konservierung nicht vergessen! Entweder mit je 2 Tropfen Rokonsal auf 10 g fertiges Haargel oder mit je 1 Tropfen Paraben K auf 10 g fertiges Haargel.

WETTERFESTER HAARFESTIGER

CA. 100 ml KOSMETISCHES BASISWASSER
(EIN GANZ KLEIN WENIGER, WENN MAN ES IN EINE
100 ml SPRÜHFLASCHE GEBEN MÖCHTE).

ZWISCHEN 5 UND 20 ML HF 37 – JE NACH GEWÜNSCHTER
STÄRKE BZW. WIE STARK DER HALT DES HAARES SEIN
SOLLTE • EIN KLEINER SCHUSS D-PANTHENOL

5 TROPFEN PARFUMÖL LIGHTS

- Alle Zutaten gemeinsam in einen Pumpspray abfüllen. Gut schütteln – fertig ist Ihr Haarspray!
- Dieser Haarspray lässt sich gut auskämmen, und da HF37 nicht wasserlöslich ist, hält der Haarspray auch bei feuchtem Wetter die Haare in der gewünschten Form, ohne zu kleben!

HAARWACHS

10 g BIENENWACHS
10 g RIZINUSÖL
10 g KAKAOBUTTER
5 g KOKOSÖL
5 TROPFEN PARFUMÖL KOKOS

- Das Bienenwachs gemeinsam mit dem Kokosöl einschmelzen und das Rizinusöl hinzufügen (1).
- In die flüssige Ölmischung die Kakaobutter geben (2), welche gut in der Restwärme einschmilzt. Wenn Sie möchten, zum Schluss noch das Parfumöl hinzufügen, nochmal das Ganze gut durchrühren und in den vorbereiteten Tiegel abfüllen.

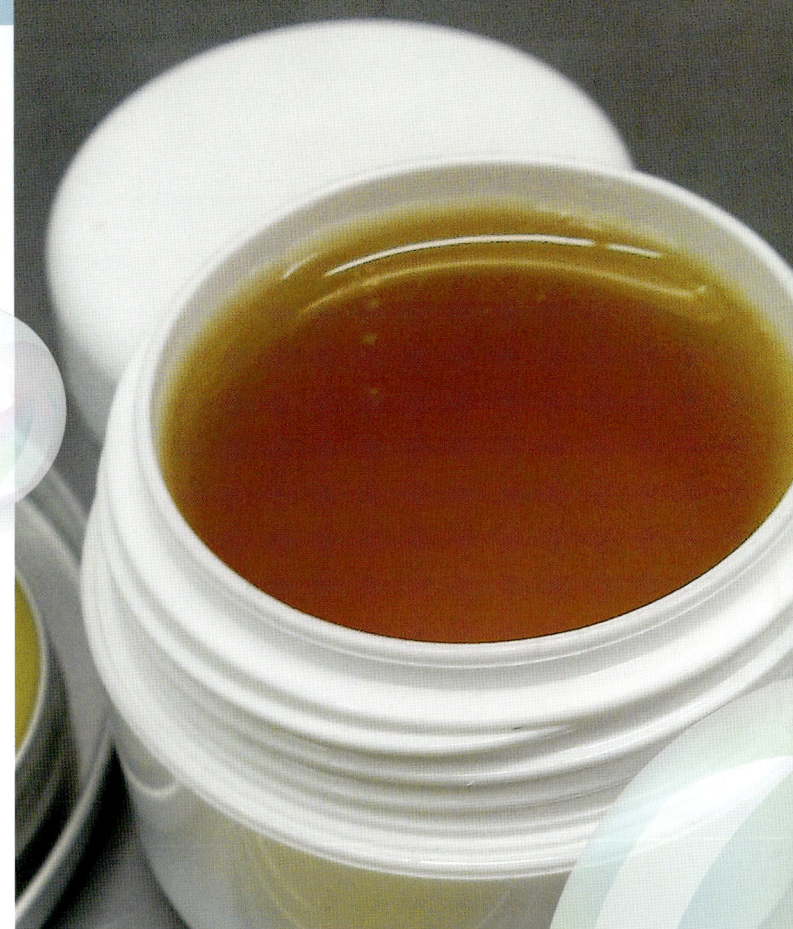

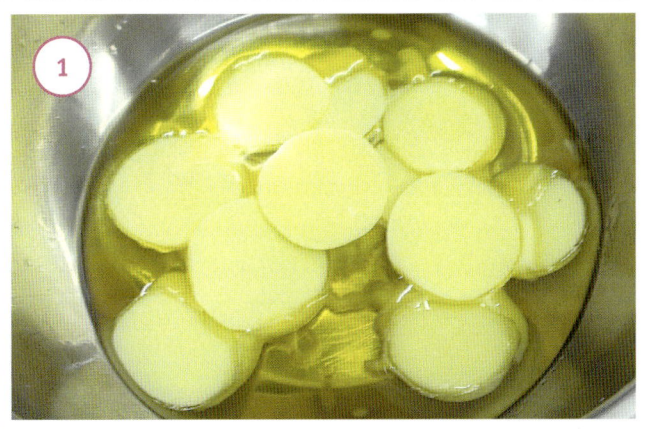

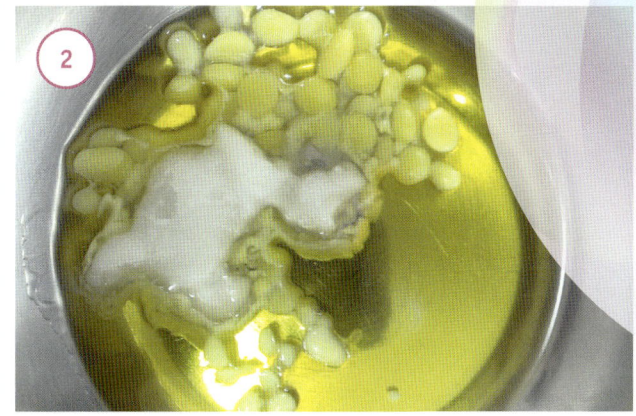

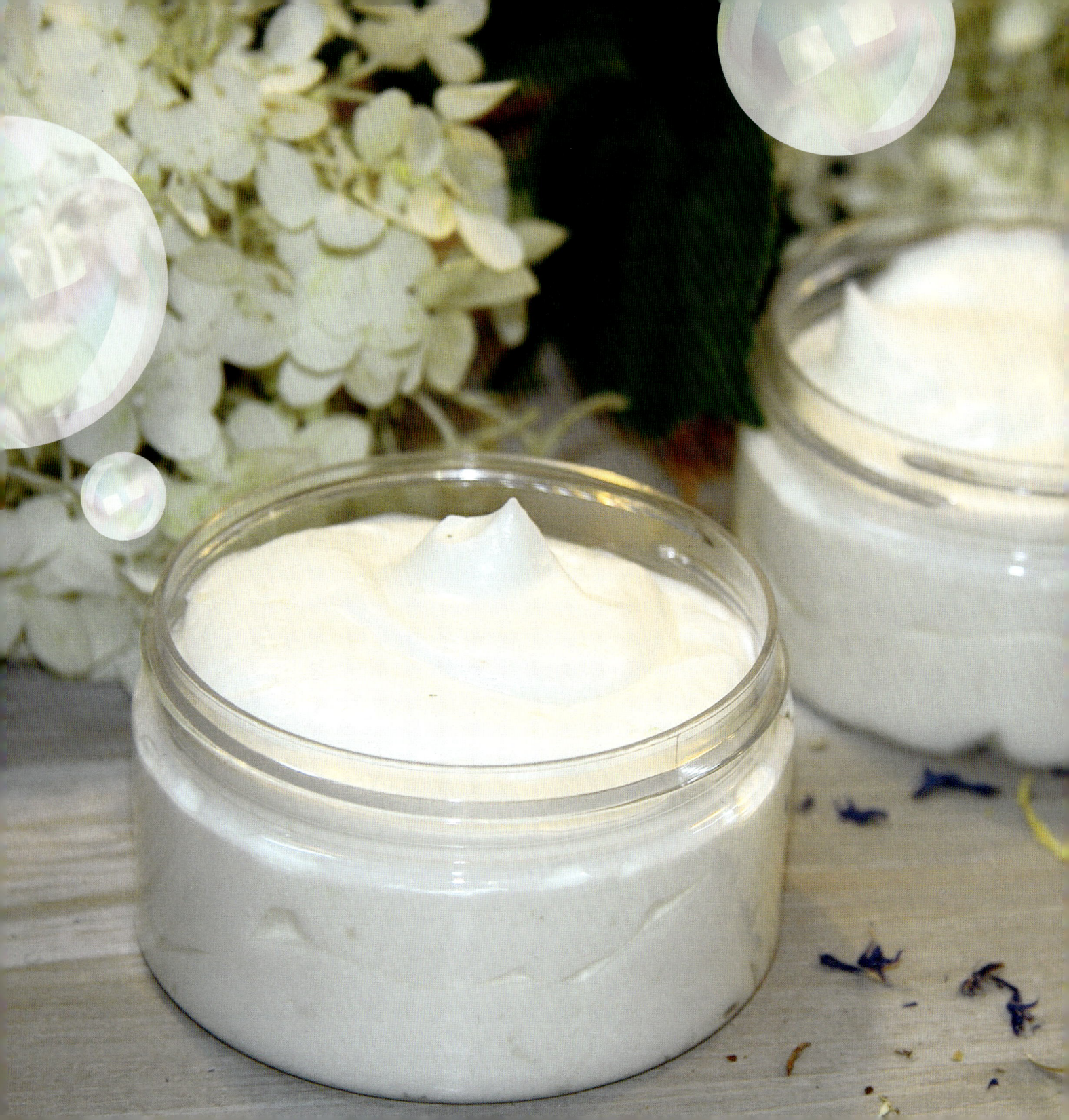

Hautpflege
Spezial

~~~~~~

SHEA-BODYCREME –
DIE EDLE PFLEGE NACH DER DUSCHE

~~~~~~

Für alle, die sich gerne nach der abendlichen Dusche einen Hauch von Luxus für ihre Haut gönnen möchten, stellen wir hier die Shea-Bodycremen vor.

Einfach gemacht, sind diese Bodycremen hochwertige feinste Pflege und auch ein tolles Geschenk für besonders liebe Menschen! Mit einfachen Geräten, wie man sie in jeder normalen Küche findet, sind sie herstellbar und immer wieder ein Genuss.

~~~~~~

SHEA-BODYCREME

NATUR PUR

~~~~~~

ZUTATEN FÜR CA. 2 STÜCK 150 ml FASSENDE TIEGEL
100 g SHEABUTTER • 35 g MANDELÖL • 10 g JOJOBAÖL
8 g KAKAOBUTTER • 1 KL ERDÄPFELSTÄRKE

● Die Kakaobutter schonend im Wasserbad einschmelzen. Wenn sie flüssig ist, die Sheabutter für ein paar Minuten hinzugeben. Die Sheabutter sollte nur ganz leicht angeschmolzen, aber nicht vollständig eingeschmolzen (also nicht flüssig) sein!

- Die flüssige Kakaobutter mit der angeschmolzenen Sheabutter und den Ölen (Mandelöl und Jojobaöl) in eine nicht zu klein bemessene Rührschüssel geben. Dann mit einem handelsüblichen Mixer (mit den Aufsätzen wie für das Schlagen von Sahne) fluffig mixen.
- Ist die Butter-Öl-Mischung zu flüssig, können Sie sie zwischendurch auch immer wieder für ca. 10 Minuten in den Kühlschrank stellen, damit sie wieder fester wird, und danach wieder weitermixen, bis eine richtig fluffige Mischung entsteht.

> **Wichtig ist, dass diese Creme schön fluffig und mit viel Luft aufgemixt wird.**

SHEABUTTER UND KAKAOBUTTER

- Am Ende des Rührens können Sie die Erdäpfelstärke beimengen. Sie gibt der Shea-Bodycreme dieses samtige Gefühl auf der Haut!
- Sehr hübsch sieht es aus, wenn Sie die Shea-Bodycreme mit Hilfe einer nicht zu kleinen Spritztülle (wie beim Kuchenverzieren) in die Crementiegelchen füllen (1–5).
- Da sie eine reine Fettcreme ist (also ohne leicht verderbliche Wasseranteile auskommt), ist sie auch ohne Konservierung sehr gut haltbar.
- Das einzige was die Shea-Bodycreme wieder zusammenfallen lässt, ist zu viel Hitze. Also bewahren Sie sie nicht unbedingt neben der Heizung im Bad auf, sonst schmelzen die Buttern aufgrund ihres niederen Schmelzbereiches (wie normale Butter auch) wieder ein. Wenn das passieren sollte, können Sie sie wieder kühlstellen und in einer Schüssel frisch aufschlagen.

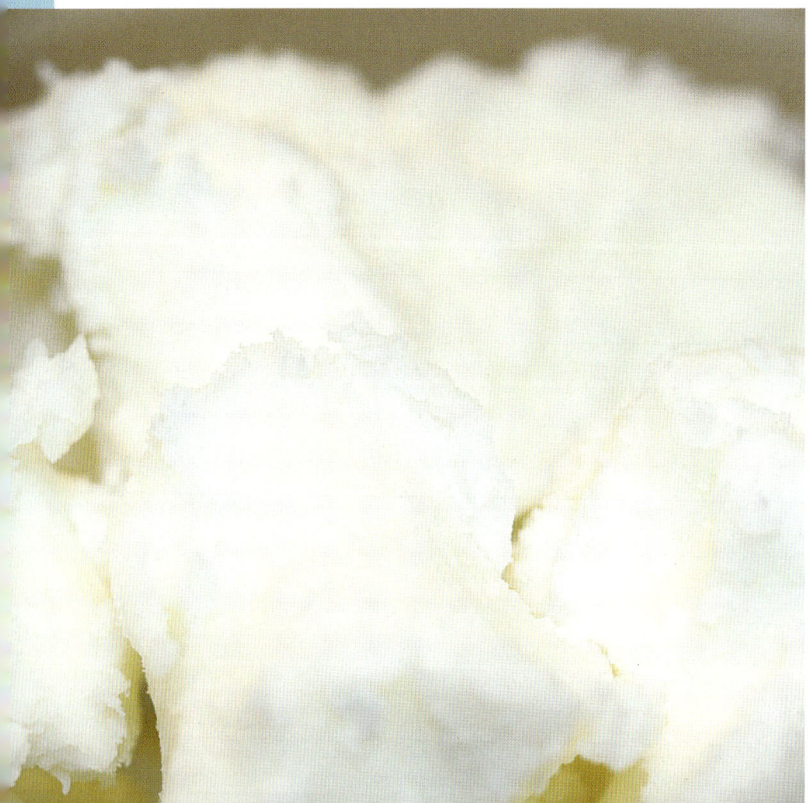

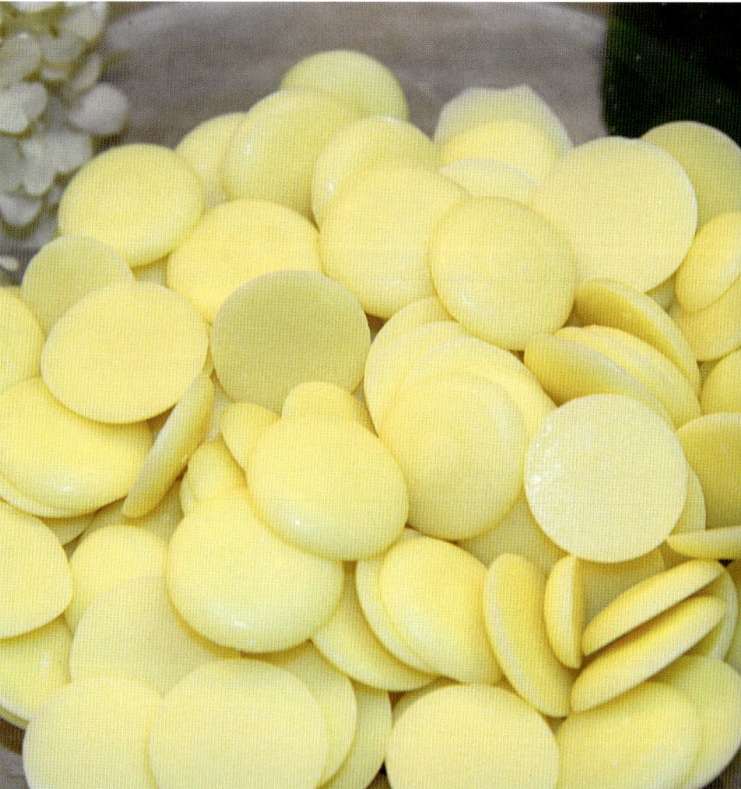

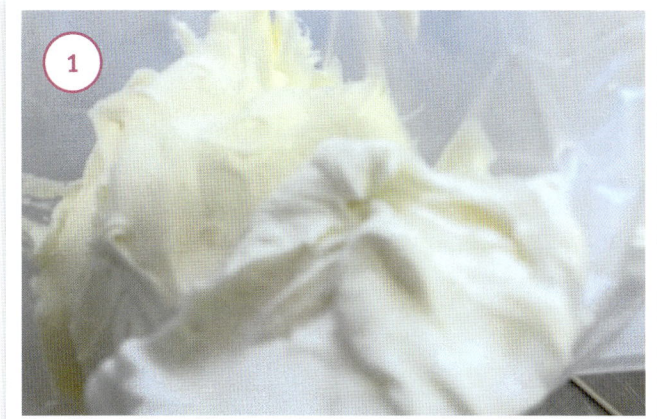

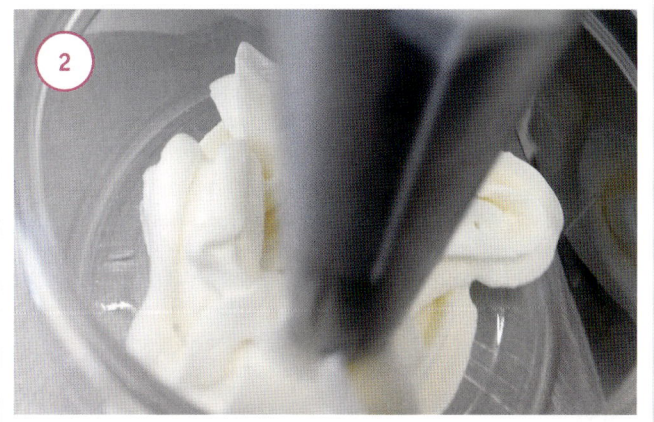

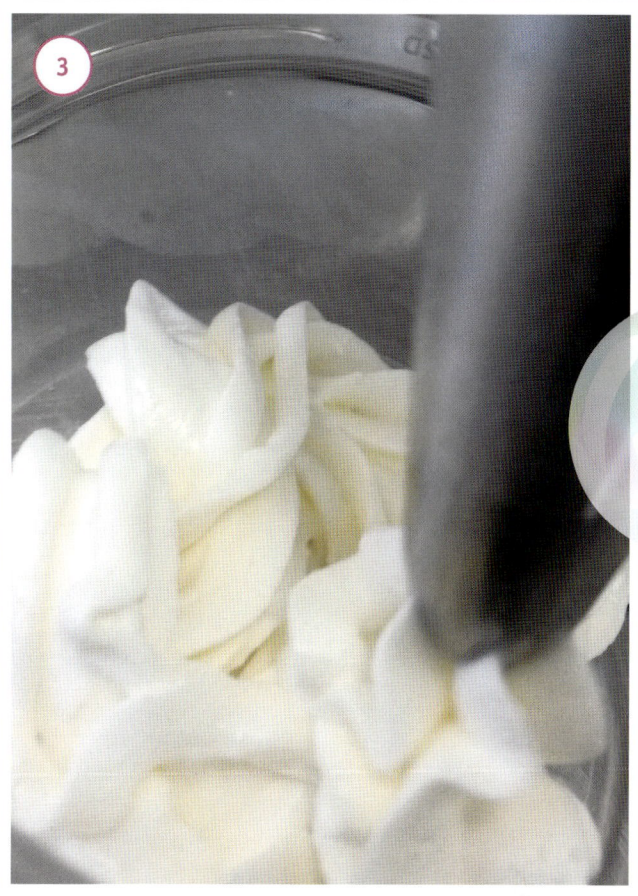

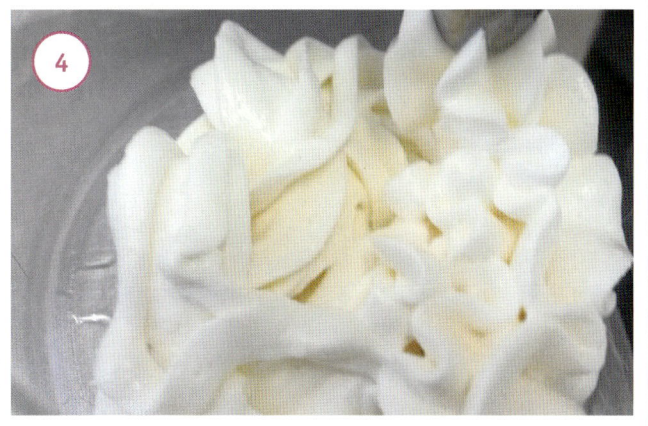

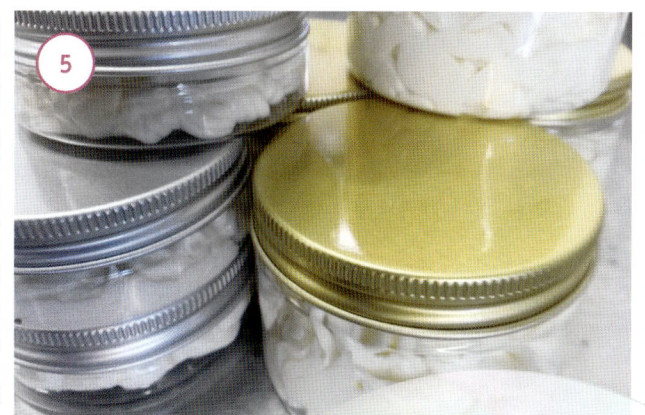

LUXUS-PFLEGE-SHEA-BODYCREME

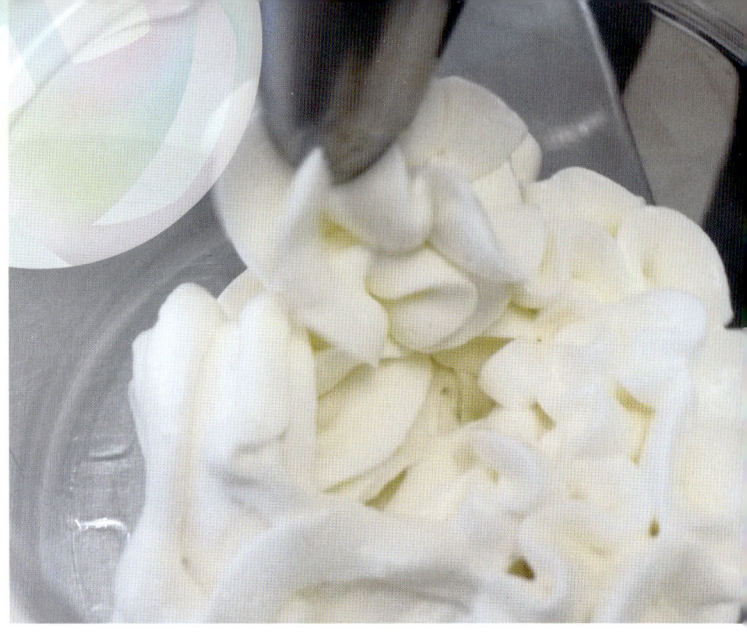

ZUTATEN FÜR CA. 2 STÜCK 150 ml FASSENDE TIEGEL

100 g SHEABUTTER

35 g MANDELÖL • 10 g JOJOBAÖL

8 g KAKAOBUTTER

1 KL ERDÄPFELSTÄRKE • 1 KL D-PANTHENOL

5 TROPFEN SANDDORNFRUCHTFLEISCHÖL

5 TROPFEN ALPHA BISABOLOL

CA. 15 TROPFEN PARFUMÖL BABYWONDER

- Die Kakaobutter schonend im Wasserbad einschmelzen. Wenn sie flüssig ist, die Sheabutter für ein paar Minuten hinzugeben. Die Sheabutter sollte nur ganz leicht angeschmolzen, aber nicht vollständig eingeschmolzen (also nicht flüssig) sein! Wärmt man die Sheabutter nicht ein wenig mit an, rumpelt es beim Mixen sehr stark und handelsübliche Mixgeräte könnten dabei kaputtgehen.
- Die flüssige Kakaobutter mit der angeschmolzenen Sheabutter und den Ölen (Mandelöl und Jojobaöl) in eine nicht zu klein bemessene Rührschüssel geben. Dann mit einem handelsüblichen Mixer (mit den Aufsätzen wie für das Schlagen von Sahne) fluffig rühren bzw. mixen.

- Ist die Butter-Öl-Mischung zu flüssig, können Sie sie zwischendurch auch immer wieder für ca. 10 Minuten in den Kühlschrank stellen, damit sie wieder fester wird, und danach wieder weitermixen, bis eine richtig fluffige Buttermischung entsteht.

Wichtig ist, dass die Masse schön fluffig und mit viel Luft aufgemixt wird.

- Hat die Shea-Bodycreme, welche man auch „whipped shea" (aufgeschlagene Shea) nennt, eine hübsche fluffige Konsistenz, rühren Sie einen Wirkstoff nach dem anderen mit ein.
- Am Schluss noch den Duft hinzufügen und in die vorbereiteten Tiegel abfüllen.
- Sehr hübsch sieht es aus, wenn Sie diese Shea-Bodycreme mit Hilfe einer nicht zu kleinen Spritztülle (wie beim Kuchenverzieren) in die Crementiegelchen füllen. Die Tiegelchen immer sauber beschriften.
- Wir selbst machen für den Eigenbedarf immer ein paar Tiegelchen mehr und bewahren diese einfach im Kühlschrank auf, bis wir sie brauchen.

ZITRUS-PFLEGE-SHEA-BODYCREME

MIT EINEM HAUCH VON GLAMOUR

ZUTATEN FÜR CA. 2 STÜCK 150 ml FASSENDE TIEGEL

100 g SHEABUTTER • 35 g MANDELÖL

10 g JOJOBAÖL • 8 g KAKAOBUTTER

1 KL ERDÄPFELSTÄRKE • 1 KL D-PANTHENOL

2 TROPFEN CAROTINÖL • 3 TROPFEN SANDDORNFRUCHT-
FLEISCHÖL • 10 TROPFEN VITAMIN-ACE-FLUID

½ KL FARBPIGMENT SEIDENWEISS

5 TROPFEN PARFUMÖL NEROLI

10 TROPFEN ÄTHERISCHES ORANGENÖL

- Die Kakaobutter schonend im Wasserbad einschmelzen. Wenn sie flüssig ist, die Sheabutter für ein paar Minuten hinzugeben. Die Sheabutter sollte nur ganz leicht angeschmolzen, aber nicht vollständig eingeschmolzen (also nicht flüssig) sein! Wärmt man die Sheabutter nicht ein wenig mit an, rumpelt es beim Mixen sehr stark und handelsübliche Mixer könnten dabei kaputtgehen.
- Die flüssige Kakaobutter mit der angeschmolzenen Sheabutter und den Ölen (Mandelöl und Jojobaöl) in eine nicht zu klein bemessene Rührschüssel geben. Dann mit einem handelsüblichen Mixer (mit den Aufsätzen wie für das Schlagen von Sahne) fluffig rühren bzw. mixen.
- Ist die Butter-Öl-Mischung zu flüssig, können Sie sie zwischendurch auch immer wieder für ca.

10 Minuten in den Kühlschrank stellen, damit sie wieder fester wird, und danach wieder weitermixen, bis eine richtig fluffige Buttermischung entsteht.

- Hat die Shea-Bodycreme eine hübsche fluffige Konsistenz, rühren Sie einen Wirkstoff nach dem anderen mit ein.
- Am Schluss noch den Duft hinzufügen und in die vorbereiteten Tiegel abfüllen.
- Das Pigment Seidenweiß, das auch eine Zutat für losen Puder ist, gibt einen leicht glänzenden Schimmer auf der Haut, ohne zu glitzern. Das sieht gerade im Sommer auf gebräunter Haut toll aus.

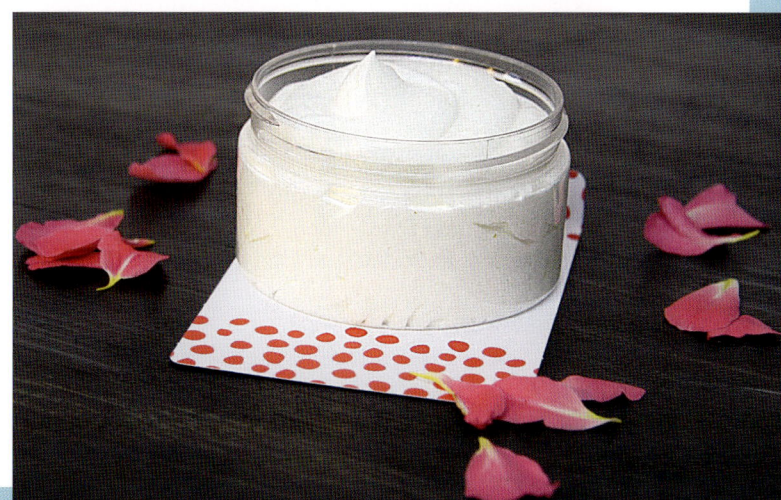

HONIG-BIENCHEN-SHEA-BODYCREME

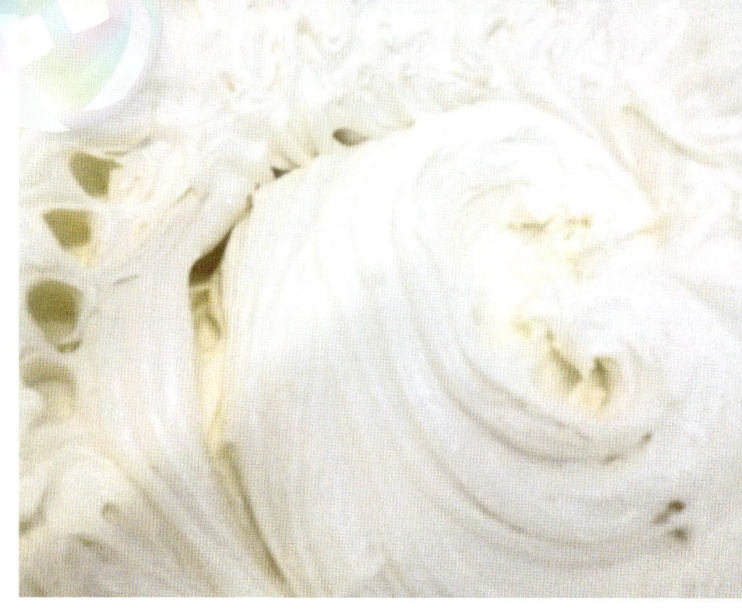

FLUFFIG GESCHLAGENE SHEA-BODYCREME

ZUTATEN FÜR CA. 2 STÜCK 150 ml FASSENDE TIEGEL

80 g SHEABUTTER • 30 g MANDELÖL

20 g VANILLE-JOJOBAÖL-MAZERAT
(EINE AUSGEKRATZTE VANILLESCHOTE FÜR CA. 2 WOCHEN
IN JOJOBAÖL ANSETZEN. DAS ERGIBT EIN
WUNDERBARES AROMATISCHES ÖL)

8 g KAKAOBUTTER • 5 g BIENENWACHS

1 KL ERDÄPFELSTÄRKE • 1 KL HONIG

CA. 10 TROPFEN PARFUMÖL VANILLE

- Das Bienenwachs im Wasserbad zur Gänze ein-schmelzen und anschließend das Mandelöl langsam hinzugießen. Die Mandelöl-Bienenwachs-Mischung kurz verrühren und, wenn alles flüssig bleibt (also das Bienenwachs sich mit dem Öl gut verbunden hat), die Kakaobutter dazugeben und einschmelzen lassen. Sobald die Kakaobutter geschmolzen ist, können Sie das Öl-Gemisch gemeinsam mit der in kleine Stückchen geschnittenen Sheabutter, dem Vanille-Jojobaöl und dem Honig in eine nicht zu kleine Rührschüssel geben.
- Dann mit einem handelsüblichen Mixer (mit den Aufsätzen wie für das Schlagen von Sahne) fluffig rühren bzw. mixen.

- Ist die Butter-Öl-Mischung zu flüssig, können Sie sie zwischendurch auch immer wieder für ca. 10 Minuten in den Kühlschrank stellen, damit sie wieder fester wird, und danach wieder weiter-mixen, bis eine richtig fluffige Buttermischung entsteht.

ACHTUNG!
Wichtig ist, dass die Masse schön fluffig und mit viel Luft aufgemixt wird.

- Hat die Shea-Bodycreme eine kompakt-fluffige Konsistenz, rühren Sie die Erdäpfelstärke und den Duft mit ein und füllen Sie sie in die vorbereiteten Tiegel ab.

SHEA-BODYCREME

BEI HERAUSFORDERUNGEN WIE

HAUTSCHUPPUNG ODER NEURODERMITIS

ZUTATEN FÜR CA. 150 ml

50 g SHEABUTTER

15 g BORRETSCHÖL

5 g CALENDULAÖL

4 g KAKAOBUTTER

15 TROPFEN ALPHA BISABOLOL
(= ÖLLÖSLICHER WIRKSTOFF DER KAMILLE)

10 TROPFEN VITAMIN E

- Dieses Rezept kann auch ausprobiert werden, wenn Sie unter Hautproblemen, wie Neurodermitis oder schuppender Haut, leiden. Es wird die Neurodermitis natürlich nicht heilen können, kann aber das Hautbild durchaus positiv verändern. Einen Versuch ist es allemal wert. Dieses Rezept ersetzt bei gesundheitlichen Problemen auf keinen Fall einen Besuch bei ihrem Arzt oder Apotheker!

- Die Kakaobutter schonend im Wasserbad einschmelzen. Wenn sie flüssig ist, die Sheabutter für ein paar Minuten hinzugeben. Die Sheabutter sollte nur ganz leicht angeschmolzen, aber nicht vollständig eingeschmolzen (also nicht flüssig) sein! Wärmt man die Sheabutter nicht ein wenig mit an, rumpelt es beim Mixen sehr stark und handelsübliche Mixgeräte könnten dabei kaputtgehen.

- Die flüssige Kakaobutter mit der nun weicheren, angeschmolzenen Sheabutter und den Ölen (Borretschöl und Calendulaöl) in eine nicht zu klein bemessene Rührschüssel geben. Dann mit einem handelsüblichen Mixer (mit den Aufsätzen wie für das Schlagen von Sahne) fluffig rühren bzw. mixen.

- Ist die Butter-Öl-Mischung zu flüssig, stellen Sie sie zwischendurch immer wieder für ca. 10 Minuten in den Kühlschrank. Dann wird sie wieder fester und lässt sich besser fluffig aufschlagen.

- Hat die Shea-Bodycreme eine stabile, fluffige (ähnlich wie feste Sahne) Konsistenz, rühren Sie das Alpha-Bisabolol und das Vitamin E ein und füllen die Shea-Bodycreme in die vorbereiteten Tiegel ab.

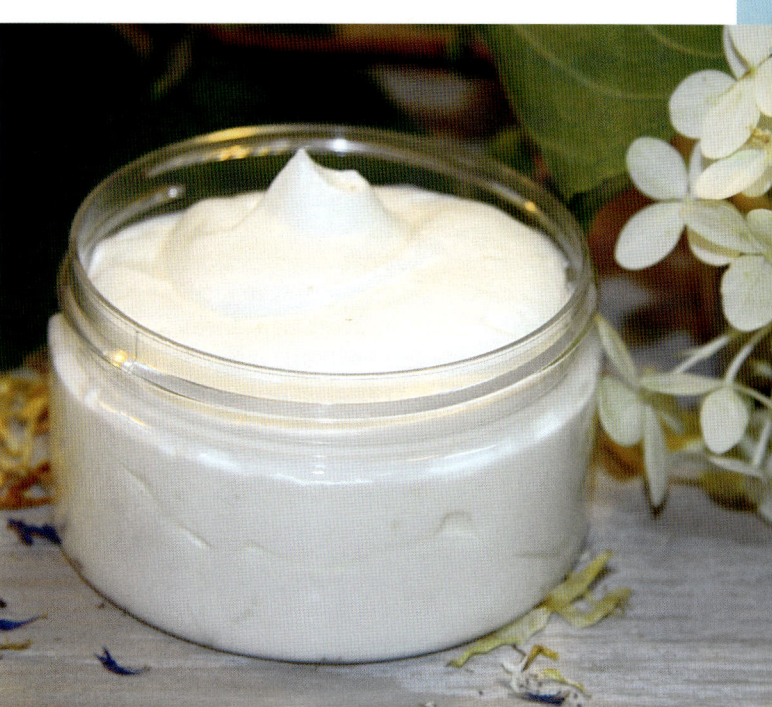

KOKOS-SHEA-BODYCREME

ZUTATEN FÜR CA. 2 STÜCK 150 ml FASSENDE TIEGEL

90 g SHEABUTTER

25 g AVOCADOÖL

35 g BIO-KOKOSÖL, DUFTEND

8 g KAKAOBUTTER

10 TROPFEN VITAMIN E

1 KL ERDÄPFELSTÄRKE

1 KL D-PANTHENOL

CA. 8 TROPFEN PARFUMÖL KOKOS, UM DAS FEINE KOKOSAROMA DES DUFTENDEN BIO-KOKOSÖLES ZU UNTERSTÜTZEN

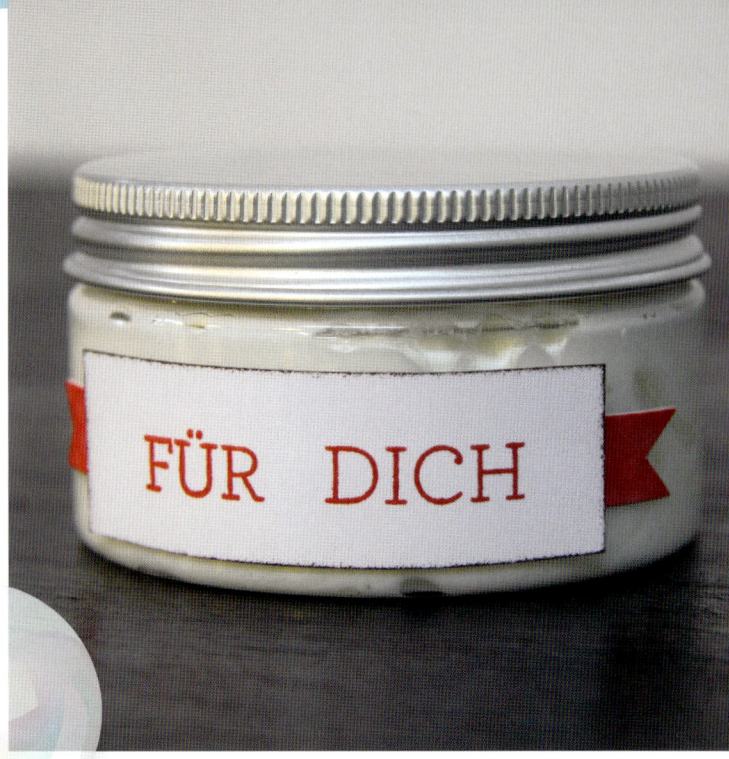

SHEA-BODYCREAM MIT SELBSTGEBASTELTEM ETIKETT

- Das Kokosöl abwiegen und bei Zimmertemperatur stehen lassen.
- Die Kakaobutter schonend im Wasserbad einschmelzen. Wenn sie flüssig ist, die Sheabutter für ein paar Minuten hinzugeben. Die Sheabutter sollte nur ganz leicht angeschmolzen, aber nicht vollständig eingeschmolzen (also nicht flüssig) sein! Wärmt man die Sheabutter nicht ein wenig mit an, rumpelt es beim Mixen sehr stark und handelsübliche Mixgeräte könnten dabei kaputtgehen.

- Die flüssige Kakaobutter mit der angeschmolzenen Sheabutter, dem Kokosöl und dem Avocadoöl in eine nicht zu klein bemessene Rührschüssel geben. Dann mit einem handelsüblichen Mixer (mit den Aufsätzen für das Schlagen von Sahne) fluffig rühren bzw. mixen. Das kann schon einige Minuten dauern.
- Ist die Butter-Öl-Mischung zu flüssig, sollten Sie diese auch immer wieder für ca. 10 Minuten in den Kühlschrank stellen, damit sie wieder fester wird, und danach wieder weitermixen, bis eine richtig fluffige Buttermischung entsteht.
- Hat die Kokos-Shea-Bodycreme eine kompakte und doch fluffige Konsistenz, rühren Sie das D-Panthenol, das Vitamin E und die Erdäpfelstärke unter.
- Zum Schluss den Duft hinzufügen und in die vorbereiteten Tiegel abfüllen

MANGO-SHEA-BODYCREME

ZUTATEN FÜR CA. 2 STÜCK 150 ml FASSENDE TIEGEL

70 g SHEABUTTER

35 g MANGOBUTTER

40 g PFIRSICHKERNÖL

10 g JOJOBAÖL

8 g KAKAOBUTTER

1 KL ERDÄPFELSTÄRKE

1 KL D-PANTHENOL

CA. 8 TROPFEN PARFUMÖL FRUITY

5 TROPFEN PARFUMÖL PAPAYA

- Beide Düfte sind sehr fruchtig im Aroma und harmonieren sehr gut in der Shea-Bodycreme mit Mangobutter und Pfirsichkernöl
- Die Kakaobutter schonend im Wasserbad einschmelzen. Wenn sie flüssig ist, die Sheabutter und die Mangobutter nur für ein paar kurze Minuten hinzugeben. Shea- und Mangobutter sollten nur ganz leicht angeschmolzen, aber nicht vollständig eingeschmolzen (also nicht flüssig) sein!

- Die flüssige Kakaobutter mit der Sheabutter, der Mangobutter und der Pfirsichkern-Jojobaöl-Mischung in eine nicht zu klein bemessene Rührschüssel geben. Dann mit einem handelsüblichen Mixer (mit den Aufsätzen wie für das Schlagen von Sahne) fluffig rühren bzw. mixen. Das kann schon einige Minuten dauern.
- Ist die Butter-Öl-Mischung zu flüssig, sollten Sie diese auch immer wieder für ca. 10 Minuten in den Kühlschrank stellen, damit sie wieder fester wird, und danach wieder weitermixen, bis eine richtig fluffige Buttermischung entsteht.
- Hat die Mango-Shea-Bodycreme eine kompakte und doch fluffige Konsistenz, rühren Sie die restlichen Zutaten, wie das D-Panthenol und die Erdäpfelstärke, unter.
- Zum Schluss den Duft hinzufügen und die Shea-Bodycreme in die vorbereiteten Tiegel abfüllen

EINGESCHMOLZENE KAKAOBUTTER

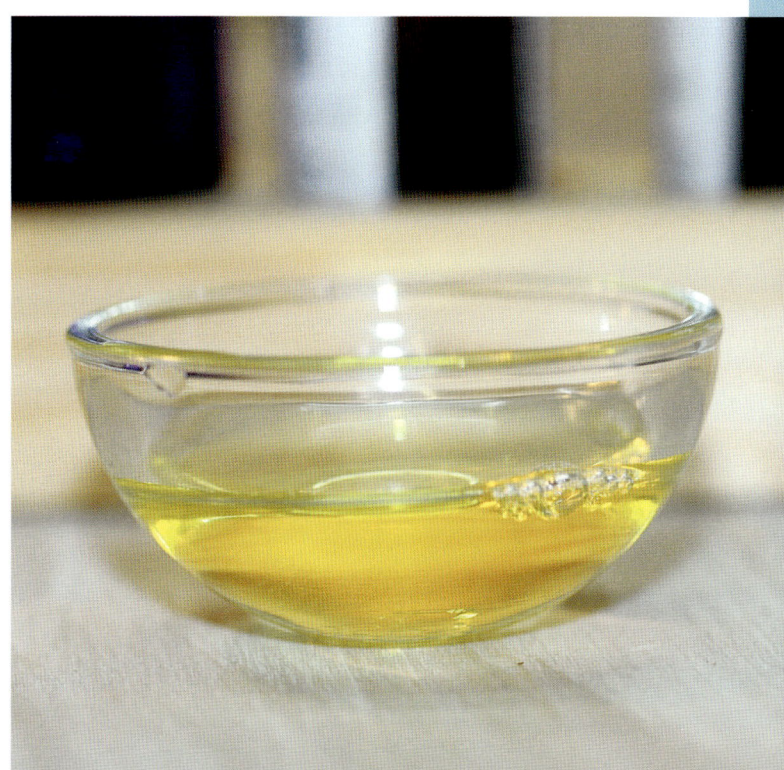

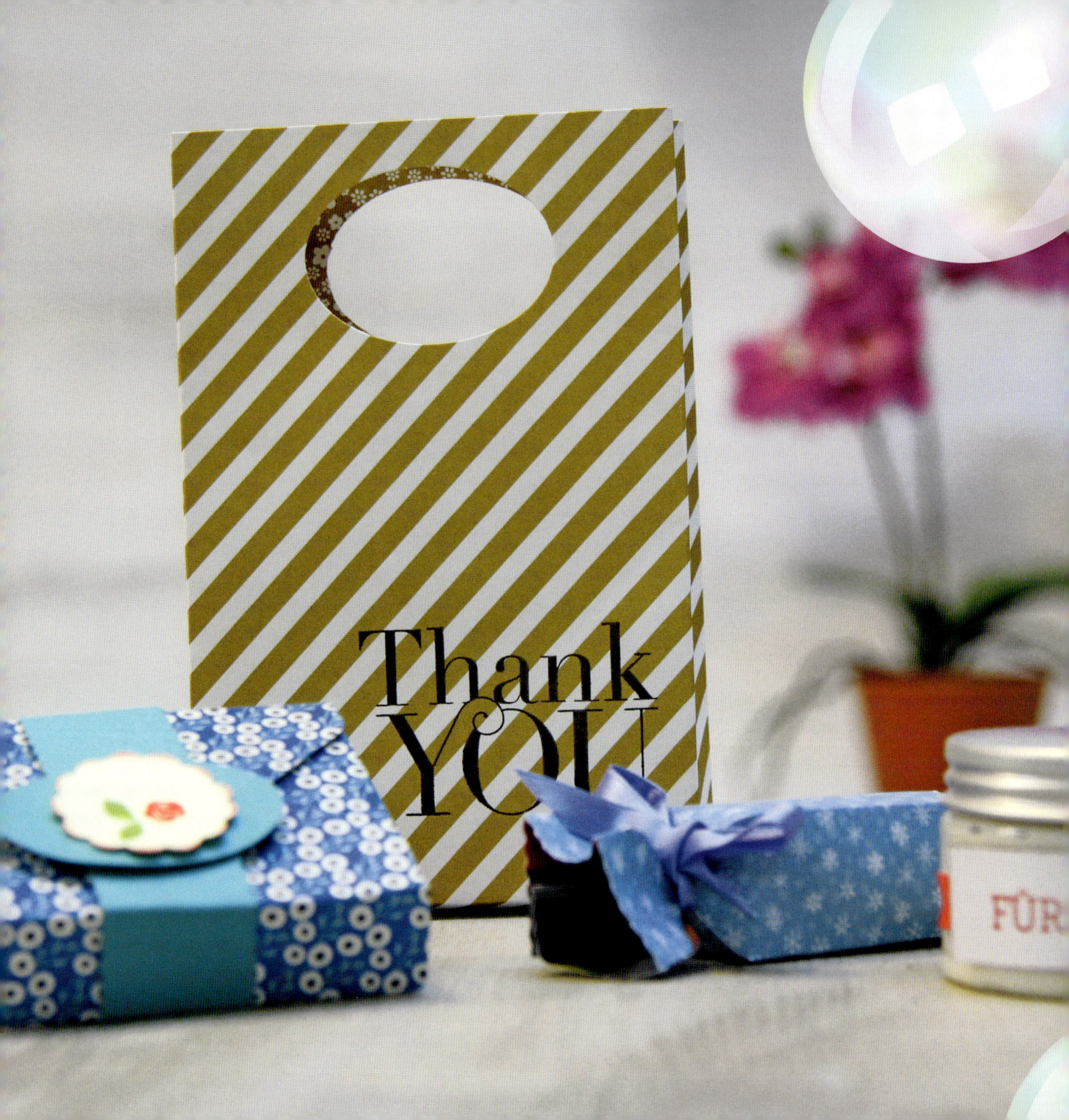

Das richtige Gewand

FÜR IHRE BADEKOSMETIK –
VERPACKUNGEN SELBST HERSTELLEN

Wenn Sie Ihre selbstgemachten Kreationen auch an Ihre Liebsten verschenken möchten, dann besteht natürlich der Wunsch, diese entsprechend dekorativ zu gestalten. Wie einfach das mit einigen Hilfsmitteln geht, zeigen wir Ihnen in diesem Bonuskapitel. Wir haben hier ein paar Anregungen inklusive Schritt–für–Schritt–Anleitungen für Sie und hoffen, dass Ihnen das Basteln von Verpackung ebenso viel Freude bereiten wird wie die Herstellung Ihrer eigenen Badekosmetik. Ihre Freunde werden aus dem Staunen nicht herauskommen …

Der Einfachheit halber haben wir die Maße in Inch angegeben, weil die verwendeten Falzbretter, Papierschneider und auch kombinierte Stanz- und Falzbretter (so genannte Punchboards) vom US-amerikanischen Markt stammen und die Maße in Inch darauf zumeist weit besser zu erkennen sind als die Zentimeter-Einteilungen. Wer lieber mit Zentimetern rechnen möchte, kann diese in der Tabelle auf S. 5 herauslesen und zu den Inch-Angaben im Buch dazuschreiben. Wie immer empfehle ich, dass Sie auch immer Ihre Notizen direkt in Ihr Arbeitsbuch machen, das ja für Praktiker geschrieben wurde. Dann finden Sie sie beim nächsten Mal viel schneller.

BENÖTIGTES WERKZEUG

Im Grunde genommen benötigen Sie immer wieder dieselben „Zutaten" für Ihre Verpackungen – sprich Werkzeuge – und das Schöne ist, dass Sie diese auch immer wieder unterschiedlich einsetzen können.

FALZBRETT

Ein überaus praktisches Werkzeug für alles rund um das Basteln mit Papier ist das Falzbrett. Darauf sind die Falze schon eingeprägt und Sie brauchen nur mehr auf der obenstehenden Skala ablesen, wo Sie falzen müssen. So können Sie völlig gerade Falze mit Hilfe eines Falzstiftes ziehen. Jede Seite passt dann auch genau zusammen und Ihre Boxen und Tüten werden exakte Kanten haben, wenn diese fertig sind. Natürlich lassen sich die einzelnen Seiten auch leichter zusammenkleben, wenn Sie die Geschenksverpackungen fertigstellen.

PAPIERSCHNEIDER

Ein guter Papierschneider ist richtig fein, um Papier und Kartons gerade, genau und flott zuzuschneiden. Natürlich geht dies auch mit einer handelsüblichen Papierschere. Doch wer einmal mit einem Papierschneider gearbeitet hat, wird diesen nicht mehr missen wollen.

PAPIERSCHERE UND FALZBEIN

Eine gute Papierschere ist auch ein Werkzeug, das immer wieder gebraucht wird, ähnlich wie ein handlicher Papierfalter (ein so genanntes Falzbein), um die Kanten auch gut falten zu können.

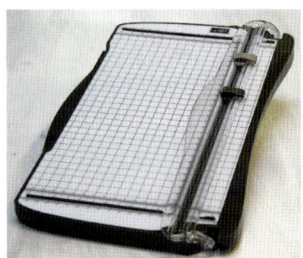

PAPIERSCHNEIDER

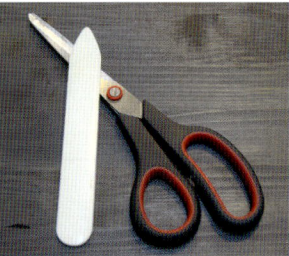

SCHERE UND FALZBEIN

KLEBEZUBEHÖR

Um die Verpackungen auch einfach und sicher zusammenkleben zu können, empfehlen wir ein paar unterschiedliche Klebesysteme.

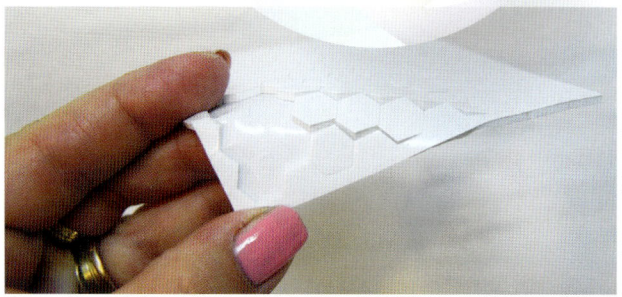

DIMENSIONALS

Die praktischen „Dimensionals", welche auf beiden Seiten selbstklebend sind, lassen Sie Geschenksanhänger und Beschriftungen auf den Verpackungen stilvoll anbringen.

Ein doppelseitiges Klebeband brauchen Sie auf alle Fälle, um die Verpackungen zusammenzukleben.

Sehr praktisch sind dafür auch Rollklebebänder. Diese gibt es in zwei Qualitäten. Einerseits das auch im normalen Papierhandel erhältliche Klebeband auf Rolle, welches ohne Weiteres zwei Blätter Papier oder auch Fotos auf Papier haften lässt. Für Schachteln und Geschenktüten benötigt man aber eine weit

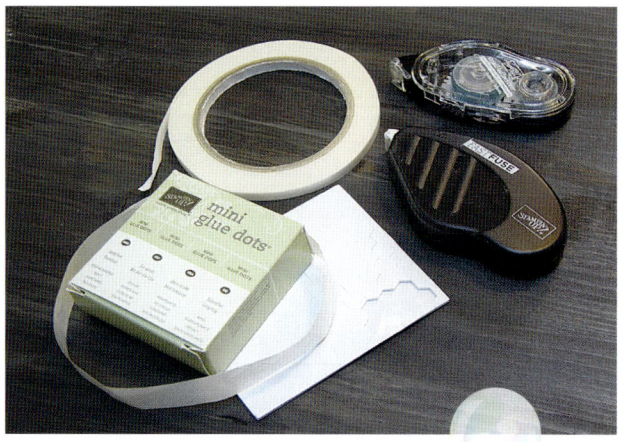

KLEBEZUBEHÖR

stärkere Klebekraft, da diese ja einem gewissen Zug standhalten müssen. Hierfür eignet sich der Flink-Fix-Spezialklebebandroller hervorragend. Dieser hält jede Schachtel ohne Wartezeit fürs Trocknen bombenfest zusammen.

Mini-Glue-Dots – also Klebepunkte – sind sehr praktisch, um kleine Teile, wie z. B. ausgestanzte Schmetterlinge oder auch Pailletten, als Deko-Element an den Schachteln zu befestigen.

PAPIER

Grundsätzlich ist die Wahl des passenden Papiers von seinem Einsatz abhängig. Dickeres Papier oder Kartonpapier wird für Boxen und Schachteln verwendet, dünneres Papier eignet sich für Tüten oder kleine Geschenkkuverts mit Grüßen.

Für die Dekoration der Verpackungen und für niedliche Geschenksanhänger kann man sehr gut unterschiedliche Papierstärken kombinieren.

Mittlerweile wird im Handel schon sehr hübsches Papier in den unterschiedlichsten Stärken angeboten, einseitig oder beidseitig bedruckt, mit Effekten, wie z. B. Prägungen, oder glatt – da können Sie mittler-

weile aus dem Vollen schöpfen und das für sich für den Anlass (Weihnachten, Geburtstage, einfach so ...) Passende finden.

Wenn Sie mit edlem Papier basteln, empfehle ich Ihnen, die Streifen, die immer wieder beim Zuschneiden abfallen bzw. übrigbleiben, einfach weiterzuverwenden. Ob als Banderole für ein Päckchen oder um daraus einfach ein schönes Motiv auszustanzen – alles ist möglich und der Fantasie sind hier definitiv keinerlei Grenzen gesetzt.

STANZEN

Stanzen sind mittlerweile auch für uns Hobby-Bastler in sehr guter Qualität verfügbar. Eine kleine Auswahl für den Start genügt, um diese vielfältig für die Dekoration einsetzen zu können.

Sehr praktisch sind folgende Stanzen:
- die Wellenkreisstanze eignet sich sowohl für das Ausstanzen von Anhängern als auch von Sichtfenstern bei Verpackungen ...
- die Eckstanze, mit der man die Ecken mit einem Knipser abrunden kann, was z. B. bei einem Etikett einen sehr eleganten Eindruck vermitteln kann

VERSCHIEDENE PAPIERSTÄRKEN LASSEN SICH GUT KOMBINIEREN.

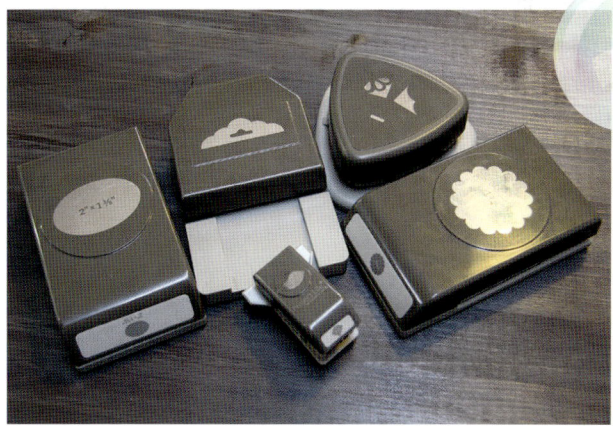

EINE AUSWAHL VON STANZEN

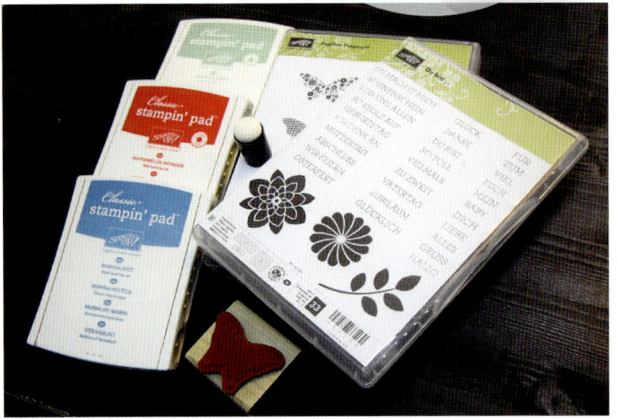

STEMPEL UND FARBEN

oder auch bei dekorativen Anhängerstanzen, wenn Sie sogar die Anhänger für alle Geschenke und Grüße einfach selbst machen möchten

STEMPEL UND FARBE

Sie können natürlich mit einem entsprechenden Stift direkt etwas Liebes auf Ihre Glückwunsch-Etiketten schreiben oder zeichnen. Noch kreativer wird der Gruß mit Hilfe von Stempeln. Auch diese gibt es mittlerweile in unterschiedlichsten Qualitäten und Ausführungen. Sehr schnell werden Sie sie lieben und ein jedes Stück, welches damit gefertigt wird, wird damit zu etwas ganz Besonderem.

So wird selbst schlichtes braunes Packpapier zu einem ganz besonderen Hingucker, wenn man es einfach bestempelt. Die Einsatzmöglichkeiten sind vielfältigst.

Die Stempelkissen bringen Farbe in die Stempel-Motive und bereits mit drei Basisfarben können Sie die tollsten Ergebnisse erzielen.

Ein hilfreiches Zusatzstempel-Tool sind die Stempel-Schwämmchen. Mit diesen werden die unterschiedlichen Motive sehr effektvoll in Szene gesetzt,

So z. B. auch einfach mal mit den runden Schwämmchen Punkte auf einfärbiges Papier setzen und somit die Optik gleich individuell veredeln.

STANZ- UND FALZBRETTER

Sehr praktische Zusatzgeräte, mit denen man im Nu wunderschöne Boxen und Tüten zaubern kann, sind Stanz- und Falzbretter, die es in unterschiedlichen Varianten zu sehr moderaten Preisen im Fachhandel gibt.

Wir haben hier das Stanz- und Falzbrett für unsere Umschläge verwendet und zeigen, dass Sie weit mehr damit machen können als nur Umschläge für Geschenkkärtchen. Lassen Sie sich überraschen!

VERPACKUNGEN HERSTELLEN – SO GELINGT'S BESTIMMT

TÜTEN

Tüten sind immer praktische Geschenksverpackungen, da sich die Badekosmetik sehr gut darin verpacken lässt. Obendrein ist noch eine große Fläche für die Dekoration auf den Tüten.

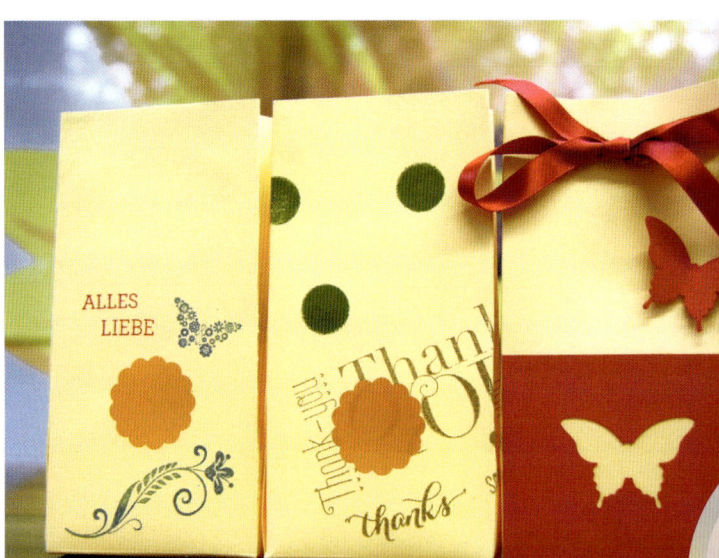

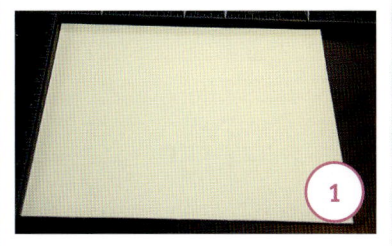
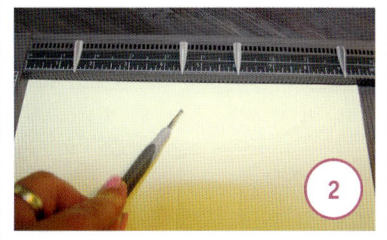
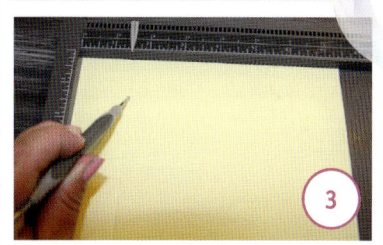
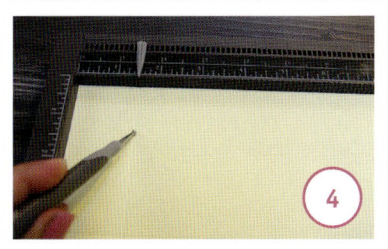

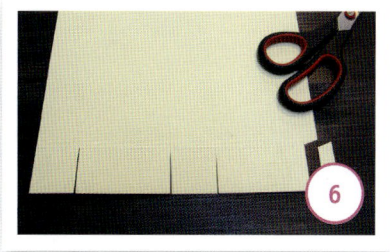
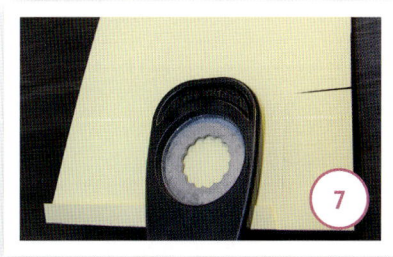
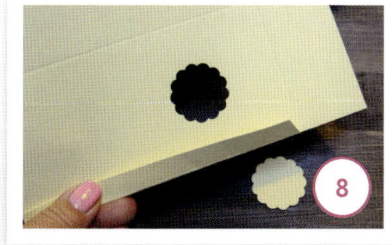
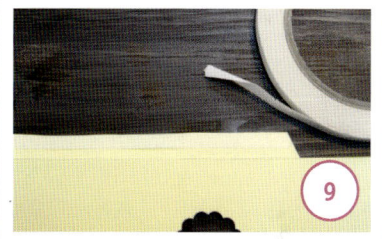

Ein nicht zu dickes Papier im Rechteck in den Maßen 9,5" x 7,5" zuschneiden (1).

Das zugeschnittene Papier wird bei 1,5", 4,5", 6" und 9" gefalzt (also ein Bug gezogen) (2).

Dann das Papier um 90° drehen und noch einen Falz bei 1,5" machen. Nun mit einer Schere das ganz kleine Rechteck an der Ecke wegschneiden und bei den kleineren Rechtecken jeweils den Falz bis zur ersten Falzlinie einschneiden (3+4).

So sollte es nun aussehen (5+6)!

Jetzt könnten Sie ein Sichtfenster in Ihre Geschenktüte einfügen, wenn sie das möchten. Dazu auf der Seite mit der schmalen 0,5"-Lasche (mit welcher später die Tüte zusammengeklebt wird) mit einem Wellenkreisstanzer (hier mit 1 ¼" Wellenkreisstanzer) ein Loch stanzen (7).

Der ausgestanzte Wellenkreis kann später gleich für die Dekoration eines weiteren Geschenkpäckchens verwendet werden – also sammeln und nicht wegwerfen (8)!

Mit einem doppelseitigen Klebeband oder einem Flink-Fix-Spezialkleberoller die kleine Seitenlasche bekleben … (9)

… und die Tüte zusammenkleben (10).

Zuerst die Seitenlasche (11), dies ergibt dann einen Tetraeder (12).

Nun noch die vier Bodenlaschen zusammenlegen und festkleben (13). Die obere offene Seite einfach mit den Fingern nach innen falzen und fertig ist die Geschenktüte mit Sichtfenster (14).

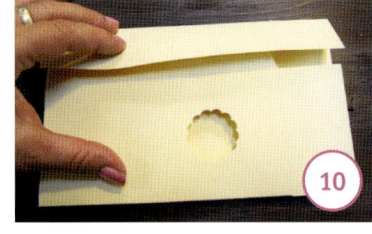

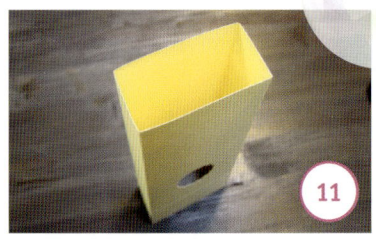

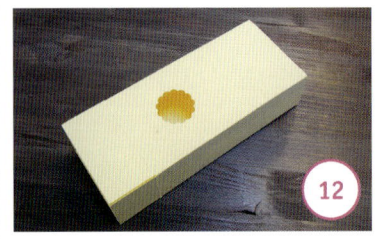

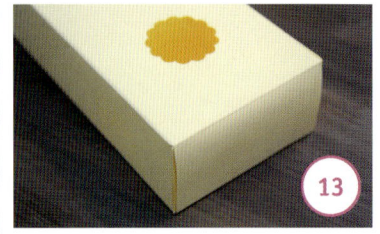

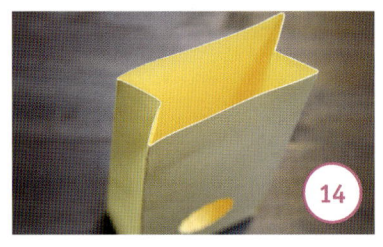

DEKORIERTE SICHTFENSTERTÜTE

Eine schöne Variante ist auch, die Sichtfenstertüte mit Hilfe einer Motivstanze zu verschönern.

Dazu einen andersfarbigen Karton auf die Breite der Tüte (3") zurechtschneiden und mit einer Motivstanze (hier ist es ein eleganter Schmetterling) das Motiv einfach einmal ausstanzen.

Den ausgestanzten Karton mit einem Roll-Kleber auf die Tüte kleben. Den ausgestanzten Schmetterling ganz leicht in der Mitte falzen und mit einem Mini-Klebepunkt an der Tüte befestigen. Eine Schleife dazukleben und schon ist die Tüte fertig dekoriert.

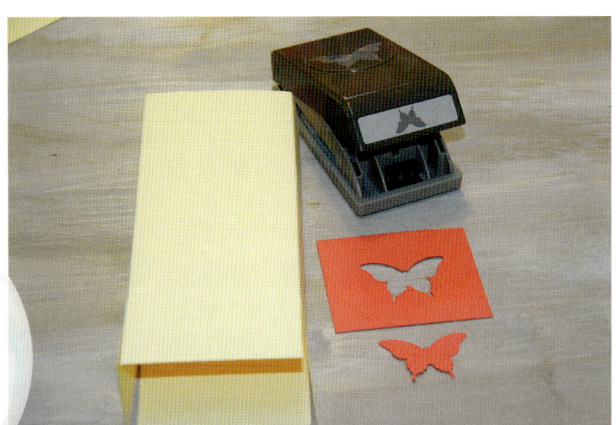

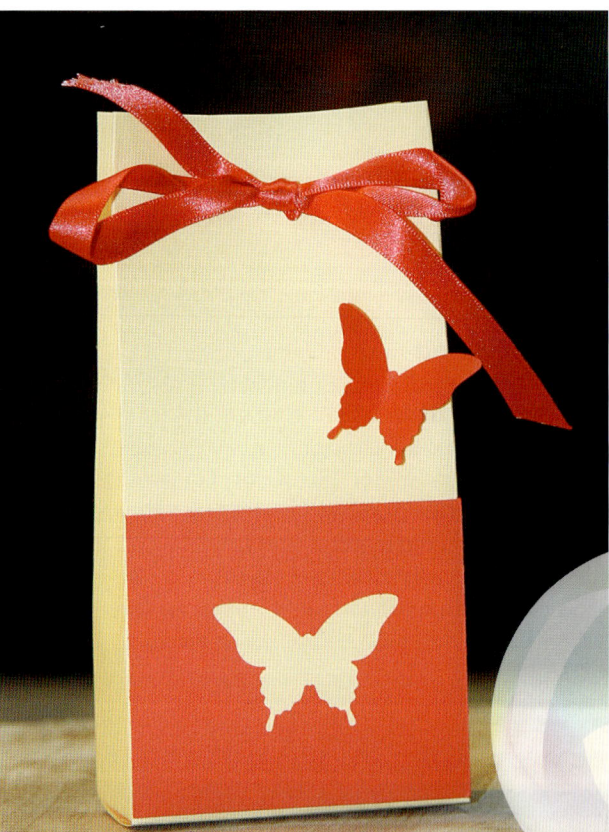

Sichtfenstertüte stempeln

Sehr hübsch lassen sich diese schlichten Geschenkstüten auch mit Stempelmotiven verzieren.

Nachdem man das Sichtfenster (den kleinen Wellenkreis) gestanzt hat und bevor man die Tüte zusammenklebt, kann man ganz wunderbar alle nur erdenklichen Motive aufs Papier bringen.

Man sucht sich ein (auch in der Größe) passendes Motiv aus und bringt mit dem Stempelkissen eine Farbe auf den Stempel. Ein schöner Farbverlauf-Effekt lässt sich mit dem Farb-Schwämmchen erzielen. (1)

Dazu mit dem Farbschwämmchen eine andere Farbe aufnehmen, mit dem Schwämmchen hier und da auf den bereits mit Farbe bedeckten Stempel auftupfen (2). So erzielt man jedes Mal ein anderes buntes Ergebnis (3+4).

Vielleicht verschönern Sie Ihren kleinen Gruß noch mit einem Rotton – und fertig ist eine wunderbar individuell gestaltete Geschenktüte mit Sichtfenster. (5)

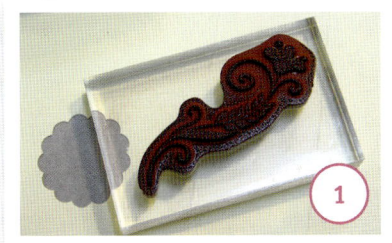
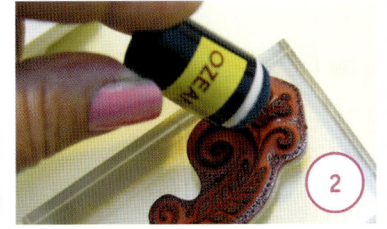
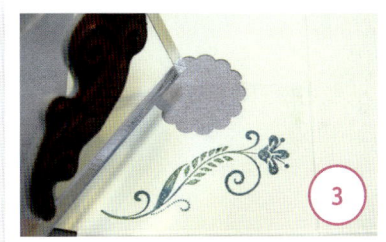

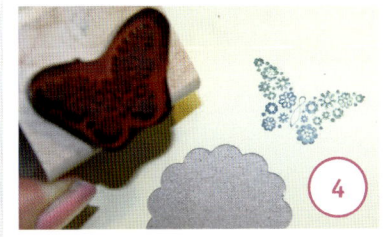
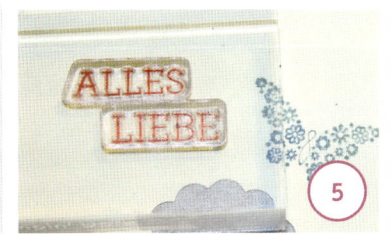

Geschenkstüte mit Tragegriff

Schlicht und doch sehr elegant lassen sich auch kleine Geschenkstüten mit Tragegriff einfach selbst basteln. Die Wahl des Papiers macht ein jedes einzelne Stück zu einem Unikat. Auch hier können Sie noch ein Motiv aufstempeln oder auch mit Hilfe von Klebepunkten oder doppelseitigem Klebeband schnell sehr effektvoll dekorieren.

Ein Papier mit den Maßen 7,5" x 11,5" zurechtschneiden (1). Auf der längeren Seite bei 1,5", 5,5",

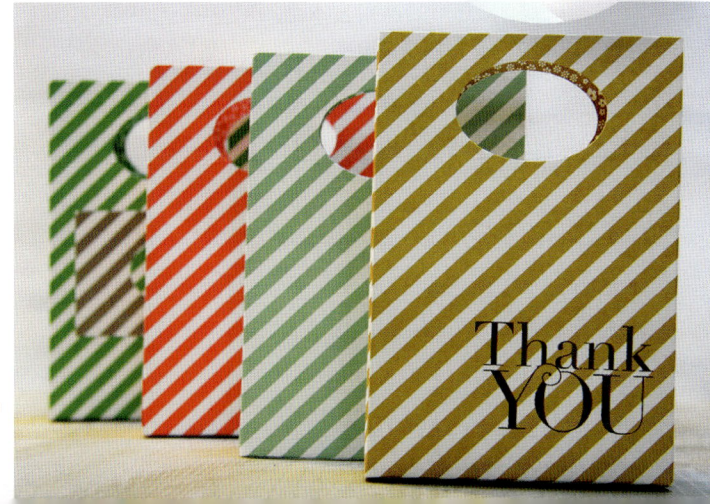

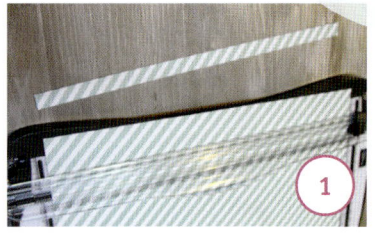

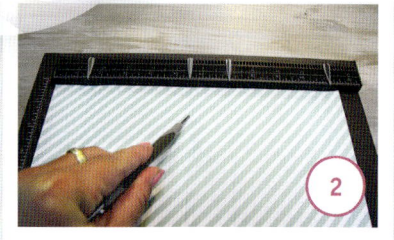

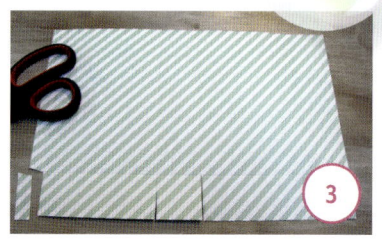

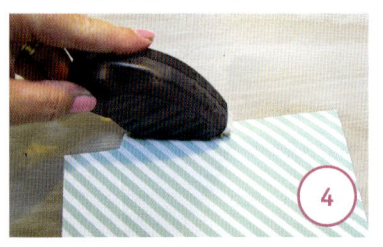

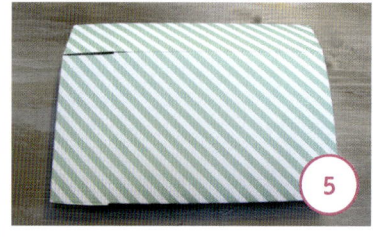

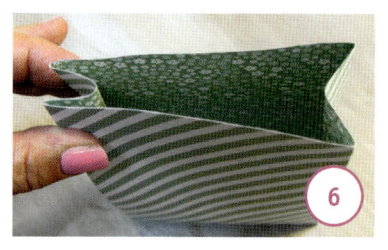

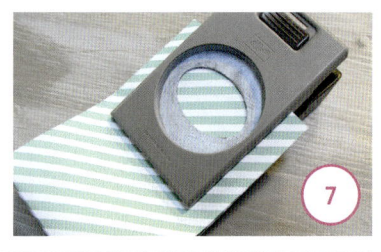

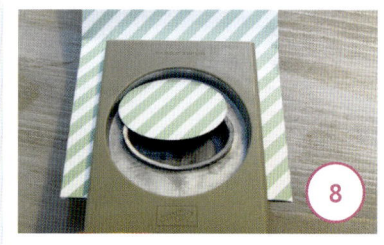

7" und 11" einen Falz ziehen, das Papier um 90° drehen und nochmals einen Falz bei 1,5" ziehen (2).

Das kleine Rechteck an der unteren Ecke mit einer Schere ausschneiden und die Falze bis zur Falzlinie auf der unteren Seite einschneiden (3).

Die schmale Klebelasche mit einem Flink-Fix-Spezialroller oder einem doppelseitigen Klebeband vorbereiten (4), die Tüte zusammenkleben und dabei auch die unteren vier Bodenlaschen festkleben (5).

Die obere Öffnung mit den Fingern zusammendrücken, sodass sich der Bug mittig hineinbiegt, um die Geschenktüte in Form zu bringen (6) und mit einem extragroßen Ovalstanzer von oben das Tragegriff-Oval

ausstanzen (7). Die ausgestanzten ovalen Papierteilchen aufheben, um sie für Dekorationen wiederzuverwenden (8).

TETRAEDERBOXEN

Ein Papier zu einem Rechteck schneiden (hier: 4" x 6").

Auf der Innenseite der Box (1) doppelseitiges Klebeband an den zwei langen und einer kurzen Seite anbringen (2). Die zwei kürzeren Seiten (von denen eine Seite mit Klebeband vorbereitet wurde) zu einer Rolle drehen und zusammenkleben (3).

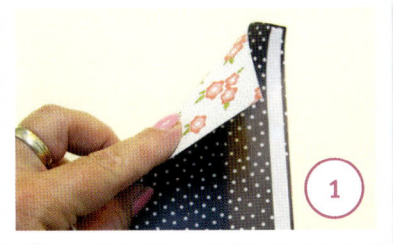

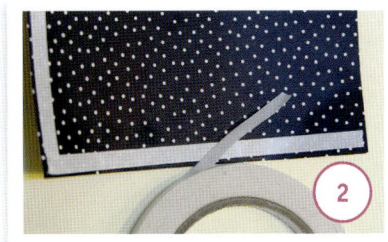

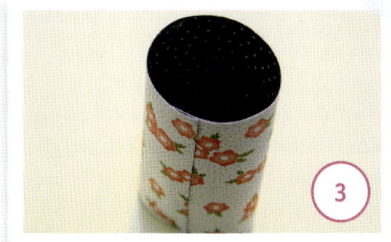

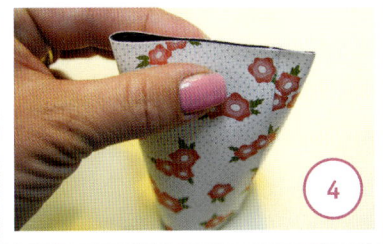

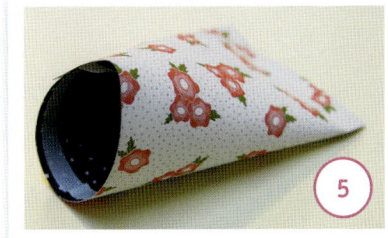

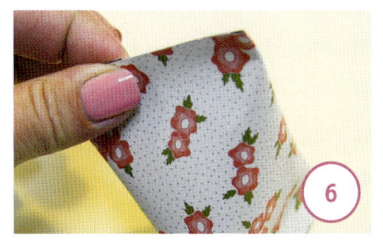

Dann ganz einfach mit den Fingern ein Ende der Rolle zusammendrücken und zusammenkleben (4).

Jetzt die Kleinigkeit, die Sie verpacken möchten (z. B. eine Badekugel), in die Box hineingeben (5) und die zweite Seite der Box im rechten Winkel zum unteren Ende zusammenkleben (6). So flott und hübsch in einem!

OFFENE BADESALZBOXEN

Einen Karton mit den Maßen 7" x 8,5" zurechtschneiden. Mit der kürzeren Seite nach oben auf das Falzbrett legen (1) und bei 2" und 5" eine Falzlinie ziehen. Das Blatt um 90° drehen und bei 1,5" und 4,5" eine Falzlinie ziehen (2).

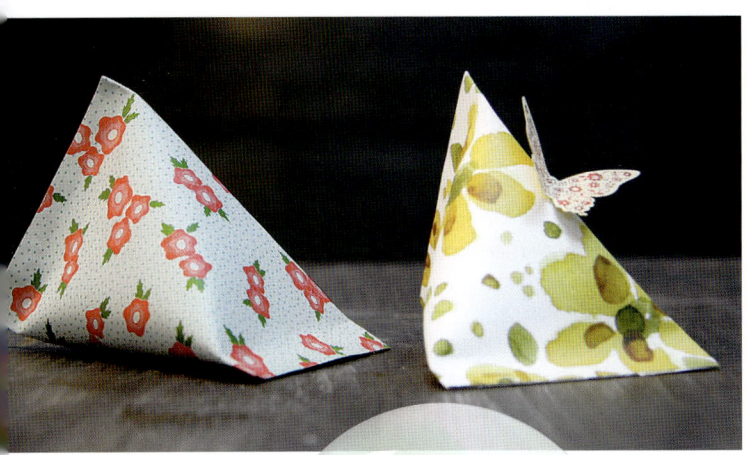

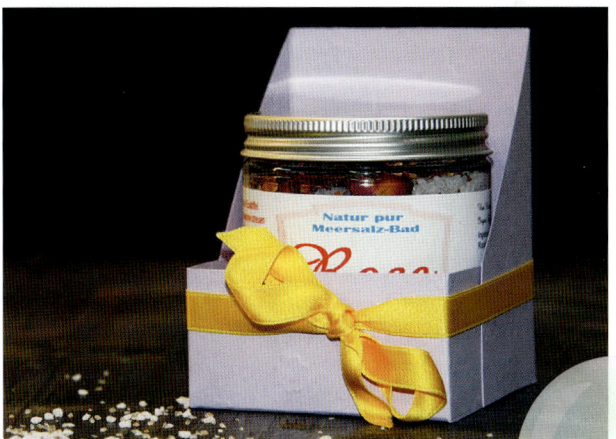

An den schmäleren Außenkanten jeweils zweimal mit einer Schere bis an die Falzlinien einschneiden (3) und die zwei in der Mitte gelegenen Laschen auf beiden gegenüberliegenden Seiten einfach ein wenig kürzen (4) also abschneiden (5). An den Kanten Klebemittel auftragen (z. B. mit dem Flink-Fix-Spezialkleberoller oder einem doppelseitigen Klebeband) (6) und die Box zusammenkleben (7). Nun noch die oberen hohen Enden diagonal abschneiden und die gewünschte Dose platzieren. Badesalzverpackung liebevoll einfach selbst gemacht.

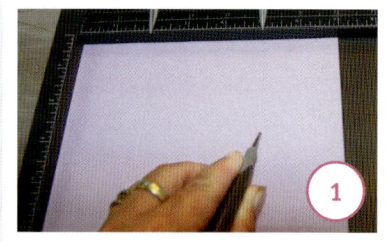
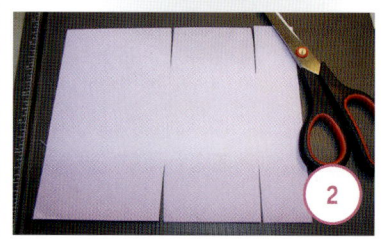
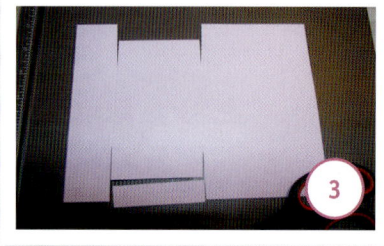
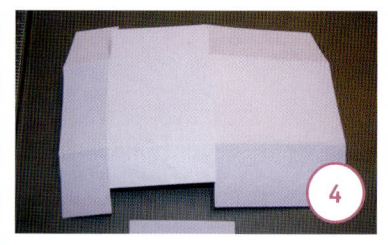
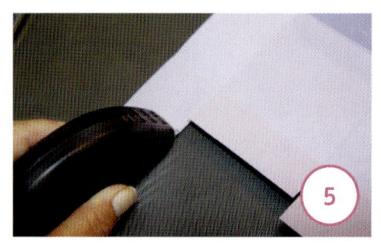
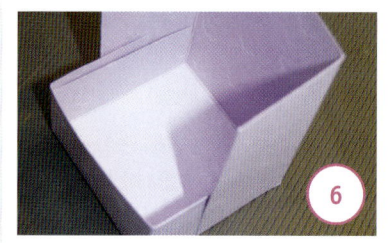
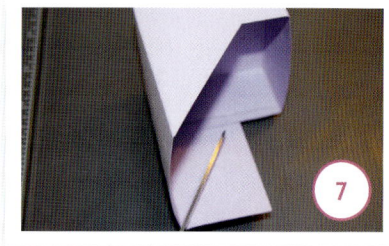

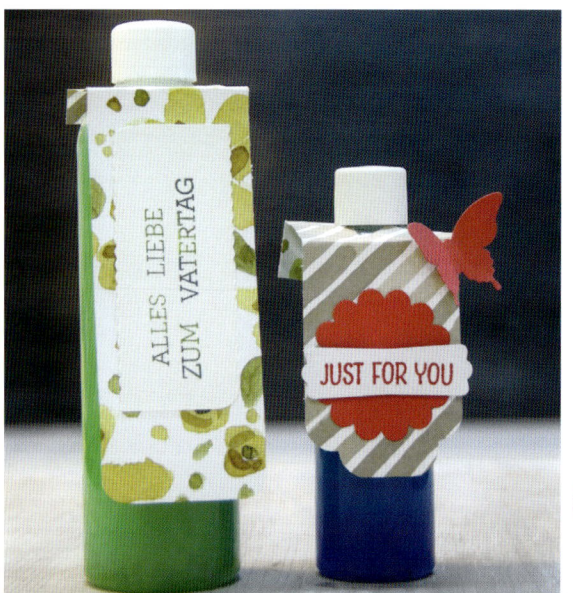

FLASCHENANHÄNGER

Sehr dekorativ lassen sich auch Fläschchen mit einem lieben Gruß dekorieren. Einen Streifen Papier zurechtschneiden (angepasst an die Breite der Flasche) und an dem einen Ende zwei Falze ziehen (ca. bei 0,5" und 2") (1). Zwischen diesen beiden Falzen mit einer kleinen Stanze (z. B. Wellenkreisstanze oder auch Motivstanze Stern) einmal ausstanzen (2). Den Anhänger können Sie nach Belieben bekleben, bestempeln und dekorieren. Wählen Sie je nach Größe des Flaschenkopfes die passende Stanze (3). Schlicht, einfach und doch etwas ganz Besonderes – jedes Stück ein Unikat!

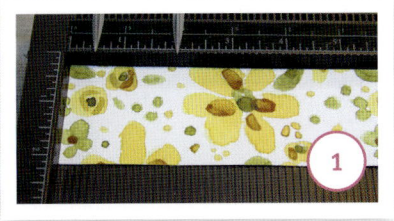

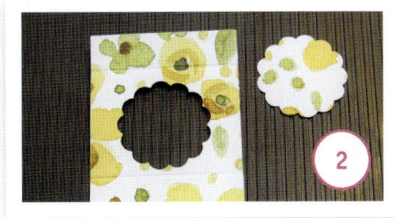

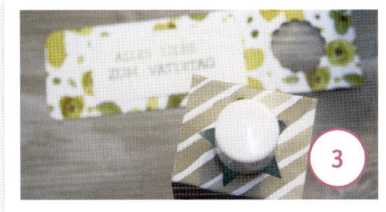

KLEBETÜTEN

Das Papier zu einem Rechteck zuschneiden (hier kann man wirklich alle Größen nehmen). Sehr hübsch sieht auch naturfarbenes Packpapier aus.

Auf der einen längeren Seite einen Bug falzen (dieser dient als saubere Kante am oberen Ende der Tüte) (1). Die Seiten links und rechts zur Mitte falzen (2) und mit einem Klebeband verkleben (3). Von unten einmal nach oben falten (je weiter der Falz desto breiter der Boden der Tüte) (4). Die Lasche aufdrücken (5) und diese Falze auf beiden Seiten gut mit einem Falzbein feststreichen (6). Nun die obere Kante einmal ein ganz klein wenig über die Mitte hinunter- und die untere nach oben falzen (7). Den Boden mit einem Klebeband festkleben. So sieht die Klebetüte nun aus (8).

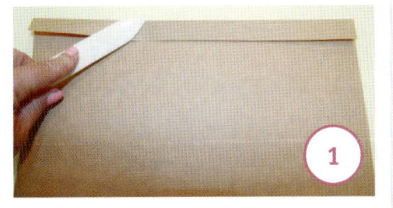

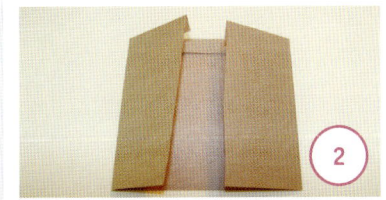

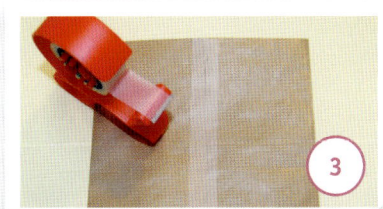

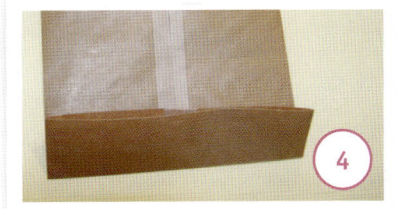

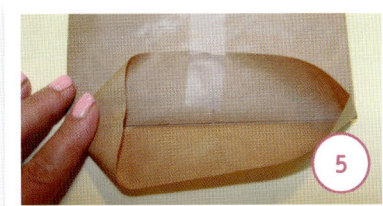

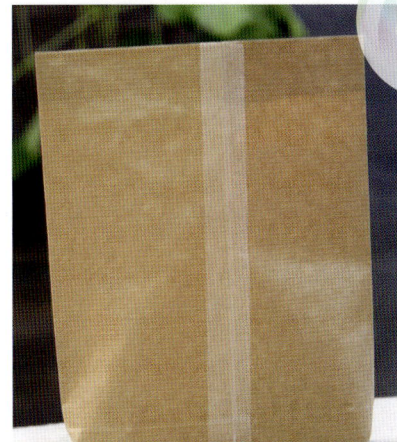

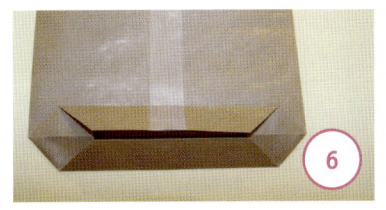

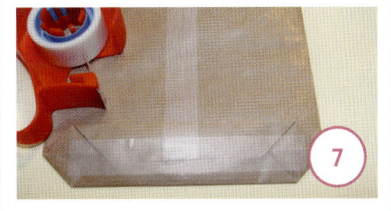

DEKORATION DER KLEBETÜTEN

Natürlich können Sie sich auch hier wieder mit der Dekoration austoben!

Mit einem Locher (sehr praktisch ist auch eine Lochzange) einfach zwei Löcher in den oberen Teil der Tüte machen (1+2) und mit Hilfe von kleinen Klammern (auch diese kann man z. B. mit bunten Pünktchen aufhübschen) verschließen (3+4).

Fertig ist die dekorierte Klebetüte (5)!

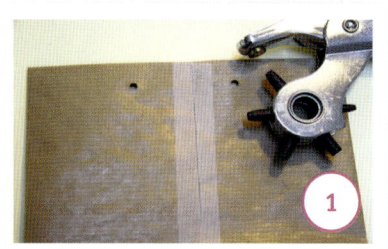

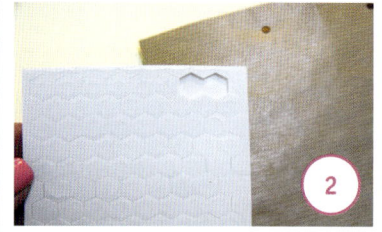

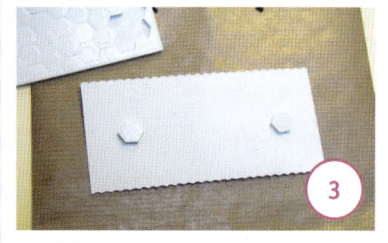

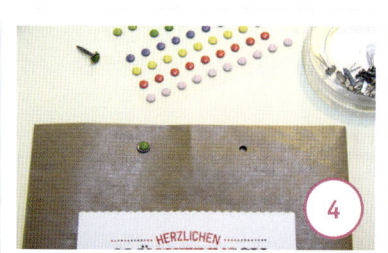

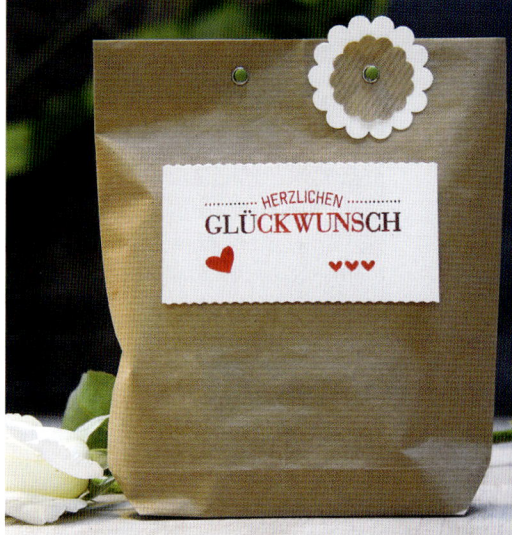

KLEBETÜTE STEMPELN

Wir haben uns ein schlichtes Rechteck aus flüsterweißem Karton zurechtgeschnitten und werden dieses mit einem Stempel verzieren.

Die gewünschten Stempelmotive auf das Stempelkissen drücken und stempeln (1–3). Natürlich können Sie auch hier wieder mit einem Stempel-Schwämmchen noch zusätzlich Farbe mit hineinbringen. Einfach z. B. an den Enden des Schriftzuges noch zusätzlich zu der ersten Farbe mit einer weiteren Farbe weiterstempeln (hier haben wir die Kombination Melonensorbet und Espresso verwendet) und schon wirkt Ihr Motiv viel lebendiger und fröhlicher.

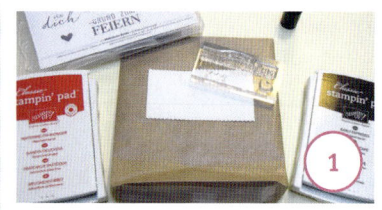

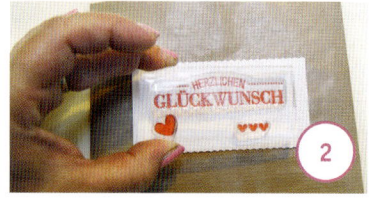

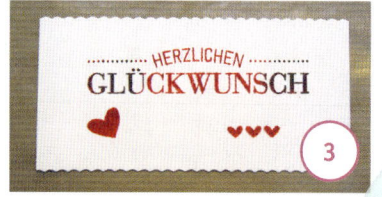

REINIGUNG DER STEMPEL

Um auch lange mit Ihren Stempeln Freude zu haben, empfehlen wir, diese immer gleich nach der Verwendung zu reinigen.

Mittlerweile gibt es auch schon sehr gute Säuberungskissen. Diese bestehen z. B. aus zwei textilen Platten in einer Box (1). In der einen Seite ist der flüssige Stempelreiniger integriert (2). Auf der anderen Seite befinden sich reine Fasern zum Trockenreiben. Einfach in runden Bewegungen leicht über die Fasern drüberstreichen – einmal nass, einmal trocken (3)!

Und schon sieht der Stempel aus wie neu.

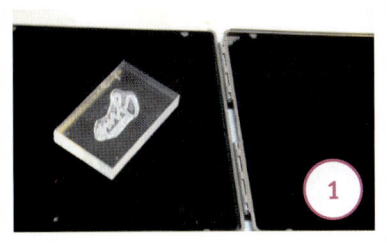
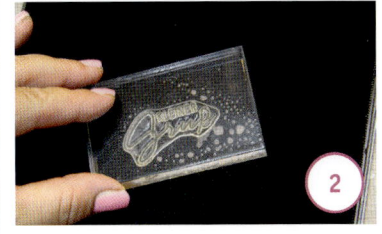
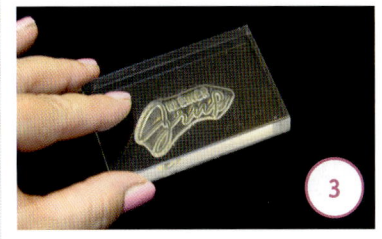

GESCHENKKUVERTS

Die eigentliche Grundidee des Falz- und Stanzbrettes für Umschläge ist es, Kuverts ganz einfach selbst herzustellen.

Hierzu gibt es viele unterschiedliche Größen, aus denen Sie auswählen können (1). Wir haben ein 5" x 5"-Quadrat aus Papier zurechtgeschnitten und legen dieses mit der linken Seite an der 2"-Scoreline an (siehe Berechnungstabelle am Punchboard). Diese Boards heißen auch Punchboards, weil man mit ihnen falzen und stanzen (punchen) kann (2). Die linke Seite bei 2" anlegen und stanzen (3). Mit dem Falzbein die Diagonale (es gibt nur 1 vorgeprägte Linie am Brett) ziehen (4). Dann das Papier um 90° drehen, die vorab gezogene Falzlinie an der Nase des Punchers ausrichten, stanzen und falzen. Dies noch zweimal wiederholen, bis alle 4 Seiten gestanzt und gefalzt sind (5). Das gestanzte Quadrat auf der oberen Seite des Punchboards mit den Ecken einlegen und stanzen (6). Dies rundet die Ecken ab (7). Nun einfach an den gefalzten Linien zusammenfalten (8) und mit einem Kleberoller drei Seiten des Kuverts zusammenkleben (9+10).

Fertig ist ein elegantes Minikuvert! Auch hier können Sie natürlich Ihre selbstgestalteten Grüße einpacken!

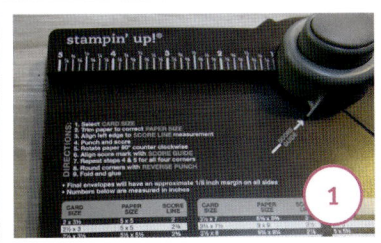
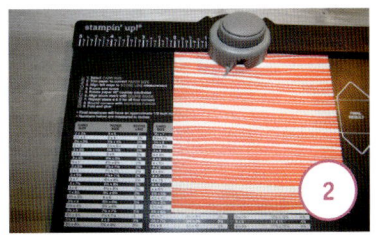
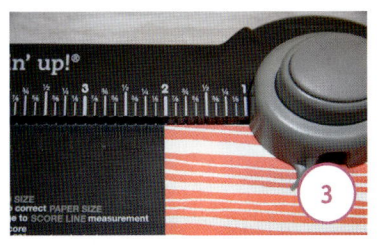

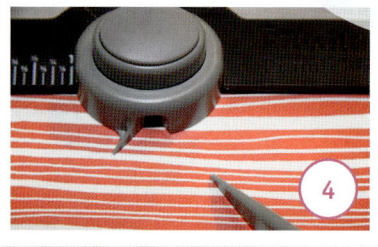

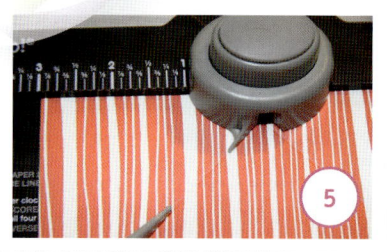

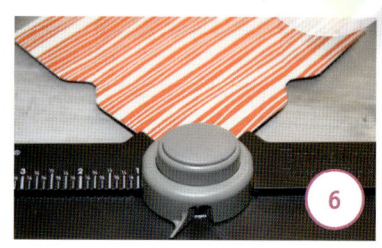

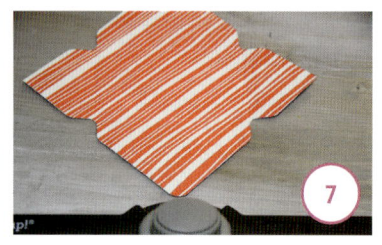

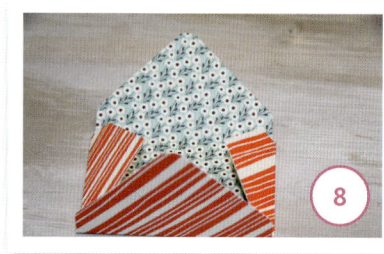

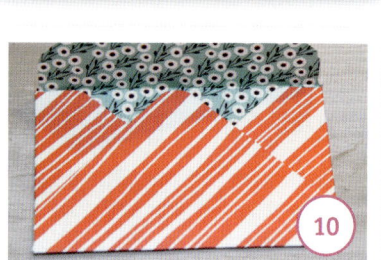

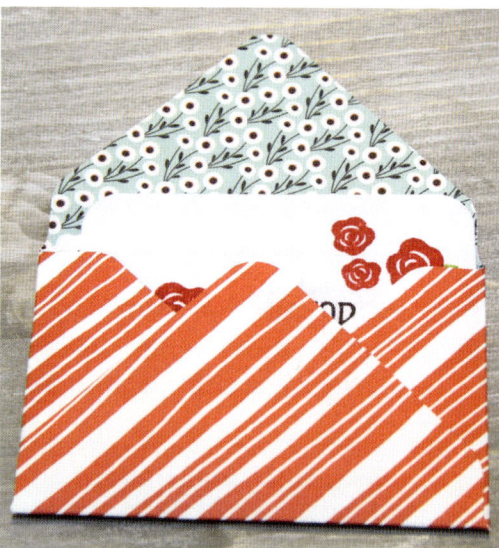

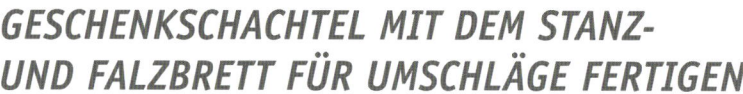

GESCHENKSCHACHTEL MIT DEM STANZ- UND FALZBRETT FÜR UMSCHLÄGE FERTIGEN

Das Stanz- und Falzbrett für Umschläge kann vielseitig verwendet werden – eben auch für Geschenkboxen (1). Wir haben uns für eine Box mit einem Quadrat von 6" x 6" entschieden (2).

Praktischerweise gibt es dekoratives doppelseitig bedrucktes Papier in der Größe von 6" x 6" – somit spart man sich hier das Zuschneiden (3).

Wir legen die linke Seite des Papieres an die 3 5/8" an, stanzen einmal und falzen die Diagonale (4).

Jetzt rechnen wir einfach 1" dazu, schieben das Papier, ohne es zu drehen (!), auf 4 5/8" und stanzen und falzen wieder (5). Das Papier um 90° drehen und die erste Falzlinie an der Nase des Punchers ausrichten. Wieder einmal stanzen und mit dem Falzbein die Diagonale ziehen. Dasselbe bei der zweiten Falzlinie machen – die Falzlinie an der Nase ausrichten, stanzen und die Diagonale ziehen. Wiederholen, bis auf allen vier Seiten jeweils zwei Stanzlöcher und Falzlinien sind. Nun auf zwei gegenüberliegenden Seiten mit einer Schere die kleinen Laschen einschneiden (je 2 mal pro Seite) (6) und die kleine Geschenkschachtel mit einem Kleber zusammenkleben (7+8).

Sehr hübsch sieht es auch aus, wenn Sie Ihre Geschenkschachtel mit einer Banderole verschließen.

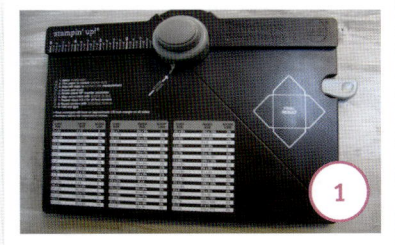

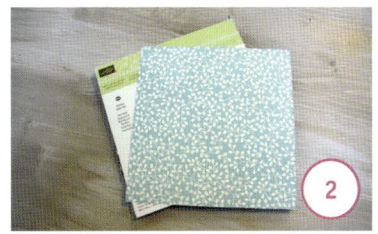

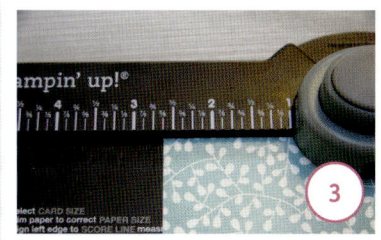

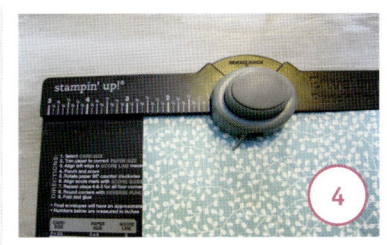

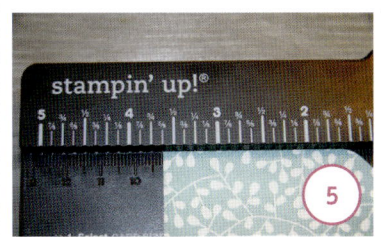

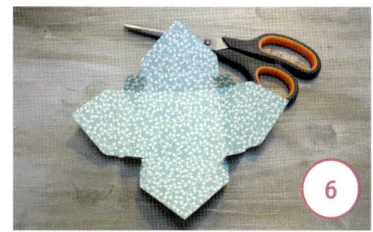

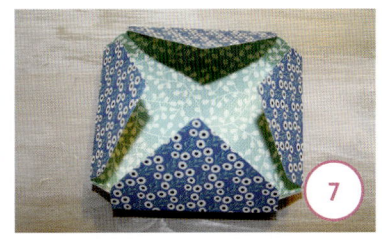

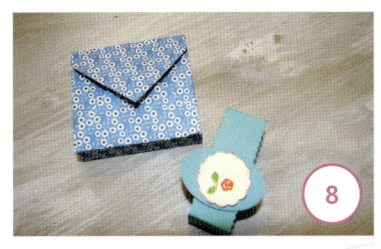

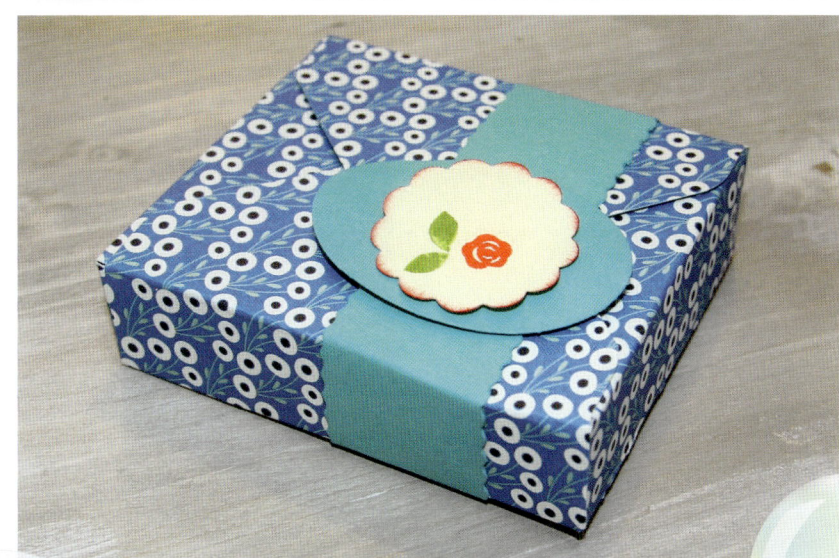

BONBON-VERPACKUNGEN MIT DEM STANZ- UND FALZBRETT FÜR UMSCHLÄGE HERSTELLEN

Diese feine Verpackung ist universell einsetzbar. Auch hier können Sie die Größen wählen, wie Sie sie benötigen. Wir haben hier eine kleine Bonbon-Verpackung gewählt.

Ein Papier mit den Maßen 6" x 4,5" im Rechteck zurechtschneiden (2). Mit der kurzen Seite nach oben ausrichten und bei 1", 2", 3" und 4" einen Falz ziehen (es sollte jetzt rechts eine schmale Klebe-Lasche übrigbleiben) (2). Mit dem Falzbein alle Falze gut falten (3). Einen starken Kleber an der schmalen Klebelasche anbringen und die Box zusammenkleben (4). Jetzt den länglichen Quader flach zusammendrücken (5) und bei 1" in das Punchboard einlegen (6). Einmal stanzen (7). Den Quader aufmachen und an der nächs-

ten Kante wieder flachdrücken (8). Bei 1" anlegen und stanzen (9). Dies so oft wiederholen, bis alle Seiten gestanzt sind (10). Dasselbe auf der anderen Seite wiederholen (11). Jetzt erkennt man schon, wie die Verpackung aussehen wird (12).

Sehr hübsch ist es auch, die Enden der Bonbon-Verpackung mit einem Wellenschliff zu verzieren (oder mit einer Zackenschere ...) (13). Mit Wellenschliff verziert (14).

Nun einfach mit einem Band die Enden zuziehen (15) und schon haben Sie wieder eine sehr hübsche und individuelle Verpackung.

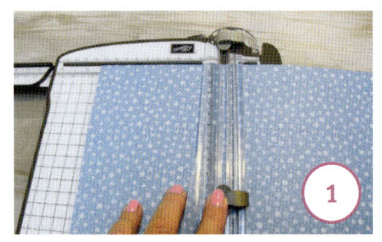
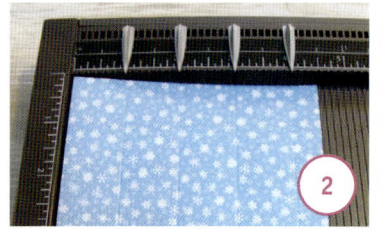
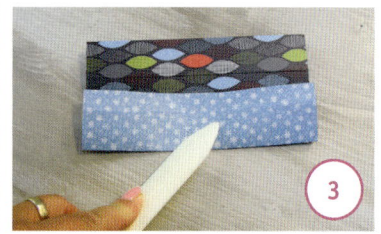
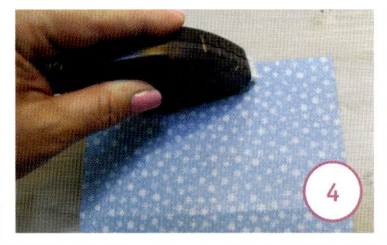
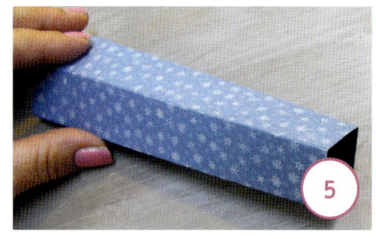
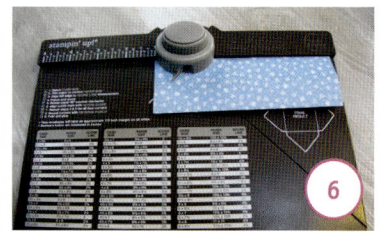

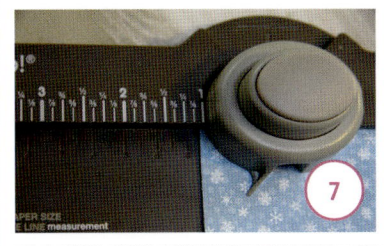

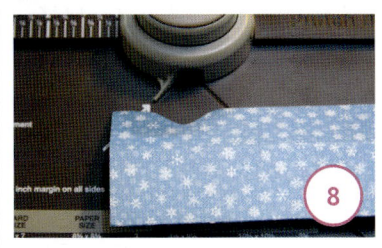

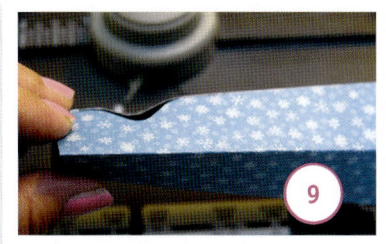

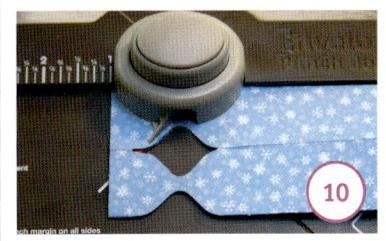

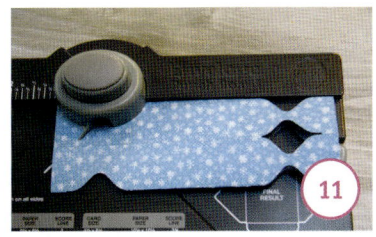

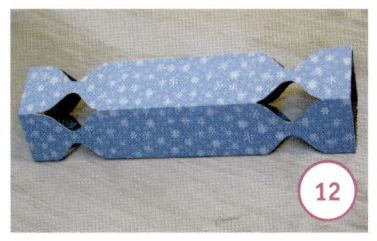

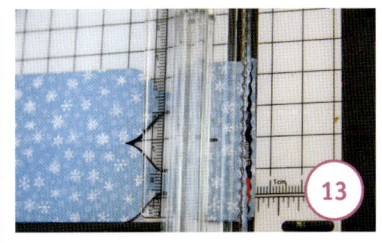

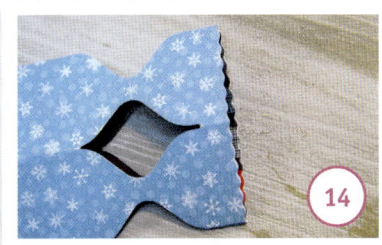

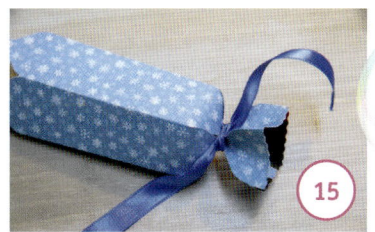

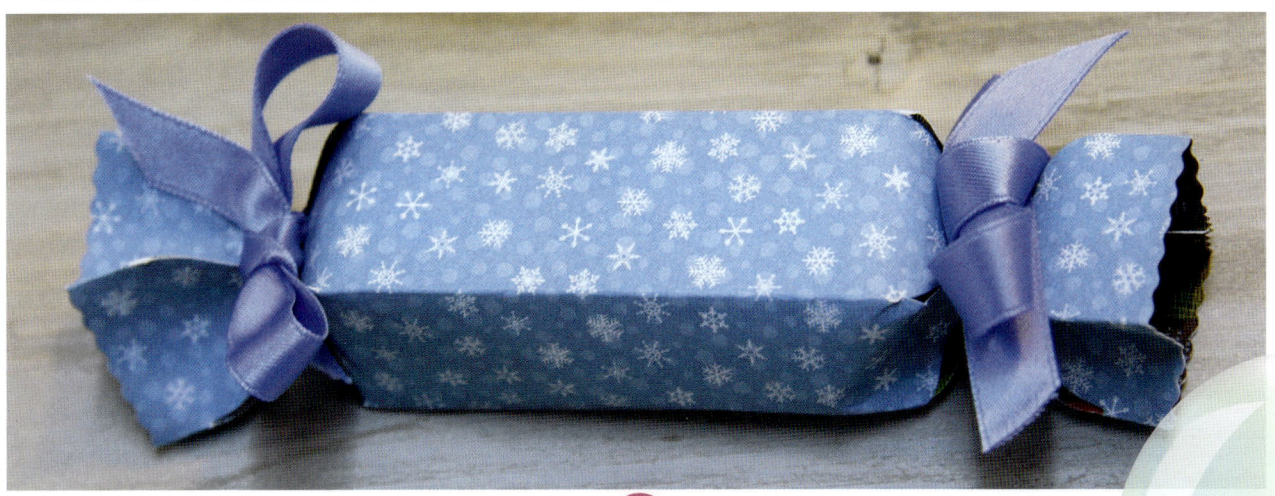

Schlussworte

Diese Rezeptsammlung ist eine kleine Anregung für das Selbstrühren von Badekosmetik. Die Freude am Ausprobieren kommt ganz von alleine und mein Tipp dazu lautet: Schreiben Sie immer gleich mit, wenn Sie eine neue Rezeptur ausprobieren. Nichts ist ärgerlicher, als wenn Sie die für Sie optimale Mischung gefunden haben und dann nicht mehr wissen, wie viel wovon drin ist …

Wenn Sie sich einmal mit dem „Badekosmetik-Virus" infiziert haben, gehen Sie mit ganz anderen Augen durch die Geschäfte und finden mitunter auch Top-Bezugsquellen für den einen oder anderen Rohstoff bis hin zu Formen, an die Sie vorher nicht gedacht hätten.

UND ZU GUTER LETZT NOCH

Wo bekommen Sie Ihre benötigten hochwertigen Rohstoffe her? Es ist ja so einfach …

Im eigenen Garten!!! Wenn schon naturnah gepflanzt und gepflegt, sollten die eigenen Kräuter bei der selbstgefertigten Badekosmetik nicht fehlen (getrocknet, als Kräuterauszug bzw. Tee oder als Öle angesetzt)!

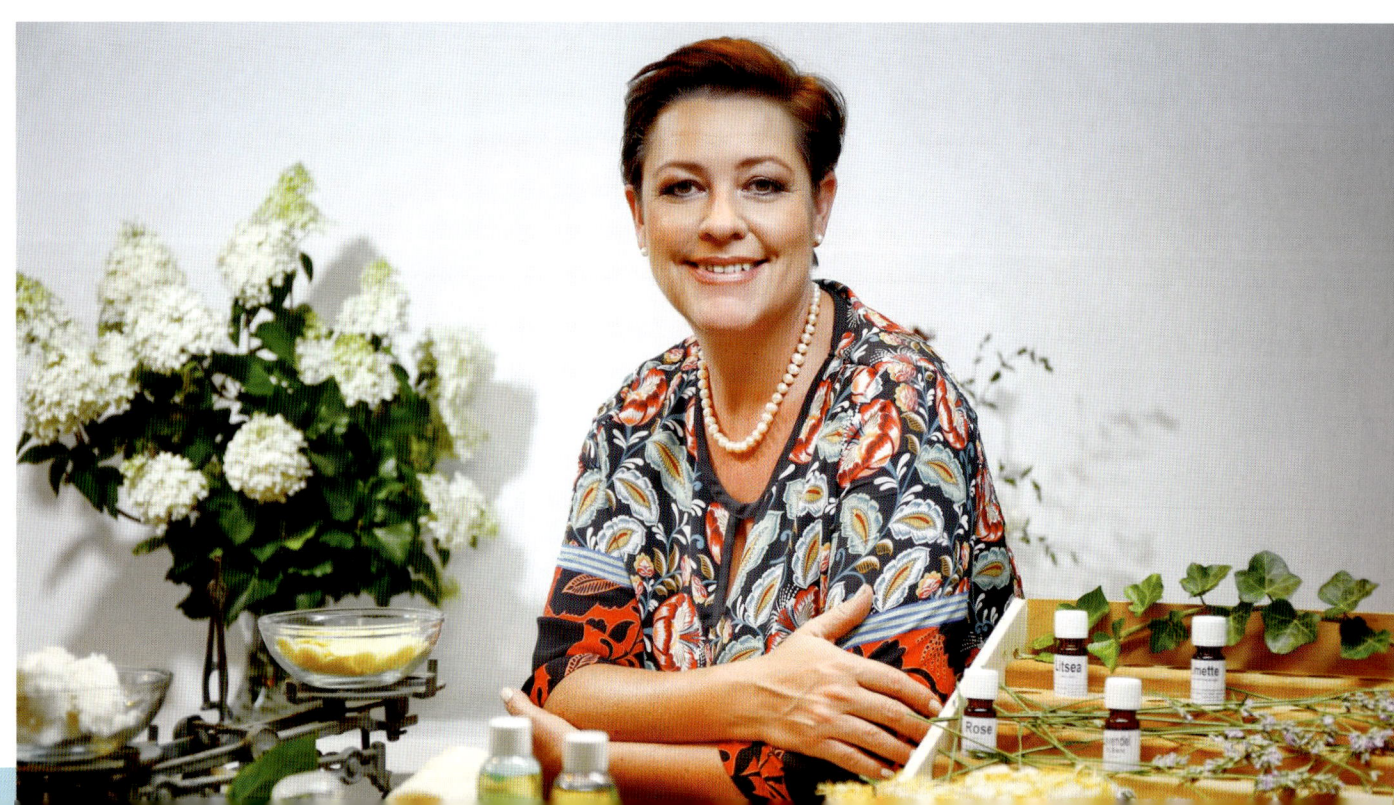

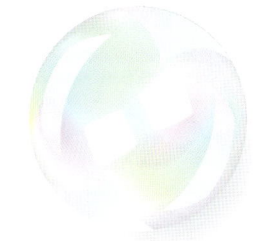

UND ALLES, WAS SIE SONST NOCH BRAUCHEN, BEI

INGES SEIFENMANUFAKTUR
und kosmetische Rohstoffe; www.seifenladen.at

oder im **SEIFENLADEN GRAZ**
Mariatrosterstr. 285, 8044 Graz-Mariatrost

Stöbern Sie auf unserer Homepage und wählen Sie aus dem bunten Strauß an hochwertigen Rohstoffen ihre ganz persönlichen Lieblingszutaten – wir liefern prompt zu Ihnen nach Hause! Immer aktuell sind die Kurstermine für Seifensieden, Badekosmetik, Cremes und Salben und die weiteren Angebote und Rezeptideen, welche übers Internet über **www.seifenladen.at und natürlich auf facebook** ersichtlich sind.

INGES SEIFENMANUFAKTUR ON TOUR
Nach Rücksprache bieten wir auch ab 10 Personen eigene Kurse bei Ihnen zu Hause oder Vorträge in Ihrer Firma an. Fragen Sie einfach an unter **office@seifenladen.at**

Herzlichst

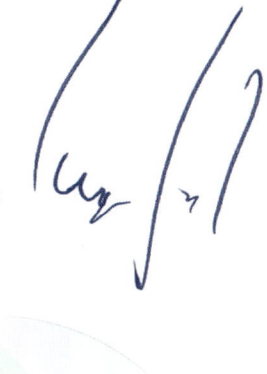

Ingeborg Josel
Einfach Selbermacherin aus Leidenschaft

AUS UNSEREM PROGRAMM

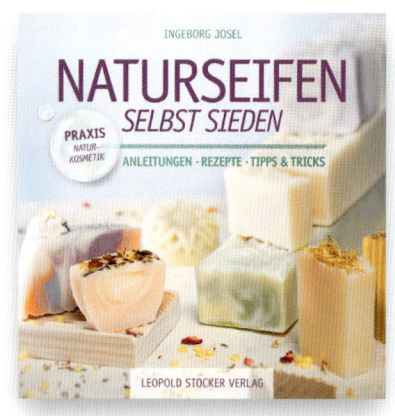

ISBN 978-3-7020-1476-6

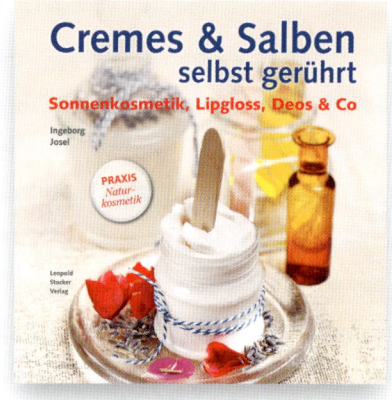

ISBN 978-3-7020-1456-8

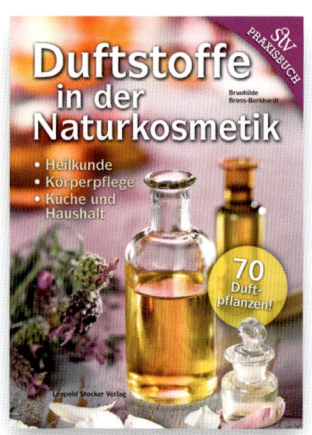

ISBN 978-3-7020-1403-2

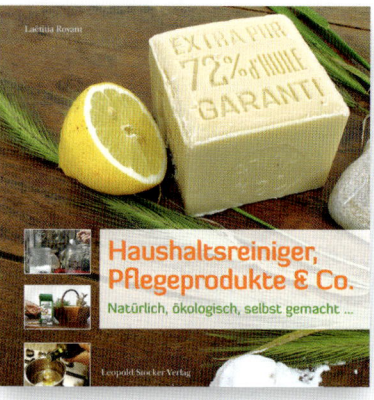

ISBN 978-3-7020-1507-7

LEOPOLD STOCKER VERLAG

www.stocker-verlag.com

Graz – Stuttgart

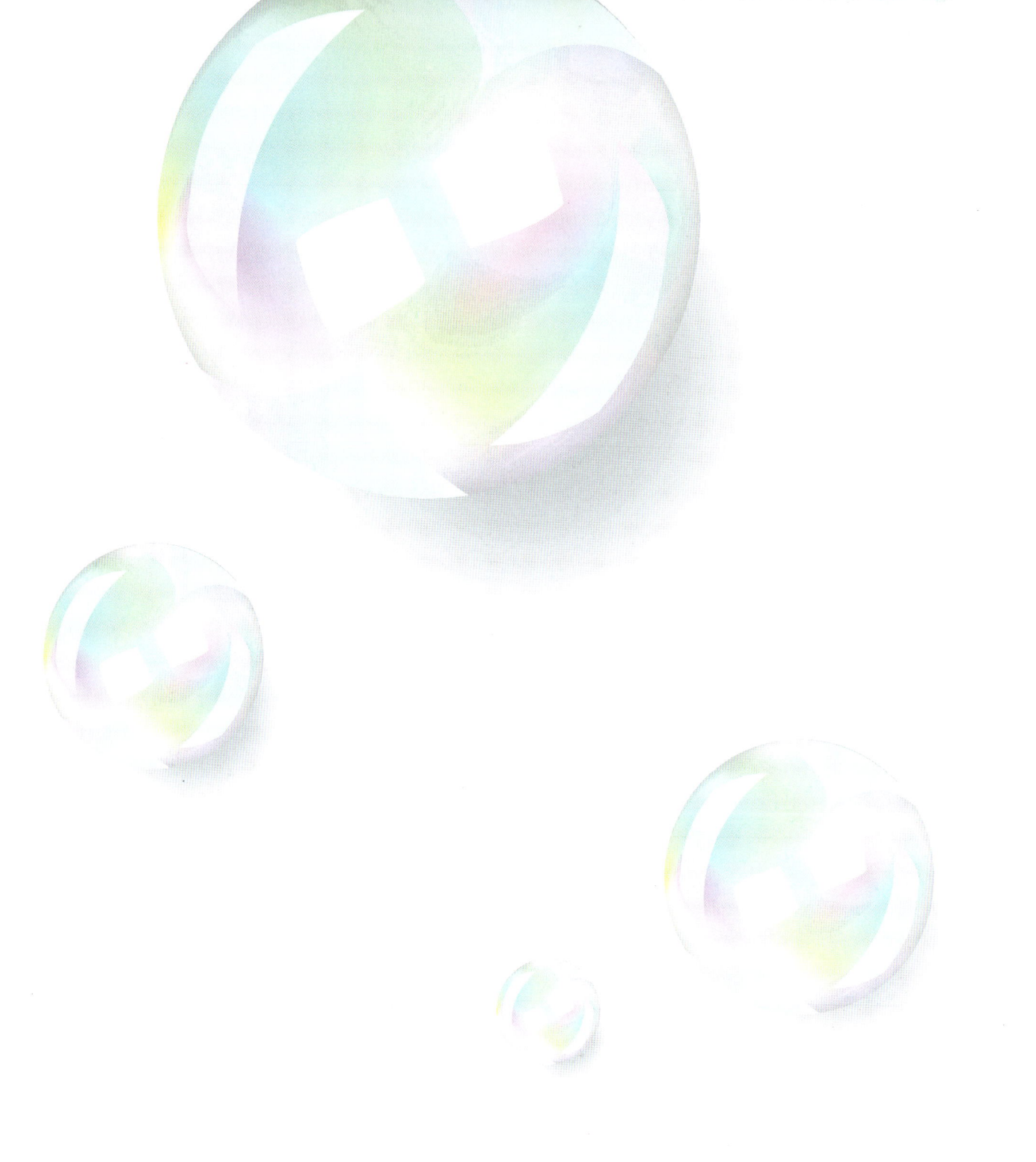